U0384923

精编临床妇产科诊断与治疗

郭艳娟 等 主编

江西科学技术出版社

江西·南昌

图书在版编目（CIP）数据

精编临床妇产科诊断与治疗 / 郭艳娟等主编 . -- 南
昌 : 江西科学技术出版社 , 2020.8（2024.1 重印）
ISBN 978-7-5390-7316-3

Ⅰ.①精… Ⅱ.①郭… Ⅲ.①妇产科病 – 诊疗 Ⅳ.
① R71

中国版本图书馆 CIP 数据核字 (2020) 第 082381 号

选题序号：ZK2019451

责任编辑：王凯勋　万圣丹

精编临床妇产科诊断与治疗
JINGBIAN LINCHUANG FUCHANKE ZHENDUAN YU ZHILIAO

郭艳娟　等　主编

出版发行	江西科学技术出版社	
社　　址	南昌市蓼洲街 2 号附 1 号	
	邮编：330009　电话：（0791）86623491　　86639342（传真）	
经　　销	全国新华书店	
印　　刷	三河市华东印刷有限公司	
开　　本	880mm×1230mm　1/16	
字　　数	295 千字	
印　　张	9.31	
版　　次	2020 年 8 月第 1 版　2024 年 1 月第 1 版第 2 次印刷	
书　　号	ISBN 978-7-5390-7316-3	
定　　价	88.00 元	

赣版权登字：-03-2020-272

编　委　会

获取临床医生的在线小助手

开拓医生视野
提升医学素养

微信扫码

临床科研 〉 介绍医学科研经验，提供专业理论。

医学前沿 〉 生物医学前沿知识，指明发展方向。

临床资讯 〉 整合临床医学资讯，展示医学动态。

临床笔记 〉 记录读者学习感悟，助力职业成长。

医学交流圈 〉 在线交流读书心得，精进提升自我。

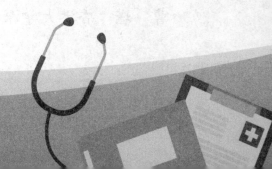

前　言

　　妇产科学是临床医学中比较重要的一门学科，其主要研究女性在妊娠、分娩和产褥期的生理和病理，胎儿及新生儿的生理和病理以及非妊娠状态下女性生殖系统可能出现的一切特殊变化。随着医学的发展和社会经济的变化，妇产科疾病的诊疗技术有了突飞猛进的进步。为了帮助妇产科医生掌握科学诊断方法，提高临床诊疗技术，降低疾病的发生率及死亡率，以保障广大妇女的健康水平。因此，我们特组织一批经验丰富的妇产科医生编写了本书，在编写过程中，不仅融入了众多临床医生在工作中的累积临床经验和切身体会，还广泛参考了国内外的有关资料，较全面地介绍了妇产科各种疾病的诊断及防治要点。

　　本书详细阐述了女性生殖系统解剖、妇产科常用检查、妇产科常用治疗方法、妇产科疾病的中医治疗、女性生殖系统炎症、女性生殖器官肿瘤、女性性传播疾病、妊娠诊断、病理妊娠、妊娠合并症、产褥期疾病及妇产科常见疾病的护理。本书内容既有现代妇产科医学研究的深度和广度，又有实际临床应用的价值；既有前人研究的成果和总结，又有编者自身的学术创见。希望此书能够成为一本系统、全面地指导妇产科临床工作的参考书，成为广大妇产科医师的良师益友。

　　由于编者众多，文笔风格不尽一致，虽经反复校对、审核，书中难免地存在不足之处，恳请广大读者予以批评、指正，以便再版时修正。

编　者

2020 年 8 月

目 录
CONTENTS

第一章　女性生殖系统解剖

第一节　外生殖器

女性外生殖器指生殖器官的外露部分，位于两股内侧间，前为耻骨联合，后为会阴，包括阴阜、大阴唇、小阴唇、阴蒂和阴道前庭，统称"外阴"。

一、阴阜

阴阜为耻骨联合前面的皮肤隆起，皮下脂肪组织丰富。青春期该部开始生长阴毛，分布呈倒三角形，阴毛为女性第二性征之一。

二、大阴唇

大阴唇为两股内侧一对纵行隆起的皮肤皱襞，起于阴阜，止于会阴。大阴唇外侧面为皮肤，有色素沉着和阴毛，皮层内有皮脂腺和汗腺；大阴唇内侧面湿润似黏膜。皮下为疏松结缔组织和脂肪组织，内含丰富的血管、淋巴管和神经。外伤出血时易形成大阴唇血肿。未产妇女两侧大阴唇自然合拢，遮盖尿道口和阴道口，经产妇大阴唇向两侧分开；绝经后大阴唇可萎缩。

三、小阴唇

小阴唇系位于两侧大阴唇内侧的一对薄皮肤皱襞。表面湿润、色褐、无毛，富含神经末梢。两侧小阴唇前端融合，并分为前后两叶，前叶形成阴蒂包皮，后叶形成阴唇系带。大小阴唇后端会合，在正中线形成一条横皱襞，称为阴唇系带。

四、阴蒂

阴蒂位于两侧小阴唇之间顶端的联合处，它与男性阴茎海绵体的组织相似，有勃起性。分为阴蒂头、阴蒂体和阴蒂脚3部分，阴蒂头暴露于外阴，富含神经末梢，为性反应器官，极为敏感；阴蒂体和阴蒂脚附着于两侧耻骨支上。

五、阴道前庭

阴道前庭为两侧小阴唇之间的菱形区。其前为阴蒂，后为阴唇系带。此区域内有以下结构。

1. 前庭大腺

前庭大腺又称巴多林腺，位于大阴唇后部，如黄豆大，左右各一。向内侧开口于阴道前庭后方小阴唇与处女膜之间的沟内。性兴奋时分泌黄白色黏液，起润滑作用。正常情况下检查时不能触及此腺，如因感染腺管口闭塞，形成前庭大腺脓肿或前庭大腺囊肿。

2. 尿道口

位于阴蒂头的后下方阴道口上方，其后壁上有一对并列腺体，称为"尿道旁腺"，其分泌物有润滑尿道口的作用。尿道旁腺开口小，容易有细菌潜伏。

3. 阴道口及处女膜

阴道口位于尿道口的后方，前庭的后部。处女膜为覆盖在阴道口的较薄的一层黏膜皱襞，内含结缔组织、血管及神经末梢。处女膜中央有一孔，孔的大小、形状及膜的厚薄因人而异，处女膜多于初次性交或剧烈运动时破裂，分娩后仅留有处女膜痕（图1-1）。

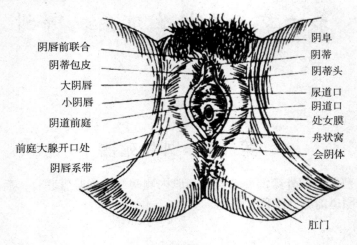

图 1-1　女性外生殖器

第二节　内生殖器

一、卵巢

（一）卵巢的位置和形态

卵巢是成对的实质性器官，位于子宫两侧、盆腔侧壁的卵巢窝内（相当于髂内、外动脉的夹角处）。卵巢呈扁椭圆形，略呈灰红色，分内、外侧面，前、后缘和上、下端。外侧面贴于盆腔侧壁，内侧面朝向子宫。上端钝圆，与输卵管末端相接触，借卵巢悬韧带与盆腔侧壁相连，称输卵管端。下端较细，借卵巢固有韧带连于子宫角，称子宫端。后缘游离，称独立缘。前缘借系膜连于阔韧带，称卵巢系膜缘。卵巢前缘的中部有血管、神经等出入，称"卵巢门"。

成年女性的卵巢大小约为 4 cm×3 cm×1 cm，重 5 ~ 6 g。卵巢的大小和形态随年龄而不同。幼年卵巢较小，表面光滑。性成熟期卵巢最大，此后由于多次排卵表面出现瘢痕，凹凸不平。35 ~ 40 岁卵巢逐渐缩小，50 岁左右随月经停止而逐渐萎缩。

（二）卵巢的结构

卵巢表面为单层扁平或立方的表面上皮，上皮下方为薄层致密结缔组织构成的白膜。卵巢的实质分为外周的皮质和中央的髓质。皮质较厚，内含不同发育阶段的卵泡、黄体和白体、闭锁卵泡等，卵泡间的结缔组织内含有网状纤维和低分化的梭形基质细胞。髓质为疏松结缔组织，与皮质无明显分界，含有许多血管、神经和淋巴管等。近卵巢门处的结缔组织内有少量平滑肌和门细胞。

1. 卵泡的发育和成熟

卵泡的发育从胚胎时期已经开始，胚胎第 5 个月时双侧卵巢约有 700 万个原始卵泡，以后逐渐减少，新生儿有 70 万 ~ 200 万个，青春期约有 4 万个，40 ~ 50 岁时仅剩几百个。青春期以后，在垂体分泌的尿促卵泡素（FSH）和黄体生成素（LH）的作用下，每个月经周期（约 28 d）卵巢内有 15 ~ 20 个卵泡生长发育，但通常只有 1 个卵泡发育成熟并排卵。一般左右卵巢交替排卵。女性一生排卵 400 ~ 500 个，其余卵泡均在不同发育阶段退化为闭锁卵泡。

卵泡由卵母细胞和卵泡细胞组成。卵泡发育是一个连续的生长过程，其结构发生一系列的变化，可分为原始卵泡、初级卵泡、次级卵泡和成熟卵泡 4 个阶段，其中初级卵泡和次级卵泡合称为生长卵泡。

（1）原始卵泡：原始卵泡位于皮质浅层，体积小，数量多，由一个初级卵母细胞和周围一层扁平的卵泡细胞组成。①初级卵母细胞圆形，较大，直径 30～40 μm，胞质嗜酸性，核大而圆、呈空泡状，染色质稀疏，核仁大而明显。电镜下观察，核孔明显，胞质内含大量线粒体、板层状排列的滑面内质网和高尔基复合体等。初级卵母细胞是在胚胎时期由卵原细胞分裂分化而成，随后进行第一次减数分裂，并长期（12～50 年）停滞于分裂前期，直至排卵前才完成第一次减数分裂。②卵泡细胞扁平，较小，与周围结缔组织间有薄层基膜。卵泡细胞和卵母细胞间有许多缝隙连接，它对卵母细胞具有支持和营养作用。

（2）生长卵泡：从青春期开始，原始卵泡逐渐发育变为生长卵泡，逐步移向皮质深层。主要变化是卵母细胞增大、卵泡细胞和卵泡周围的结缔组织增生。生长卵泡可分为初级卵泡和次级卵泡两个阶段。

初级卵泡由原始卵泡发育而成。主要变化是：①初级卵母细胞体积增大，核变大，胞质内粗面内质网、高尔基复合体、游离核糖体等细胞器增多。②卵泡细胞增生，由扁平变为立方或柱状，由单层变为多层（5～6 层）。③最内层的卵泡细胞为柱状，呈放射状排列，称放射冠。④在初级卵母细胞和卵泡细胞之间出现一层富含糖蛋白的嗜酸性膜，称透明带，它是由初级卵母细胞和卵泡细胞共同分泌而成。电镜下可见初级卵母细胞的微绒毛和卵泡细胞的突起伸入透明带内，甚至卵泡细胞的长突起可穿越透明带伸入卵母细胞内，二者间有许多缝隙连接。这些结构有利于卵泡细胞将营养物质和与卵母细胞发育有关的信息分子输送给卵母细胞。此外，在受精过程中，透明带对精子与卵细胞的特异性识别和结合具有重要意义。⑤随着初级卵泡的体积增大，卵泡周围结缔组织内的基质细胞增殖分化，逐渐密集，开始形成卵泡膜，它与卵泡细胞之间隔以基膜。

次级卵泡由初级卵泡继续发育而成，卵泡体积更大。主要变化是：①初级卵母细胞继续发育。②卵泡细胞增至 6～12 层。③卵泡细胞间出现一些不规则腔隙，并逐渐融合成一个半月形的卵泡腔，腔内充满卵泡液。卵泡液是由卵泡膜血管渗出液和卵泡细胞的分泌物组成，内含营养成分、雌激素和多种生物活性物质，与卵泡发育有关。④随着卵泡液的增多和卵泡腔的扩大，初级卵母细胞、透明带、放射冠和部分卵泡细胞突向卵泡腔，形成卵丘。⑤卵泡腔周围的数层卵泡细胞密集排列，形成卵泡壁，称颗粒层，卵泡细胞又称颗粒细胞。⑥卵泡膜分化为内、外两层，外层主要由环行排列的胶原纤维和平滑肌纤维组成，内层含有多边形或梭形的膜细胞以及丰富的毛细血管。膜细胞具有分泌类固醇激素细胞的结构特征，它合成的雄激素透过基膜进入颗粒细胞，在芳香化酶的作用下转变为雌激素。雌激素是由膜细胞和颗粒细胞协同合成的，是其合成的主要方式，称"双细胞学说"。合成的雌激素除小部分进入卵泡腔外，大部分释放入血，调节子宫内膜等靶器官的生理活动。

（3）成熟卵泡：成熟卵泡是卵泡发育的最后阶段，卵泡体积很大，直径可达 2 cm，并突向卵巢表面。

主要变化是：①卵泡腔很大。②颗粒细胞停止增殖，颗粒层变薄，仅 2～3 层颗粒细胞。③初级卵母细胞的直径可达 125～150 μm。

在排卵前的 36～48 h，初级卵母细胞恢复并完成第 1 次减数分裂，产生 1 个次级卵母细胞和 1 个第一极体，第一极体位于次级卵母细胞和透明带之间的卵周隙内。次级卵母细胞随即进入第二次减数分裂，并停滞于分裂中期。

研究表明，卵泡的发育速度较慢，1 个原始卵泡发育至成熟排卵，并非在 1 个月经周期内完成，而是经过几个周期才能完成。每个月经周期，卵巢内虽有若干不同发育阶段的卵泡，但其中只有一个卵泡发育至一定大小，并在垂体促性腺激素的作用下，于增生期内迅速生长成熟并排卵。

2. 排卵

成熟卵泡破裂，次级卵母细胞、透明带、放射冠随卵泡液从卵巢排出的过程，称排卵。排卵时间约在下次月经前 14 d 左右。在排卵前，垂体释放的黄体生成素骤增，使卵泡发生一系列变化。卵泡液剧增，突向卵巢表面的卵泡壁、白膜和表面上皮均变薄缺血，形成半透明的卵泡小斑。卵丘与卵泡壁分离，漂浮在卵泡液中。小斑处的结缔组织被胶原酶和透明质酸酶分解，卵泡膜外层的平滑肌收缩，导致小斑破裂。次级卵母细胞及其外周的透明带、放射冠随卵泡液从卵巢排出，经腹膜腔进入输卵管。若次级卵母细胞子排卵后 24 h 内未受精，即退化消失；若受精，则继续完成第二次减数分裂，形成一个成熟的卵细胞和一个第二极体。

3. 黄体的形成和演变

排卵后，卵泡颗粒层和卵泡膜向腔内塌陷，卵泡膜内的血管和结缔组织也伸入颗粒层，在 LH 的作用下，逐渐演化为富含血管的内分泌细胞团，新鲜时色黄，称黄体。颗粒细胞分化为颗粒黄体细胞，数量多，体积大，染色浅，位于黄体中央，分泌孕激素。膜细胞分化为膜黄体细胞，数量少，体积小，染色较深，位于黄体周边，与颗粒黄体细胞协同分泌雌激素。这两种细胞均具有分泌类固醇激素细胞的结构特征。

黄体的发育取决于卵细胞是否受精。若未受精，黄体维持 2 周左右退化，称月经黄体。若受精，在胎盘分泌的人绒毛膜促性腺激素（hCG）的作用下黄体继续发育，直径可达 4 ～ 5 cm，称妊娠黄体。妊娠黄体的颗粒黄体细胞还可分泌松弛素，使妊娠子宫平滑肌松弛，以维持妊娠。妊娠黄体可维持 6 个月，然后退化，其内分泌功能被胎盘细胞取代。两种黄体最终都退化消失，细胞变小，空泡增多，继而自溶，被结缔组织取代，成为瘢痕样的白体。

4. 闭锁卵泡和间质腺

绝大多数卵泡不能发育成熟，在发育的各个阶段逐渐退化，称闭锁卵泡，其结构变化与卵泡的发育阶段有关。原始卵泡退化时，卵母细胞首先出现核固缩，细胞形态不规则，卵泡细胞变小且分散，两种细胞随后均自溶消失。初级卵泡和早期次级卵泡的退化与原始卵泡类似，但退化的卵泡内可见残留的透明带，卵泡腔内可见中性粒细胞和巨噬细胞。晚期次级卵泡的闭锁比较特殊，卵泡壁塌陷，卵泡膜的血管和结缔组织伸入颗粒层及卵丘，膜细胞增大，形成多边形的上皮样细胞，胞质内充满脂滴，形似黄体细胞，并被结缔组织和血管分隔成散在的细胞团索，称间质腺，可分泌雌激素。人的间质腺不发达，兔和猫等动物的间质腺较多。最后，间质腺也退化，由结缔组织取代。

5. 门细胞

门细胞位于卵巢门近系膜处，结构与睾丸间质细胞类似，多边形或卵圆形，直径 14 ～ 15 μm，核圆，核仁清晰，胞质嗜酸，富含胆固醇和脂色素等。门细胞可分泌雄激素，妊娠期和绝经期的门细胞较明显。门细胞增生或发生肿瘤时，患者常伴有男性化症状。

二、输卵管

（一）输卵管的形态

输卵管是输送卵子的肌性管道，左右各一，细长而弯曲，长 8 ～ 14 cm，位于子宫底的两侧，包裹在子宫阔韧带的上缘内。内侧端开口于子宫腔，称输卵管子宫口。外侧端游离，开口于腹膜腔，称输卵管腹腔口，故女性腹膜腔经输卵管、子宫和阴道与外界相通。临床上把卵巢和输卵管统称为子宫附件。

（二）输卵管的分部

输卵管由内侧向外侧分为四部分。

1. 间质部

子宫部位于子宫壁内，长约 1 cm，直径最细，约 1 mm，以输卵管子宫口通子宫腔。

2. 输卵管峡部

峡部短而狭窄，壁较厚，长 2 ～ 3 cm，直径约 2 cm，血管较少，水平向外移行为壶腹部。输卵管结扎术常在此处进行。

3. 输卵管壶腹部

壶腹部壁薄，管腔较大，直径约 6 mm，血供较丰富，长 5 ～ 8 cm，占输卵管全长的 2/3，行程弯曲。输卵管壶腹部是卵子受精的部位。若受精卵未能移入子宫而在输卵管内发育，即为宫外孕。

4. 输卵管漏斗部或伞部

漏斗部是末端呈漏斗状膨大的部分，长约 1.5 cm，向后下弯曲覆盖在卵巢的后缘和内侧面。漏斗末端中央有输卵管腹腔口，与腹膜腔相通，卵巢排出的卵细胞即由此进入输卵管。漏斗的边缘形成许多细长的指状突起，称输卵管伞，手术时常以此作为识别输卵管的标志。

（三）输卵管壁的结构

输卵管壁由内向外分为黏膜、肌层和外膜。

1. 黏膜

黏膜形成许多纵行而分支的皱襞，壶腹部最发达，高且多分支，故管腔不规则。黏膜由上皮和固有层组成。①上皮为单层柱状，由纤毛细胞和分泌细胞组成。纤毛细胞在漏斗部和壶腹部最多，至峡部和间质部逐渐减少。纤毛向子宫方向摆动，有助于卵细胞移向子宫并阻止微生物进入腹膜腔。分泌细胞表面有微绒毛，胞质顶部有分泌颗粒，其分泌物构成输卵管液，可营养卵并辅助卵的运行。上皮的结构变化与月经周期有关。在子宫内膜增生晚期（排卵前），纤毛细胞变为高柱状，纤毛增多，分泌细胞顶部充满分泌颗粒，分泌功能旺盛；至分泌晚期，两种细胞均变矮，纤毛细胞的纤毛减少，分泌细胞的分泌颗粒排空。在月经期和妊娠期，上皮细胞矮小。②固有层为薄层结缔组织，含有丰富的毛细血管和散在的平滑肌纤维。

2. 肌层

肌层以峡部最厚，由内环和外纵两层平滑肌构成。

3. 外膜

外膜为浆膜，由间皮和富含血管的疏松结缔组织构成。

三、子宫

子宫是壁厚腔小的肌性器官，是产生月经和孕育胎儿的器官，其形态、位置和结构随年龄、月经周期和妊娠而改变。

（一）子宫的形态

成年未孕子宫呈前后略扁的倒置梨形，长 7 ~ 8 cm，宽 4 ~ 5 cm，厚 2 ~ 3 cm。子宫分为底、体、颈三部分：子宫底是两侧输卵管子宫口以上宽而圆凸的部分；子宫颈是下端狭细呈圆柱状的部分，为肿瘤的好发部位；子宫体是底与颈之间的部分。成人子宫颈长 2.5 ~ 3.0 cm，分为两部：其下端伸入阴道内，称子宫颈阴道部；在阴道以上，称子宫颈阴道上部。子宫颈与子宫体的连接部，稍狭细，称子宫峡。在非妊娠期，此部不明显，长约 1 cm；在妊娠期，子宫峡逐渐伸展变长，形成子宫下段；在妊娠末期可延长至 7 ~ 11 cm，峡壁逐渐变薄，产科常在此处进行剖腹取胎术，可避免进入腹膜腔，减少感染机会。子宫与输卵管相接处，称子宫角。

子宫的内腔较狭窄，可分为两部：上部位于子宫体内，称子宫腔，呈前后略扁的三角形裂隙，两端通输卵管，尖端向下通子宫颈管；下部位于子宫颈内，称子宫颈管，呈梭形，上口通子宫腔，下口通阴道，称子宫口。未产妇的子宫口为圆形，边缘光滑整齐；经产妇为横裂状。子宫口的前缘和后缘分别称前唇和后唇；后唇较长，位置也较高。

（二）子宫的位置

子宫位于盆腔中央，在膀胱和直肠之间，下端接阴道，两侧有输卵管和卵巢。子宫底位于小骨盆上口平面以下，子宫颈的下端在坐骨棘平面的稍上方。成年女性子宫的正常姿势是前倾前屈位。前倾即整个子宫向前倾斜，子宫长轴与阴道长轴之间形成一个向前开放的夹角，约为 90°；前屈是子宫体与子宫颈之间形成一个向前开放的钝角，约为 170°。子宫的活动性较大，膀胱和直肠的充盈程度可影响子宫的位置。当膀胱充盈而直肠空虚时，子宫底向上使子宫伸直；若两者都充盈，则可使子宫上移。

子宫与腹膜的关系：膀胱上面的腹膜向后折转覆盖子宫前面，形成膀胱子宫陷凹，转折处约在子宫峡水平。子宫后面的腹膜从子宫体向下移行于子宫颈和阴道后穹的上面，再反折至直肠的前面，形成较深的直肠子宫陷凹。立位时，它是女性腹膜腔的最低点，与阴道后穹相邻。当腹膜腔积液时，可经阴道后穹做穿刺或引流。

（三）子宫的固定装置

子宫的正常位置主要依靠以下 4 对韧带维持。

1. 子宫阔韧带

子宫前、后面的腹膜自子宫侧缘向两侧延伸，形成双层腹膜皱襞，称子宫阔韧带，延伸至盆腔侧壁和盆底，移行为盆腔腹膜壁层。子宫阔韧带的上缘游离，包裹输卵管，其上缘外侧端移行为卵巢悬韧带。子宫阔韧带的前层覆盖子宫圆韧带，后层覆盖卵巢和卵巢固有韧带，前、后两层之间的疏松结缔组织内有血管、神经、淋巴管等。它可限制子宫向两侧移动。

2. 子宫圆韧带

由平滑肌和结缔组织构成的圆索，起自子宫与输卵管结合处的前下方，在子宫阔韧带前层的覆盖下，向前外侧弯行，达盆腔侧壁，然后经腹股沟管，止于阴阜和大阴唇的皮下。它是维持子宫前倾的主要结构。

3. 子宫主韧带

由平滑肌和结缔组织构成，位于子宫阔韧带的下部两层之间，连于子宫颈两侧和盆腔侧壁之间，较强韧。它的主要作用是固定子宫颈，防止子宫向下脱垂。

4. 子宫骶韧带

由平滑肌和结缔组织构成，起自子宫颈后面，向后弯行绕过直肠两侧，止于骶骨前面。其表面有腹膜覆盖，形成弧形的直肠子宫壁。它向后上牵引子宫颈，与子宫圆韧带协同，维持子宫的前倾前屈位。

除上述韧带外，盆膈、尿生殖膈和阴道的托持以及周围结缔组织的牵拉等因素，均对维持子宫正常位置起很大作用。如果这些固定装置薄弱或受损伤，即可导致子宫位置异常或形成不同程度的子宫脱垂。

（四）子宫的年龄变化

新生儿子宫高出小骨盆上口，输卵管和卵巢位于髂窝内，子宫颈较子宫体长而粗。性成熟前期，子宫迅速发育，壁增厚。性成熟期，子宫颈和子宫体的比例为 1∶2。经产妇的子宫，除各径和内腔都增大外，重量可增加 1 倍。绝经期后，子宫萎缩变小，壁也变薄。

（五）子宫壁的结构

1. 子宫壁的一般结构

子宫壁（底、体部）由内向外分为内膜、肌层和外膜。

（1）内膜：内膜由单层柱状上皮和固有层组成。①上皮由分泌细胞和少量纤毛细胞组成。②固有层较厚，血管丰富，内有大量分化较低的梭形或星形的基质细胞，可合成分泌胶原蛋白。上皮向固有层内深陷形成许多管状的子宫腺，近肌层可有分支。

子宫底、体部的内膜可分为功能层和基底层。功能层较厚，位于浅层，自青春期起在卵巢激素的作用下发生周期性剥脱和出血；妊娠时，胚泡植入功能层并在其中生长发育。基底层较薄，位于内膜深层，与肌层相邻，不发生周期性剥脱，可增生修复功能层。

子宫动脉的分支经外膜穿入肌层，在肌层的中间层内形成弓形动脉，从弓形动脉发出许多放射状分支，垂直穿入内膜。在内膜与肌层交界处，每条小动脉发出一个小而直的分支，称基底动脉，分布于内膜基底层，它不受卵巢激素的影响。小动脉主干则从内膜基底层一直延伸至功能层浅部，呈螺旋状走行，称螺旋动脉，它对卵巢激素极为敏感。螺旋动脉在内膜浅层形成毛细血管网，然后汇成小静脉，穿越肌层，汇成子宫静脉。

（2）肌层：肌层很厚，由成束或成片的平滑肌组成，肌束间以结缔组织分隔。由内向外可分为黏膜下层、中间层和浆膜下层。黏膜下层和浆膜下层主要为纵行平滑肌，中间层较厚，分内环行肌和外纵行肌，富含血管。成年女性的子宫平滑肌纤维长约 50 μm。在妊娠期平滑肌纤维增生肥大，可长达 500 μm；结缔组织内未分化的间充质细胞也可分化为平滑肌纤维，使肌层显著增厚。分娩后，平滑肌纤维恢复正常大小，部分肌纤维凋亡，子宫恢复原状。子宫平滑肌的收缩受激素调节，其活动有助于将精子向输卵管运送、经血排出和胎儿娩出。

（3）外膜：外膜于底、体部为浆膜，其余为纤维膜。

2. 子宫内膜的周期性变化

自青春期起，在卵巢分泌的雌、孕激素作用下，子宫底、体部的内膜功能层发生周期性变化，即每隔 28 d 左右发生一次内膜剥脱、出血、修复和增生，称月经周期。每个月经周期起自月经第 1 天，止于下次月经来潮前 1 d。子宫内膜的周期性变化可分为月经期、增生期和分泌期。

（1）月经期：月经期为周期的第 1~4 d。由于排卵未受精，卵巢内月经黄体退化，雌、孕激素含量骤降，引起内膜功能层的螺旋动脉发生持续性收缩，内膜缺血，组织坏死。继而螺旋动脉又突然短暂扩张，导致功能层毛细血管破裂，血液涌入功能层，与剥脱的内膜一起，从阴道排出，即月经。因内膜含有激活剂，可使经血中的纤维溶解酶原转变为纤维溶解酶，溶解纤维蛋白，所以经血是不凝固的。在月经期末，功能层全部脱落，基底层的子宫腺上皮迅速分裂增生，并铺展在脱落的内膜表面，修复内膜上皮，进入增生期。

（2）增生期：增生期为周期的第 5~14 d，又称卵泡期。在生长卵泡分泌的雌激素作用下，剥脱的子宫内膜由基底层增生修补，并逐渐增厚达 2~4 mm。基质细胞不断分裂增殖，合成纤维和基质。增生早期，子宫腺少，细而短。增生晚期，子宫腺增多、增长且更弯曲，腺腔扩大，腺上皮细胞呈柱状，胞质内出现糖原，螺旋动脉也增长、弯曲。至第 14 d 时，卵巢内的成熟卵泡排卵，子宫内膜进入分泌期。

（3）分泌期：分泌期为周期的第 15~28 d，又称黄体期。排卵后，卵巢内出现黄体，在黄体分泌的雌、孕激素作用下，子宫内膜继续增厚至 5~7 mm。子宫腺进一步增长、弯曲，腺腔扩大，糖原由腺细胞的核下区转移到细胞顶部的核上区，并以顶浆分泌的方式排入腺腔，腺腔内充满含有糖原等营养物质的嗜酸性分泌物。固有层内组织液增多呈水肿状态。螺旋动脉继续增长，更加弯曲，并伸入内膜浅层。基质细胞继续分裂增殖，胞质内充满糖原和脂滴，称前蜕膜细胞。若受精，该细胞继续发育为蜕膜细胞，而内膜继续增厚，发育为蜕膜。若未受精，卵巢内月经黄体退化，雌、孕激素水平骤降，内膜功能层剥脱，进入月经期。

3. 子宫颈

子宫颈壁由内向外分为黏膜、肌层和外膜。

（1）黏膜：黏膜表面有许多高而分支的皱襞，相邻皱襞间形成腺样隐窝。黏膜由上皮和固有层组成。①上皮为单层柱状，由分泌细胞、纤毛细胞和储备细胞组成。分泌细胞最多，胞质内充满黏原颗粒。纤毛细胞较少，游离面的纤毛向阴道方向摆动，利于分泌物排出。储备细胞为干细胞，较小，位于上皮深层，有增殖修复功能。在慢性炎症时，储备细胞可增殖化生为复层扁平上皮，在增殖过程中也可发生癌变。在宫颈外口处，单层柱状上皮移行为复层扁平上皮，分界处清晰，是宫颈癌的好发部位。②固有层为结缔组织，内含宫颈腺。

宫颈黏膜不发生周期性脱落，但上皮细胞的活动受卵巢激素的调节。排卵时，雌激素可使宫颈上皮的分泌细胞分泌增多，分泌物稀薄，有利于精子通过。黄体形成时，孕激素可抑制细胞分泌，分泌物黏稠呈凝胶状，使精子和微生物难以通过，起屏障作用。

（2）肌层：肌层平滑肌较少且分散，结缔组织较多，内含大量弹性纤维。

（3）外膜：外膜是纤维膜。

（六）卵巢和子宫内膜周期性变化的神经内分泌调节

下丘脑 - 垂体 - 性腺轴可调节子宫内膜的周期性变化。下丘脑弓状核内的神经内分泌细胞可分泌促性腺激素释放激素（GnRH），使腺垂体远侧部分泌 FSH 和 LH。FSH 可促进卵泡的发育和成熟，并分泌大量雌激素（主要是雌二醇），雌激素可使子宫内膜由月经期转入增生期。约在排卵前 2 d，血液内雌激素含量达到高峰，高水平的雌激素和 GnRH 可促使垂体分泌大量 LH，出现排卵前 LH 释放高峰；与此同时，血液内 FSH 也增高，但峰值比 LH 低。雌激素可增强促性腺激素细胞对 GnRH 的反应性，并促使其合成的激素大量释放，排卵常发生在 LH 高峰后 24 h 左右。排卵后，卵泡壁在 LH 的作用下形成黄体，分泌大量孕激素（主要是黄体酮）和少量雌激素，子宫内膜进入分泌期。当血中的孕激素增加到一定浓度时，又反馈作用于下丘脑和垂体，抑制 LH 的释放。当黄体缺乏 LH 的支持作用时，即逐渐退化，雌、孕激素水平下降，子宫内膜进入月经期。由于血中雌、孕激素的减少，又反馈性地促使下丘脑和垂体释放 FSH，卵泡又开始生长发育。上述变化周而复始。

四、阴道

阴道是连接子宫和外生殖器的肌性管道，富有伸展性。它是女性的性交器官，也是排出月经和娩出胎儿的通道。

（一）阴道的形态

阴道经常处于前、后壁相接触的塌陷状态，其前壁长约 7 ~ 9 cm，后壁长约 10 ~ 12 cm。阴道的上端宽阔，包绕子宫颈阴道部，在二者之间形成环形凹陷，称阴道穹，可分为前、后及两侧穹。阴道后穹最深，并与直肠子宫陷凹相邻，二者间仅隔以阴道壁和一层腹膜，可经阴道后穹穿刺引流腹膜腔内积液。阴道的下端较窄，以阴道口开口于阴道前庭。处女的阴道口周围有处女膜附着，处女膜是薄层的黏膜皱襞，可呈环形、半月形、伞状或筛状。处女膜破裂后，阴道口周围留有处女膜痕。

（二）阴道的位置

阴道的前方有膀胱和尿道，后方邻直肠。临床上可隔直肠前壁触诊直肠子宫陷凹、子宫颈和子宫口的情况。阴道下部穿经尿生殖膈，膈内的尿道阴道括约肌和肛提肌均对阴道有括约作用。

（三）阴道壁的结构

阴道壁由内向外分为黏膜、肌层和外膜。

1. 黏膜

黏膜形成许多横形皱襞，由上皮和固有层构成。①上皮为非角化的复层扁平上皮。一般情况下，虽然表层细胞内含透明角质颗粒，但不出现角化。在雌激素的作用下，上皮细胞内聚集大量糖原，浅层细胞脱落后，糖原被阴道乳酸杆菌分解为乳酸，使阴道液呈酸性，具有一定的抗菌作用。绝经后，阴道黏膜萎缩，上皮变薄，脱落细胞减少，阴道液 pH 上升，细菌易繁殖而导致阴道炎。阴道上皮的脱落与更新受卵巢激素的影响。增生期，阴道上皮变厚，角化细胞增多；分泌期，阴道上皮变薄，脱落细胞增多。②固有层由富含弹性纤维和血管的结缔组织构成。

2. 肌层

肌层为平滑肌，较薄，肌束呈螺旋状交错排列，其间的结缔组织内富含弹性纤维，该结构特点使阴道壁易于扩张。

3. 外膜

外膜由富含弹性纤维的致密结缔组织构成。

五、前庭大腺

前庭大腺位于阴道口的两侧，前庭球后端的深面，相当于男性的尿道球腺。左右各一，形如豌豆，以细小的导管开口于小阴唇与阴道口之间的沟内，相当于小阴唇中、后 1/3 交界处，分泌物可润滑阴道口。若因炎症阻塞导管，可形成前庭大腺囊肿。

第三节 内生殖器与邻近器官的解剖关系

盆腔内其他器官与生殖器官在位置上相互邻接，且血管、淋巴及神经系统也有密切的联系。

一、尿道

女性尿道长 2 ~ 4 cm，以膀胱三角尖端开始，于阴道前方、耻骨联合后面向前下走行，穿过泌尿生殖膈至阴蒂下方，形成尿道外口，由随意肌构成外括约肌，尿道内口括约肌由不随意肌构成。

二、膀胱

为一壁薄的空腔器官，成人正常容量 350 ~ 500 mL，位于小骨盆内，耻骨宫颈韧带的上部，它的大小及形状随本身盈虚及邻近器官的状况而不同。分为膀胱顶、膀胱底两部。膀胱底部形成三角区，称"为膀胱三角"。尖端及尿道内口，三角底的两后上角为输尿管口，在膀胱内，两侧输尿管口相距约

2.5 cm。膀胱顶部被腹膜覆盖，向后移行至子宫前壁，形成膀胱腹膜反折。

三、输尿管

始于肾盂止于膀胱，为一对肌性的圆索状长管，长约 30 cm，分为腰段、骨盆段及膀胱壁段，其上段在腹膜后，沿腰大肌前侧下降，在骶髂关节处，从髂外动脉前跨过，进入盆腔，下行达阔韧带底部，再向前内走行，于近宫颈约 2 cm 处，在子宫动脉后方与之交叉，经阴道侧穹窿绕向前，穿过膀胱宫颈韧带前后叶，最后进入膀胱壁。

四、直肠

位于小骨盆内，全长 15 ~ 20 cm，前面与子宫及阴道后壁相邻。后面为骶骨，上接乙状结肠，下连肛管。

五、阑尾

位于右髂窝内，长短粗细不一，平均长 7 ~ 9 cm。过长者能降至小骨盆腔，且仅达右侧输卵管及卵巢。

微信扫码
◆ 临床科研
◆ 医学前沿
◆ 临床资讯
◆ 临床笔记

第二章　妇产科常用检查

第一节　生殖道细胞学检查

女性生殖道细胞包括来自阴道、宫颈、子宫和输卵管的上皮细胞。生殖道脱落细胞包括阴道上段、宫颈阴道部、子宫、输卵管及腹腔的上皮细胞，其中以阴道上段、宫颈阴道部的上皮细胞为主。临床上常通过生殖道脱落细胞检查来反映其生理及病理变化。生殖道上皮细胞受性激素的影响出现周期性变化，因此，检查生殖道脱落细胞可反映体内性激素水平。此外，此项检查还可协助诊断生殖器不同部位的恶性肿瘤及观察其治疗效果，既简便又经济实用。但是，生殖道脱落细胞检查找到恶性细胞只能作为初步筛选，不能定位，还需要进一步检查才能确诊。

一、生殖道细胞学检查取材、制片及相关技术

（一）涂片种类及标本采集

采取标本前 24 h 内禁止性生活、阴道检查、灌洗及阴道用药，取材用具必须清洁干燥。

1. 阴道涂片

阴道涂片主要目的是了解卵巢或胎盘功能。对已婚妇女，一般在阴道侧壁上 1/3 处用小刮板轻轻刮取浅层细胞（避免将深层细胞混入影响诊断），薄而均匀地涂于玻片上；对未婚阴道分泌物极少的女性，可将卷紧的已消毒棉签先经生理盐水浸湿，然后伸入阴道，在其侧壁上 1/3 处轻轻卷取细胞，取出棉签，在玻片上向一个方向涂片。涂片置固定液内固定后显微镜下观察，值得注意的是，因棉签接触阴道口可能会影响涂片的正确性。

2. 宫颈刮片

宫颈刮片是筛查早期宫颈癌的重要方法。取材应在宫颈外口鳞柱状上皮交接处，以宫颈外口为圆心，将木质铲形小刮板轻轻刮取一周，取出刮板，在玻片上向一个方向涂片，涂片经固定液固定后在显微镜下观察。注意应避免损伤组织引起出血而影响检查结果。若白带过多，应先用无菌干棉球轻轻擦净黏液，再刮取标本。该取材方法获取细胞数目较少，制片也较粗劣，故目前应用已逐渐减少。

1996 年美国 FDA 批准了改善的制片技术—薄层液基细胞学（liquid-based cytology）技术，以期改善由于传统巴氏涂片上存在着大量的红细胞、白细胞、黏液及脱落坏死组织等而造成的 50%～60% 假阴性。目前有两种方法，两者原理类似。液基细胞学与常规涂片的操作方法不同在于，它利用特制小刷子刷取宫颈细胞，标本取出后立即放入有细胞保存液的小瓶中，通过高精密度过滤膜过滤，将标本中的杂质分离，并使滤后的上皮细胞呈单层均匀地分布在玻片上。这种制片方法几乎保存了取材器上所有的细胞，且去除了标本中杂质的干扰，避免了细胞的过度重叠，使不正常细胞更容易被识别。利用薄层液基细胞学技术可将识别宫颈高度病变的灵敏度和特异度提高至 85% 和 90% 左右。此外，该技术一次取样可多次重复制片并可供作 HPV-DNA 检测和自动阅片。

3. 宫颈管涂片

疑为宫颈管癌，或绝经后的妇女由于宫颈鳞 – 柱交接处退缩到宫颈管内，为了解宫颈管情况，可行此项检查。先将宫颈表面分泌物拭净，用小型刮板进入宫颈管内，轻刮一周做涂片。此外，使用特制"细胞刷"获取宫颈管上皮细胞的效果更好。将"细胞刷"置于宫颈管内，达宫颈外口上方 10 mm 左右，在宫颈管内旋转 360° 取出，旋转"细胞刷"将附着于其上的细胞均匀地涂于玻片上，立即固定。小刷子取材效果优于棉拭子，而且其刮取的细胞被宫颈管内的黏液所保护，不会因空气干燥造成细胞变性。

4. 宫腔吸片

怀疑宫腔内有恶性病变时，可采用宫腔吸片检查，较阴道涂片及诊刮阳性率高。选择直径 1 ~ 5 mm 不同型号塑料管，一端连于干燥消毒的注射器，另一端用大镊子送入宫腔内达宫底部，上下、左右转动方向，轻轻抽吸注射器，将吸出物涂片、固定、染色。应注意的是，取出吸管时停止抽吸，以免将宫颈管内容物吸入。宫腔吸片标本中可能含有输卵管、卵巢或盆腹腔上皮细胞成分。另外，还可通过宫腔灌洗获取细胞。用注射器将 10 mL 无菌生理盐水注入宫腔，轻轻抽吸洗涤内膜面，然后收集洗涤液，离心后取沉渣涂片。此项检查既简单、取材效果好，且与诊刮相比，患者痛苦小，易于接受，特别适合于绝经后出血妇女。

5. 局部印片

用清洁玻片直接贴按病灶处作印片，经固定、染色、镜检。常用于外阴及阴道的可疑病灶。

（二）染色方法

细胞学染色方法有多种，如巴氏染色法、邵氏染色法及其他改良染色法。常用的为巴氏染色法，该法既可用于检查雌激素水平，也可用于查找癌细胞。

（三）辅助诊断技术

包括免疫细胞化学、原位杂交技术、影像分析、流式细胞测量及自动筛选或人工智能系统等。

二、正常生殖道脱落细胞的形态特征

（一）鳞状上皮细胞

阴道及宫颈阴道部被覆的鳞状上皮相仿，均为非角化性的分层鳞状上皮。上皮细胞分为表层、中层及底层，其生长与成熟受雌激素影响。因而女性一生中不同时期及月经周期中不同时间，各层细胞比例均不相同，细胞由底层向表层逐渐成熟。鳞状细胞的成熟过程是：细胞由小逐渐变大；细胞形态由圆形变为舟形、多边形；胞质染色由蓝染变为粉染；胞质由厚变薄；胞核由大变小，由疏松变为致密（图 2-1）。

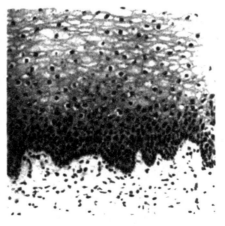

图 2-1　鳞状上皮组织形态

1. 底层细胞

底层细胞相当于组织学的深棘层，又分为内底层细胞和外底层细胞。

（1）内底层细胞：

内底层细胞又称生发层，只含一层基底细胞，是鳞状上皮再生的基础。其细胞学表现为：细胞小，为中性多核白细胞的 4 ~ 5 倍，呈圆形或椭圆形，巴氏染色胞质蓝染，核大而圆。育龄妇女的阴道细胞学涂片中无内底层细胞。

（2）外底层细胞：

外底层细胞 3 ~ 7 层，圆形，比内底层细胞大，为中性多核白细胞的 8 ~ 10 倍，巴氏染色胞质淡蓝，核为圆形或椭圆形，核浆比例 1 ： 2 ~ 1 ： 4。卵巢功能正常时，涂片中很少出现。

2. 中层细胞

中层细胞相当于组织学的浅棘层，是鳞状上皮中最厚的一层。根据其脱落的层次不同，形态各异。接近底层者细胞呈舟状，接近表层者细胞大小与形状接近表层细胞；胞质巴氏染色淡蓝，根据储存的糖原多寡，可有多量的嗜碱性染色或半透明胞质；核小，呈圆形或卵圆形，淡染，核浆比例低，约 1 ： 10。

3. 表层细胞

表层细胞相当于组织学的表层。细胞大，为多边形，胞质薄，透明；胞质粉染或淡蓝，核小固缩。核固缩是鳞状细胞成熟的最后阶段。表层细胞是育龄妇女宫颈涂片中最常见的细胞（图 2-2）。

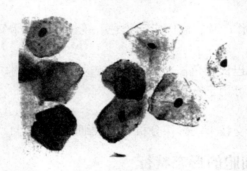

图 2-2　正常生殖道脱落细胞

（二）柱状上皮细胞

柱状上皮细胞又分为宫颈黏膜细胞及子宫内膜细胞。

1. 宫颈黏膜细胞

宫颈黏膜细胞有黏液细胞和带纤毛细胞两种。在宫颈刮片及宫颈管吸取物涂片中均可找到。黏液细胞呈高柱状或立方状，核在底部，呈圆形或卵圆形，染色质分布均匀，胞质内有空泡，易分解而留下裸核。带纤毛细胞呈立方形或矮柱状，带有纤毛，核为圆形或卵圆形，位于细胞底部，胞质易退化融合成多核，多见于绝经后。

2. 子宫内膜细胞

子宫内膜细胞较宫颈黏膜细胞小，细胞为低柱状，为中性多核白细胞的 1 ~ 3 倍；核呈圆形，核大小、形状一致，多成堆出现；胞质少，呈淡灰色或淡红色，边界不清。

（三）非上皮成分

如吞噬细胞、白细胞、淋巴细胞、红细胞等。

三、生殖道脱落细胞在内分泌检查方面的应用

阴道鳞状上皮细胞的成熟程度与体内雌激素水平成正比，雌激素水平越高，阴道上皮细胞分化越成熟。因此，阴道鳞状上皮细胞各层细胞的比例可反映体内雌激素水平。临床上常用 4 种指数代表体内雌激素水平，即成熟指数、致密核细胞指数、嗜酸性细胞指数和角化指数。

（一）成熟指数

成熟指数（maturation index，MI）是阴道细胞学卵巢功能检查最常用的一种。计算方法是在低倍显

微镜下观察计算 300 个鳞状上皮细胞，求得各层细胞的百分率，并按底层 / 中层 / 表层顺序写出，如底层 5、中层 60、表层 35，MI 应写成 5/60/35。若底层细胞百分率高称左移，提示不成熟细胞增多，即雌激素水平下降；若表层细胞百分率高称右移，表示雌激素水平升高。一般有雌激素影响的涂片，基本上无底层细胞；轻度影响者表层细胞 < 20％；高度影响者表层细胞 > 60％。在卵巢功能低落时则出现底层细胞：轻度低落底层细胞 < 20％；中度低落底层细胞占 20％ ~ 40％；高度低落底层细胞 > 40％。

（二）致密核细胞指数

致密核细胞指数（KI）即鳞状上皮细胞中表层致密核细胞的百分率。计算方法为从视野中数 100 个表层细胞及其中致密核细胞数目，从而计算百分率。例如其中有 40 个致密核细胞，则 KI 为 40％。KI 越高，表示上皮细胞越成熟。

（三）嗜酸性细胞指数

嗜酸性细胞指数（EI）即鳞状上皮细胞中表层红染细胞的百分率。通常红染表层细胞在雌激素影响下出现，所以此指数可以反映雌激素水平。指数越高，提示上皮细胞越成熟。

（四）角化指数

角化指数（CI）是指鳞状上皮细胞中的表层（最成熟的细胞层）酸性致密核细胞的百分率，用以表示雌激素的水平。

第二节 女性生殖器官活组织检查

活组织检查简称为活检，是指在机体的可疑病变部位或病变部位取出少量组织进行冷冻或常规病理检查，在多数情况下，活检结果可以作为最可靠的术前诊断依据，是诊断的金标准。妇科常用的活组织检查主要包括外阴活检、阴道活检、子宫颈活检、子宫内膜活检、诊断性子宫颈锥形切除及诊断性刮宫。有时出于术中诊断的需要也可进行卵巢组织活检、盆腔淋巴结活检、大网膜组织活检以及盆腔病灶组织活检等，本节不做叙述。

一、外阴活检

（一）适应证

1. 外阴部赘生物或溃疡需明确病变性质，尤其是需排除恶变者。
2. 外阴色素减退性疾病需明确其类型或排除恶变。
3. 疑为外阴结核、外阴尖锐湿疣及外阴阿米巴病等外阴特异性感染需明确诊断者。
4. 外阴局部淋巴结肿大原因不明。

（二）禁忌证

1. 外阴急性炎症，尤其是化脓性炎。
2. 疑为恶性黑色素瘤。
3. 疑为恶性滋养细胞疾病外阴转移。
4. 尽可能避免在月经期实施活检。

（三）方法

患者取膀胱截石位，常规外阴消毒，铺无菌孔巾，准备活检区域组织可用 0.5％ 利多卡因作局部浸润麻醉。根据需要选取活检部位，以刀片或剪刀剪取或切取适当大小的组织块，有蒂的赘生物可以剪刀自蒂部剪下，小赘生物也可以活检钳钳取。一般只需局部压迫止血，出血多者可电凝止血或缝扎止血。标本根据需要作冷冻切片检查或以 10％ 甲醛或 95％ 乙醇固定后作常规组织病理检查。

（四）注意事项

1. 所取组织须有足够大小，一般要求须达到直径 5 mm 以上。
2. 表面有坏死溃疡的病灶，取材须达到足够深度以达到新鲜有活性的组织。

3. 有时需做多点活检。

4. 所取组织最好包含部分正常组织，即在病变组织与正常组织交界处活检。

二、阴道活组织检查

（一）适应证

1. 阴道壁赘生物或溃疡需明确病变性质。

2. 疑为阴道尖锐湿疣等特异性感染需明确诊断。

（二）禁忌证

1. 外阴、阴道或宫颈急性炎症。

2. 疑为恶性黑色素瘤。

3. 疑为恶性滋养细胞疾病阴道转移。

4. 月经期。

（三）方法

患者取膀胱截石位，常规外阴消毒，铺无菌孔巾，阴道窥器暴露取材部位并再次消毒，剪取或钳取适当大小的组织块，有蒂的赘生物可以剪刀自蒂部剪下，小赘生物可以活检钳钳取。局部压迫止血、电凝止血或缝扎止血，必要时阴道内需填塞无菌纱布卷以压迫止血。标本根据需要作冷冻切片检查或以 10％甲醛或 95％乙醇固定后作常规组织病理检查。

（四）注意事项

阴道内填塞的无菌纱布卷须在术后 24 ～ 48 h 取出，切勿遗忘；其余同外阴活检。

三、宫颈活组织检查

（一）适应证

1. 宫颈糜烂接触性出血，疑有宫颈癌需确定病变性质。

2. 宫颈细胞学涂片 TBS 诊断为鳞状细胞异常者。

3. 宫颈脱落细胞涂片检查巴氏Ⅲ级或以上。

4. 宫颈脱落细胞涂片检查巴氏Ⅱ级，经抗感染治疗后反复复查仍为巴氏Ⅱ级。

5. 肿瘤固有荧光检查或阴道镜检查反复可疑阳性或阳性。

6. 宫颈赘生物或溃疡需明确病变性质。

7. 疑为宫颈尖锐湿疣等特异性感染需明确诊断。

（二）禁忌证

1. 外阴、阴道急性炎症。

2. 月经期、妊娠期。

（三）方法

1. 患者取膀胱截石位，常规外阴消毒，铺无菌孔巾。

2. 阴道窥器暴露宫颈，拭净宫颈表面黏液及分泌物后行局部消毒。

3. 根据需要选取取材部位，剪取或钳取适当大小的组织块。有蒂的赘生物可以剪刀白蒂部剪下；小赘生物可以活检钳钳取；有糜烂溃疡的可于肉眼所见的糜烂溃疡较明显处或病变较深处以活检钳取材；无明显特殊病变或必要时以活检钳在宫颈外口鳞状上皮与柱状上皮交界部位选 3、6、9、12 点处取材；为提高取材的准确性，可在宫颈阴道部涂以复方碘溶液，选择不着色区取材；也可在阴道镜或肿瘤固有荧光诊断仪的指引下进行定位活检。

4. 局部压迫止血、出血多时可电凝止血或缝扎止血，手术结束后以长纱布卷压迫止血。

5. 标本根据需要作冷冻切片检查或以 10％甲醛或 95％乙醇固定后作常规组织病理检查。

（四）注意事项

1. 阴道内填塞的长纱布卷须在术后 12 h 取出，切勿遗忘。

2. 外阴阴道炎症可于治愈后再作活检。

3. 妊娠期原则上不做活检，以避免流产、早产。但临床高度怀疑宫颈恶性病变者仍应检察，做好预防和处理流产与早产的前提下做活检，同时须向患者及其家属讲明活检的必要性以及可能后果，取得理解和同意后方可施行。

4. 月经前期不宜做活检，以免与活检处出血相混淆，且月经来潮时创口不易愈合，并增加内膜在切口种植的机会。

四、诊断性刮宫与子宫内膜活检

诊断性刮宫简称诊刮，其目的是刮取宫腔内容物（子宫内膜及宫腔内其他组织）作病理组织检查以协助诊断。若要同时除外宫颈管病变，则需依次刮取宫颈管内容物及宫腔内容物进行病理组织学检查，称为分段诊断性刮宫（简称"分段诊刮"）。有时仅需从宫腔内吸取少量子宫内膜组织做检查，称为子宫内膜活检。子宫内膜活检不仅能判断有无排卵和分泌期子宫内膜的发育程度，而且能间接反映卵巢的黄体功能，并有助于子宫内膜疾患的诊断。

（一）适应证

1. 月经失调或闭经，需了解子宫内膜变化及其对性激素的反应或需要紧急止血。

2. 子宫异常出血或绝经后阴道流血，需明确诊断。

3. 阴道异常排液，需检查子宫腔脱落细胞或明确有无子宫内膜病变。

4. 不孕症，需了解有无排卵或疑有子宫内膜结核。

5. 影像检查提示宫腔内有组织残留，需证实或排除子宫内膜癌、子宫内膜息肉或流产等疾病。

（二）禁忌证

1. 外阴、阴道及宫颈急性炎症，急性或亚急性盆腔炎。

2. 可疑妊娠。

3. 急性或严重全身性疾病，不能耐受小手术者。

4. 手术前体温 > 37.5℃。

（三）方法

1. 取材时间

不同的疾病应有不同的取材时间。

（1）需了解卵巢功能：月经周期正常前 1 ~ 2 d 或月经来潮 12 h 内取材。

（2）闭经：随时可取材。

（3）功血：如疑为子宫内膜增生过长，应于月经前 1 ~ 2 d 或月经来潮 24 h 内取材；如疑为子宫内膜剥脱不全，则应于月经第 5 ~ 7 日取材。

（4）不孕症需了解有无排卵：于月经期前 1 ~ 2 日取材。

（5）疑有子宫内膜癌：随时可取材。

（6）疑有子宫内膜结核：于月经期前 1 周或月经来潮 12 h 内取材，取材前 3 d 及取材后 3 d 每日肌内注射链霉素 0.75 g 并口服异烟肼 0.3 g，以防引起结核扩散。

2. 取材部位

一般于子宫前、后壁各取 1 条内膜，如疑有子宫内膜癌，另在宫底再取 1 条内膜。

（四）手术步骤

1. 排尿后取膀胱截石位，外阴、阴道常规消毒。

2. 做双合诊，了解子宫大小、位置及宫旁组织情况。

3. 用阴道窥器暴露宫颈，再次消毒宫颈与宫颈管，钳夹宫颈，子宫探针缓缓进入，探明子宫方向及宫腔深度。若宫颈口过紧，可根据所需要取得的组织块大小用宫颈扩张器扩张至小号刮匙或中、大号刮匙能进入为止。

4. 阴道后穹窿处置盐水纱布一块，以收集刮出的内膜碎块。用刮匙由内向外沿宫腔四壁及两侧宫角有次序地将内膜刮除，并注意宫腔有无变形及高低不平。

5. 取下纱布上的全部组织固定于 10％甲醛溶液或 95％乙醇中，送病理检查。检查申请单上注明末次月经时间。

（五）注意事项

1. 阴道及宫颈、盆腔的急性炎症者应治愈后再作活检。

2. 出血、子宫穿孔、感染是最主要的并发症，术中术后应注意预防液体。有些疾病可能导致术中大出血，应于术前建立通路，并做好输血准备，必要时还需做好开腹手术准备；哺乳期、产后、剖宫产术后、绝经后、子宫严重后屈等特殊情况下尤应注意避免子宫穿孔的发生；术中严格无菌操作，术前、术后可给予抗生素预防感染，一般术后 2 周内禁止性生活及盆浴，以免感染。

3. 若刮出物肉眼观察高度怀疑为癌组织时，不应继续刮宫，以防出血及癌扩散；若肉眼观在未见明显癌组织时，应全面刮宫，以防漏诊及术后因宫腔组织残留而出血不止。

4. 应注意避免术者在操作时唯恐不彻底，反复刮宫而伤及子宫内膜基底层，甚至刮出肌纤维组织，造成子宫内膜炎或宫腔粘连，导致闭经的情况。

五、诊断性子宫颈锥切

宫颈锥切术是指锥形切除部分宫颈组织，包括宫颈移形带，以及部分或全部宫颈管组织。宫颈锥切术包括诊断性宫颈锥切术和治疗性宫颈锥切术，临床主要用于宫颈病变的明确诊断以及保守性治疗。近年，随着宫颈癌三级预防的不断推行，宫颈上皮内瘤样病变（CIN）患者日趋年轻化，致使宫颈病变治疗趋向保守。宫颈锥切术作为一种能够保留生育功能的治疗方法而被临床广泛应用。同时，宫颈锥切术在诊断宫颈病变方面也显示出其特有的临床价值。

（一）适应证

1. 诊断性宫颈锥切的主要指征

（1）发现宫颈上皮细胞异常，尤其是细胞学诊断为重度鳞状上皮内病变（HSIL）或轻度鳞状上皮内病变（LSIL），而宫颈上未见肉眼病灶或是阴道镜检查无明显异常。

（2）阴道镜无法看到宫颈病变的边界，或主要病灶位于宫颈管内，超出阴道镜能检查到的范围。

（3）对于细胞学异常的患者，阴道镜检查不满意，主要是无法看清整个宫颈移形带，包括鳞 - 柱交接区域。

（4）有细胞学或是组织学证据表明宫颈腺上皮存在癌前病变或是癌变。

（5）宫颈管诊刮术所得标本病理报告为异常或不能肯定。

（6）细胞学、阴道镜和活组织检查结果不一致。

（7）细胞学、阴道镜或活检可疑宫颈浸润癌。

（8）宫颈活检病理诊断为 CIN，但无法明确排除宫颈微小浸润癌或浸润癌。

（9）宫颈管诊刮发现 CIN 或宫颈微小浸润癌。只要有以上任何一种状况，都应做宫颈锥切以做进一步诊断。

2. 治疗性宫颈锥切的指征

（1）CIN Ⅰ 伴阴道镜检查不满意、CIN Ⅱ 或 CIN Ⅲ。

（2）宫颈原位鳞癌。

（3）宫颈原位腺癌。

（4）有生育要求的 Ⅰ A 期宫颈浸润癌。

（二）禁忌证

1. 生殖器官急、慢性炎症。

2. 有出血倾向者。

（三）方法

目前应用的锥切方法多种多样，有冷刀法、激光法和环行电切法。

（1）暴露术野，宫颈涂碘。

（2）12、3、6、9点丝线缝合做牵引。

（3）切缘周边注射 1 : 2 000 肾上腺素生理盐水。

（4）海格式棒逐步扩宫口至 8 号，可作颈管搔刮。

（5）在病灶外 0.5 cm 处用冷刀环切宫颈口，按 30° ~ 50° 角度向内侧作宫颈锥形切除。深度根据不同的病变可选择 1 ~ 2.5 cm。

（6）宫颈锥切标本在 12 点处做标记，送病理。

（7）电凝止血创面，可吸收缝线左右两个"8"字缝合宫颈。

（8）阴道内置入长纱条一根。留置导尿管。

（四）注意事项

1. 宫颈锥切手术最好在月经干净后 3 ~ 7 d 内实施，以免术后经血污染手术创面。

2. 手术后 4 ~ 6 周应探查宫颈管有无狭窄。

3. 诊断性宫颈锥切可用冷刀或 LEEP 刀，最好避免用电刀，以免破坏组织切缘，从而影响诊断。

（五）临床特殊情况的思考和建议

1. 分段诊刮

目的是为了区分子宫内膜病变与宫颈病变。主要适用于绝经后子宫出血或老年患者疑有子宫内膜癌，或需要了解宫颈管是否被累及时。分段诊刮多在出血时进行，操作时先不探查宫腔深度，以免将宫颈管组织带入宫腔混淆诊断。用小刮匙自宫颈管内口至外口顺序刮宫颈管一周，将所刮取宫颈管组织置纱布上，然后刮匙进入宫腔刮取子宫内膜。刮出宫颈管黏膜及子宫腔内膜组织分别装瓶送检。其余操作的注意事项均与一般诊刮相同。

2. 子宫穿孔

子宫穿孔是因宫腔手术所造成的子宫壁全层损伤，致使宫腔与腹腔，或其他脏器相通。子宫穿孔可由探针、宫颈扩张器、吸管、刮匙、卵圆钳等造成，从而导致腹腔内出血、阔韧带内血肿、肠道损伤及继发性腹膜炎。必须及时诊断处理，以免发生严重后果。宫腔手术过程中如患者出现下腹突发性疼痛，同时术者发觉所用器械进入宫腔的深度明显超过检查时所估计的宫腔深度，且无阻力，感觉不到宫壁的抵抗，即应高度怀疑子宫穿孔。若看到夹出有脂肪组织或肠管，则确诊无疑。此时应立即停止手术。如宫腔组织已刮净又无内出血征象者，可给宫缩剂和抗生素；如宫腔组织尚未吸净，穿孔较小，无明显内出血，患者情况又良好时，可请有经验医生避开穿孔处刮净组织后再保守治疗，或抗感染一周后再行刮宫术；如有明显内出血体征或可疑脏器损伤时，应立即剖腹探查。

3. 宫颈锥切术后并发症的处理

（1）手术后出血：手术后即时出血都是因为手术时止血不善。手术后继发性出血往往发生于手术后 5 ~ 12 d，多见于深部切除病变以及合并感染者。可根据出血量采用纱布压迫、冷冻、电凝、重新缝合等方法止血。如术中估计患者出血较多，可在锥切前先缝合两侧子宫动脉下行支，锥切后宫颈创面行半荷包缝合。

（2）子宫颈狭窄：有 1% ~ 5% 的发生率，文献报道，宫颈粘连的发生率与患者年龄超过 50 岁及锥切深度超过 2 cm 有关，患者可出现痛经、月经潴留以致闭经或月经期出现棕色或黑色阴道点滴出血。宫颈粘连的患者可采用子宫颈扩张器扩张宫颈。

（3）手术后盆腔感染：需用抗生素治疗。

（4）子宫穿孔或子宫颈穿孔：虽极为少见，但一发生就可能要将子宫切除。

第三节　性激素检查

一、适应证

月经疾患、不孕症、高危妊娠。

二、检查项目

尿促卵泡素（FSH）、黄体生成素（LH）、催乳素（PRL）、雌二醇（E_2）、雌三醇（E_3）、孕激素（P）、睾酮（T）等。

三、方法

1. 放射免疫测定法抽取静脉血测定各项正常值见（表 2-1）。

表 2-1　各项正常值

激素	卵泡期	排卵期	黄体期	绝经期
FSH（U/L）	1 ~ 9	6 ~ 26	1 ~ 9	30 ~ 118
LH（U/L）	1 ~ 12	16 ~ 104	1 ~ 12	16 ~ 66
PRL（nmol/L）	< 1.05		0.23 ~ 1.82	< 0.91
E_2（pmol/L）	110 ~ 1830		690 ~ 880	37 ~ 110
P（nmol/L）	< 3.2		9.5 ~ 64	< 3.2
T（nmol/L）	< 1.4			< 1.2

2. 尿标本测定法

孕妇尿 E_3 的含量可反映胎儿、胎盘的功能状态。妊娠 36 周后孕妇尿 E_3 低于 10 mg/d 或骤减 30% 甚至 40% 以上，提示胎盘功能减退；E_3 低于 6 mg/d 或骤减 50% 以上，提示胎盘功能显著减退。

第四节　阴道后穹隆穿刺

子宫直肠陷凹是盆腔最低部位。腹腔中游离的血液、渗出液、脓液等常积聚在此处。它与阴道后穹隆仅一层之隔。临床常通过阴道后穹隆穿刺以辨明子宫直肠陷凹有无积液或邻近肿块的性质及原因，如异位妊娠或卵泡破裂等所引起的内出血、盆腔炎性积液和积脓等，借以明确诊断。

一、用物准备

妇科检查器械和用物，阴道后穹隆穿刺包（内有 18 号腰椎穿刺针头，10 mL 空针，弯盘，纱布及棉签）。

二、方法

1. 排空膀胱后，取膀胱截石位。
2. 消毒外阴、阴道，铺以无菌孔巾。用窥器暴露宫颈及阴道后穹隆部，并再次消毒，然后将宫颈钳夹持宫颈后唇向前牵引，充分暴露阴道后穹隆，再将注射器接上腰椎穿刺针头，在后穹隆中央部采取与宫颈平行稍后的方向刺入 2 ~ 3 cm 时，开始抽吸 5 ~ 10 mL 标本。
3. 拔出针头后观察有无渗血，若有渗血可用无菌纱布填塞压迫止血后，取出窥器

三、注意事项

1. 穿刺过程中应严格观察病情变化，有无面色苍白、血压下降及剧烈腹痛等。

2. 穿刺时注意进针方向、深度，避免误伤子宫及直肠。

3. 肉眼观察取出之标本，将抽出血液留置针筒内静置观察 4 ~ 5 min，若血液凝固者为穿刺针误入血管。6 min 以上血流不凝固者，表示腹腔有内出血。也可立即注于纱布上，能见小颗粒血块者，说明腹腔内有积血。若抽出液为淡红色、稀薄，微混液，多为盆腔炎性渗出物；若为脓液，则表示盆腔内有积脓，应将脓液送检。

微信扫码
◆ 临床科研
◆ 医学前沿
◆ 临床资讯
◆ 临床笔记

第三章　妇产科常用治疗方法

第一节　子宫颈／阴道冲洗

宫颈冲洗和阴道冲洗两者不易决然分开，是妇科常用的治疗措施之一。阴道及宫颈、颈管都是女性自然防御功能之一，如阴道口的闭合，阴道前后壁的紧贴，阴道上皮细胞在雌激素的影响下增生，表层角化，阴道 pH 保持在 4 ~ 5，使适应碱性的病原体的繁殖受抑，而子宫颈管黏液呈碱性，使适合酸性环境的病原体的繁殖和生长会受到抑制。再加上健康妇女阴道内的寄生细菌较多，又随妇女内分泌的影响，可以影响阴道生态的平衡。此外，妇女因流产、分娩等宫颈易损伤，以及性传播疾病的病原体影响宫颈，所以宫颈和阴道易患各种炎症。

一、炎症性疾病

1. 慢性宫颈炎

药物治疗前可用 1∶5 000 高锰酸钾液，在上药前作阴道和宫颈冲洗，然后用消毒棉签擦拭后，在宫颈上敷药，或塞药。

2. 细菌性阴道病

细菌性阴道病常可引起妇女下生殖道疾病，宫颈及阴道分泌物增多，患者有鱼腥臭味的灰白色白带，阴道灼热，痒感，分泌物在宫颈和阴道上黏着，但易擦去，阴道分泌物 pH > 4.5，常可找到线索细胞，治疗主要除应用甲硝唑（甲硝唑）、氯林可霉素等外，必要时可配合 1% 过氧化氢冲洗宫颈及阴道效果更好。

3. 老年性阴道炎

老年性阴道炎常见绝经前后，主要因卵巢功能低落，雌激素水平下降，阴道黏膜及宫颈上皮细胞萎缩，阴道 pH 上升为碱性，抵抗力差，宫颈及阴道易有炎症，再因外阴清洁卫生差，或性生活频繁，营养不良，维生素 B 缺乏，可使分泌物增多，灼热，宫颈表面或阴道壁上有出血点或出血斑，分泌物臭，感染严重还能使宫颈管粘连闭合。治疗除适当补充雌激素（口服或阴道用药，或雌激素皮肤敷贴片外），为增强阴道酸度，可用 1% 乳酸，或 0.5% 醋酸，或 1∶5 000 高锰酸钾液冲洗宫颈及阴道，每日一次。冲洗后再局部使用甲硝唑或诺氟沙星栓剂每日 1 次，共 5 ~ 7 d，对宫颈及阴道炎症治疗均有益。

4. 阿米巴宫颈和阴道炎

阿米巴病原体可侵入阴道黏膜，并可侵犯子宫颈等，主要表现为阴道分泌物多，呈血性、浆性、脓性或黏液脓性，具有腥味，诊断主要有宫颈和阴道分泌物作涂片找阿米巴滋养体或特殊培养，也可作宫颈和阴道病理检查。确诊后治疗应以全身治疗为主，主要采用甲硝唑或盐酸吐根碱口服或肌内注射。局部每日用 1% 乳酸或 1∶5 000，或甲硝唑稀释液冲洗宫颈和阴道，冲洗后擦干，局部再用甲硝唑栓（200 mg 一枚），7 ~ 10 d 为一疗程。

5. 白色念珠菌阴道、宫颈炎症

妇女患白色念珠菌感染者甚多'一生中几乎所有妇女均患过此病，只是病情程度不同，在妊娠期，糖尿病患者长期使用免疫抑制剂，或大量应用广谱性抗生素等易发病，阴道宫颈均有改变，甚至通过性交影响男性阴茎龟头也有感染，形成破溃。患者可出现外阴瘙痒，白带增多，白带呈白色或凝乳块或豆渣样。治疗：擦干宫颈和阴道分泌物后，用凯妮汀（内含克霉唑 500 mg）一片，甚至孕妇也可应用，而其他抗念珠菌栓对孕妇不宜应用。对念珠菌阴道炎也可不用阴道冲洗，用棉纸擦去阴道豆渣样分泌物，阴道内置入凯妮汀即可。因它的乳酸配方对发挥药效、提高局部浓度和恢复正常阴道酸性环境。其他有抑制白色念珠菌的栓剂也可使用。极个别患者必要时可用 2% ~ 3% 的碳酸氢钠（苏打水）用中药制成的洁尔阴冲洗宫颈，阴道或外阴，不宜每日冲洗。

6. 滴虫性阴道、宫颈炎

滴虫阴道感染也常可累及宫颈，促使宫颈和阴道分泌物增多，典型者为黄色或黄脓样泡沫状分泌物，有臭味，患者常有外阴、阴道灼热和瘙痒感，或伴有泌尿系症状。滴虫性阴道炎也能促使宫颈炎症，且宫颈滴虫感染也易引起宫颈鳞状上皮发生不典型增生，与宫颈癌的关系密切。滴虫感染也有吞噬精子的作用而影响生育。取白带在显微镜下寻找滴虫已列入常规检查。治疗：甲硝唑口服，每日 3 次，共 7 ~ 10 d 为一疗程；也可用甲硝唑栓剂，每枚含 500 mg，在宫颈、阴道冲洗后塞入阴道 7 ~ 10 d 为一疗程。偶尔可用 0.5% ~ 1% 的乳酸或醋酸溶液冲洗阴道一次，主要仍用甲硝唑口服或甲硝唑栓剂塞入阴道。

二、计划生育手术

早孕妇女，又因宫颈重度糜烂，分泌物多，或白带化验患有滴虫或白色念珠菌感染等，或阴道清洁度差，在术前三天到医院门诊。用药液连续冲洗三天，每日 1 次，或冲洗阴道塞药后再次复查，上述情况改善，则可做流产手术。

放置或取出宫内节育器前，若发现有宫颈或阴道有严重炎症时，也应先行阴道和宫颈冲洗及阴道及塞药治疗，待下次月经净后 3 ~ 7 d，再复查白带或观察宫颈分泌物后放置或取出宫内节育器为宜。

三、阴道异物及子宫颈炎症

阴道异物留置久后也易合并宫颈炎症，且分泌物增多，可呈黄脓样并有臭味，当异物取出后宜用药液冲洗。子宫托放置时间久后，更易引起宫颈炎症，也有少数为木棒、玻璃棒等，久置且未及时取出，对宫颈及阴道均会引起炎症，须予阴道冲洗和局部塞药治疗。

四、子宫切除术或阴道手术

作子宫全切除术，子宫次广泛切除术，子宫广泛切除术，阴道内子宫切除术等术前均须作阴道、宫颈冲洗，且要用肥皂浆或 PVP 液擦洗，然后再用肥皂水或 1 : 5 000 高锰酸钾液或低浓度的新洁尔灭液冲洗，以使宫颈和阴道清洁，防止因宫颈或阴道消毒不严，细菌或病原体进入盆腔，引起感染，或术后阴道残端炎症而引起感染。

五、性传播疾病

患有各种性传播疾病时，宫颈和阴道最易受累而产生一系列症状，故在治疗时常须作宫颈/阴道冲洗，然后应用相应针对病原体的有效药物治疗。

六、与生育有关的子宫颈/阴道冲洗

经阴道及宫颈分别采用酸性或碱性不同的液体作冲洗，使宫颈与阴道 pH 改变，改善阴道和宫颈局部环境，如用生理盐水或 5% 葡萄糖液灌洗以稀释黏稠的宫颈黏液，以利精子穿透；以 0.5% ~ 1% 碳酸氢钠液于性交前 30 ~ 60 min 灌洗阴道，以碱化局部的酸性环境，提高精子成活，提高受孕率。

七、幼女或未婚妇女的子宫颈／阴道冲洗

幼女或未婚妇女也可因炎症、宫颈赘生物，甚至宫颈肿瘤等引起阴道分泌物增多等症状。但对幼女或未婚妇女，须征得家长同意后，可使用窥阴器暴露阴道和宫颈作冲洗，一般是采用细软的消毒导尿管，经阴道口小心插入阴道，连接冲洗液作冲洗，也可用宫腔镜头置入阴道，既可观察宫颈及阴道情况，又可使用药液冲洗。

八、冲洗方法

（一）医务人员冲洗

患者排空膀胱后，在妇科检查床取膀胱截石位，臀部垫橡皮垫或塑料垫，灌洗液 600 ~ 800 mL 置输液架，根据不同疾病所需冲洗压力大小，冲洗桶悬挂高处（一般高出检查床 60 cm）及冲洗头开关来调节冲洗压力和流量。先冲洗外阴，再冲洗阴道。冲洗时窥阴器需左右旋转，以充分冲洗阴道穹隆及前后左右侧壁，冲洗完毕后干棉球擦干，如为阴道炎则在穹隆部放入相应药物。

（二）患者自行冲洗

如患者自行冲洗，则取下蹲位，下放置便盆，取灌洗液 50 mL，用冲洗器冲洗阴道后再放入药物。

九、阴道冲洗的不利因素

阴道冲洗虽是妇产科常用的一种治疗方法，设备简单，方便易行，患者在医师指导下也可自行治疗。但在使用阴道冲洗时对选用的冲洗液、性状、主要成分、使用量、冲洗压力和速度、宫颈内外口是否闭合等均对妇女有影响。阴道冲洗可改变阴道微生态，而引发阴道症状；阴道受不同冲洗液 pH 的影响，其自身的 pH 也会改变；阴道冲洗还可引起细菌上行感染。所以使用阴道冲洗要慎重，一般是必要时才选用（如术前、放疗前后等）且冲洗次数也不宜过多。

第二节　羊膜腔内治疗

羊膜腔内治疗是近十几年来在妇产科领域开展及不断完善的一项新举措。羊膜腔内治疗最初的灵感来源于 Gabbe 的动物实验，在实验中发现吸去妊娠母猴体内的羊水可使猴胎心发生可变减速，而恢复了羊水量后可变减速消失。1983 年，Miyazaki 和 Taylor 第一次将羊膜腔内灌注法应用于临床，补充了羊水不足，置换了粪染的羊水，确保了羊膜腔容积，保证胎儿自由的活动，防止脐带受压，降低了剖宫产率。近年来，由于羊膜腔内治疗被认为是一种安全、直接、价廉的方法，并且易于被孕妇理解和接受，此项技术得到不断的发展及完善，应用范围日益扩大，并且临床效果显著。

一、适应证

胎膜早破、羊水过少、胎儿宫内窘迫、反复发作的可变减速、过期妊娠、早产、胎儿宫内生长迟缓、宫内感染、胎儿甲状腺功能低下等。

二、禁忌证

羊膜腔内治疗一般是安全的，但也不能忽视潜在的危险。其禁忌证有：①急性胎儿宫内窘迫。由于羊膜腔内灌注用重力流量法滴注到治疗量一般需 10 ~ 25 min，因此抢救急性胎儿宫内窘迫应用受限。②胎先露异常。③多胎。④前置胎盘。⑤胎盘早剥。

三、方法

（一）器械

B 超仪及其穿刺探头等附件，20 ~ 23 G 穿刺针，长 18 cm，三通活塞一个，20 mL 针筒，宫腔导管。

（二）药物

羊水替代液，0.9％生理盐水；胎儿营养液，小儿复方氨基酸；碱性药物，碳酸氢钠；促胎肺成熟药物，地塞米松；抗生素；甲状腺素。

（三）步骤

1．产前经腹壁－羊膜腔途径进行羊膜腔内治疗

（1）穿刺前 30 min 口服宫缩抑制药，硫酸舒喘灵 4.8 mg；孕妇排空膀胱。

（2）患者取仰卧位，先做产科常规超声检查选择最佳穿刺点。

（3）常规消毒铺巾，换消毒穿刺探头，调整探头上穿刺角度，测量进针深度，使穿刺部位置于穿刺引导线上。监视屏上见穿刺针沿着穿刺引导线，经皮肤进入腹壁各层，穿过子宫壁或（和）胎盘、羊膜进入羊膜腔。

（4）取出针芯，连接三通管，一端行宫腔压力监测，另一端为治疗通道。先用 20 mL 针筒抽取 10 ～ 40 mL 羊水做检查，后行羊膜腔内治疗。

（5）羊膜腔内灌注后，严密观察患者的体温、脉搏、血象，胎膜早破者行羊水细菌培养加药敏试验，检查 C- 反应蛋白，动态监测宫内安危，隔日或每日测羊水指数，当羊水指数大于 8 cm 停止羊膜腔输液。大于 32 孕周者每日作 NST，或每 3 d 对胎儿作生物物理评分，每周测脐血流 S/D 比值，以了解胎盘、脐血流灌注阻力，指导治疗，作为妊娠能否继续的指标之一。

2．产时经阴道－宫颈－羊膜腔途径补充羊水

（1）在做羊膜腔内灌注之前，须做阴道检查，以排除脐带脱垂，并了解胎先露及宫颈扩张程度，颈管是否消失，质地等情况，然后用头皮电极直接连续监护胎儿，通过导管了解宫腔压力，采取左侧卧位以防止仰卧位性低血压发生。

（2）备 1000 mL 生理盐水，宫腔的导管及三通活塞各一。宫腔导管装置基本上用单导管或双导管，宫腔压力导管也可通过一种 Y 型或三通阀输入盐水；或者导管输入盐水，优点是能在输入的同时监测宫腔压力。

（3）在开始做羊膜腔内灌注之前要对生理盐水进行加温，再以大约每分钟 15 ～ 20 mL 的速度向宫腔内灌注。在最初的 20 min 内，最多只能灌注 500 mL；在 1 h 之后，通常灌注的速度可以设置在大约 180 mL/h，但此速度可以按照可变减速的严重性和发生率或对粪染羊水的光密度的测定来进行调节。如果灌注生理盐水的量超过了 600 mL，而没有液体从阴道中排出，或如果宫内压力导管表明子宫处于高张状态，则灌注必须停止。

（4）羊膜腔内灌注后，严密观察孕妇的血压、脉搏等生命体征，观察羊水性状，持续监测胎心及宫腔压力。

四、现代应用

（一）羊膜腔内注射碳酸氢钠

羊膜腔内注射碳酸氢钠可纠正胎儿酸中毒。胎儿在宫内缺氧时，常常发生酸碱失衡，出现呼吸性及代谢性酸中毒。为纠正胎儿代谢性酸中毒，常需补给碱性药物碳酸氢钠。但是，碳酸氢钠通过胎盘速度甚慢，难以达到抢救的目的。临床实践证明，改为羊膜腔给药具有良好效果。

（二）羊膜腔内灌注生理盐水

妊娠期羊水可保护胎儿防止直接受压，有利于胎儿活动，防止胎体粘连；保持宫腔的恒温与恒压；保持胎儿新陈代谢和水的平衡，及促进胎肺发育成熟；在分娩期，羊水可协助宫口的扩张，正确传导宫缩所产生的压力，保护胎儿及脐带免受宫缩的直接挤压。当羊水过少时，以上的功能均不能充分起作用。而羊膜腔内灌注生理盐水，恢复宫腔的液量后，重新建立起羊水的保护功能，羊膜腔内灌注又可对羊水内胎粪起到稀释和冲洗的作用。羊膜腔内灌注生理盐水，在预防和治疗以下情况时很有效。

1．反复发作的可变减速

可变减速是由于脐带间歇性受压而引起脐血流减少所致，严重的或持续性的心率减速可导致胎儿酸中毒，增加新生儿死亡率。常规治疗法如吸氧、改变孕妇体位等方法效果均较差。Miyazaki 首次报道了

羊膜腔内灌注治疗羊水过少者 42 例，其中使异常胎心率转为正常者达 73.8%。Miyazaki 和 Neverez 随机选取了 96 例有可变减速的孕妇分为两组：一组实施羊膜腔内灌注法，另一组为对照组。在灌注组中有 51% 的孕妇可变减速得到了完全缓解，但对照组只有 4.2%（P < 0.05）得到完全缓解。这两组患者中，因胎儿宫内窘迫而行剖宫产术的比率灌注组为 18%，对照组为 25.5%。

2. 羊水粪染

羊水粪染的病例中有 1% ~ 3% 可以发生胎粪吸入综合征，Carson 等提出，尽管新生儿出生时用气管插管法可减少其发生，但发生率仍在 25%。Sadovsky 等报道，在分娩过程中如果发生羊水粪染，使用经宫颈羊膜腔内灌注可以有效地降低新生儿酸血症（脐动脉血 pH < 7.2）的发生频率，对照组达 38%，灌注组仅为 16%（P < 0.05）。在接受羊膜腔内灌注的病员中所生新生儿，声带下没有发生胎粪的痕迹，而对照组有 29%（P < 0.05），他们还指出在灌注组中出生时需要正压给氧的新生儿数比对照组少得多。这一研究结果表明，通过羊膜腔内灌注对粪染羊水产生稀释作用。这一稀释效应通过分光光度测定法在羊膜腔内灌注前后测定被胎粪污染的羊水的光密度得以证实。羊膜腔内灌注前的羊水的光密度要比灌注后的羊水的光密度高得多。

3. 胎膜早破

胎膜早破主要是引起早产及感染，且往往因胎儿宫内窘迫而使剖宫产率增加。Moberg 等报道胎膜早破（妊娠 26 ~ 37 周）在其后的分娩过程中 75% 的胎儿宫内窘迫是脐带受压所致。因此 Negeotte 等主张胎膜早破者出现规律性阵痛后应全部进行预防性羊膜腔内灌注。他们在一项前瞻性的随机抽样的研究中发现对 61 例孕周分别为 26 ~ 35 周的胎膜早破者进行治疗，其中 29 例行预防性分娩期羊膜腔内灌注，其余为对照组。变异减速发生率：第一产程中两组分别为 2.4% 及 7.9%，第二产程中分别为 2.9% 及 10.1%，统计学有显著性差异。分娩时脐带血的 pH，对照组较灌注组显著低下。在灌注组，因胎儿宫内窘迫而作剖宫产的发生率为 3%，而对照组 22%。对胎膜早破者进行保守治疗时，存在胎儿肺发育不全的危险，重要问题要保持羊水的临界量，以便胎儿呼吸及自主活动。

4. 羊水过少

羊水保护脐带直接挤压。Strong 等通过治疗 60 例超声诊断羊水过少（羊水指数 ≤ 5 cm）的足月孕妇，随机分为羊膜腔内灌注组与对照组（n = 30），胎粪吸入率分别为 13%、37%；严重变异减速为 7% 比 27%；因胎儿宫内窘迫而作剖宫产的发生率为 3%，而对照组为 37%，灌注组显著减少。在胎儿脐动脉血 pH 平均值，灌注组显著高于对照组（P = 0.02）。因此推测对于羊水过少的足月或过期孕妇预防性进行羊膜腔内灌注是有利的。武久铁矢对 3 644 例产妇进行回顾性分析发现，分娩前诊断羊水过少（羊水指数 ≤ 5 cm）者 40 例，在经阴道试产中，因胎儿宫内窘迫而作剖宫产的发生率为 14.3%，比全部分娩数中因胎儿宫内窘迫的剖宫产率 1.18% 明显增高。他后来在另一项的前瞻性研究中对 50 例羊水过少的孕妇进行羊膜腔内灌注，结果在经阴道试产中，因胎儿宫内窘迫而作剖宫产的发生率为 3.91%，因而提出羊水指数 ≤ 5 cm 者经阴道分娩采用羊膜腔内灌注法可使剖宫产率下降。

5. 过期妊娠

随着妊娠过期，胎盘过度成熟和老化，尿生成率降低从而使羊水过少。羊膜腔内灌注生理盐水可使羊水量增加。

（三）羊膜腔内注射地塞米松

羊膜腔内注射地塞米松可促使胎肺成熟。对某些高危妊娠如前置胎盘、重度妊高征、妊娠合并慢性肾炎、妊娠合并糖尿病或母儿血型不合等，常常在孕足月以前终止妊娠，出现所谓医源性早产。早产儿死亡率为足月儿 11 ~ 16 倍，并与新生儿呼吸窘迫综合征密切相关。此时为防止新生儿呼吸窘迫综合征，应提前促胎肺成熟。最常用的是肾上腺皮质激素，肾上腺皮质激素促使胎肺成熟给药途径有三：肌内注射、静脉注射及羊膜腔内注射。由于肌内注射或静脉给药需经母体才作用于胎儿，所以药物剂量大，易使糖尿病患者血糖升高，妊高征患者血压增高，因此受到限制。而羊膜腔内给药，胎儿日吞咽羊水 200 ~ 450 mL，肾上腺皮质激素直接经胎儿胃肠道单层上皮细胞吸收或通过胎儿呼吸样运动，由羊水介导直接作用于肺泡 Ⅱ 型细胞。所以所需剂量少、见效快，不经母体循环，不抑制母体免疫功能，不干扰母体糖代谢，母体不良反应少，给药时还可取羊水判定胎儿成熟度。在重度妊高征患者，动脉痉挛，胎盘血流障碍的情况下，药物也能直接经胎儿吸收而发挥作用，而羊膜腔内给药可不受母体疾病的影响。据报道，向羊膜腔内注射地塞米松 10 mg，于 24 ～ 48 h 内，L/S 比值平均增长 1.88。

（四）羊膜腔内注射氨基酸

羊膜腔内注射氨基酸可治疗胎儿宫内生长迟缓（IUGR）。氨基酸是胎儿蛋白质合成的主要来源，是胎儿生长发育的物质基础，其以主动运输的方式通过胎盘，能量合剂有助于氨基酸的主动转运；葡萄糖是胎儿热能的主要来源，是经易化扩散通过胎盘；锌作为维持人体正常生理功能和生长代谢必需的微量元素，它有利于核酸及蛋白质的合成，是身体不可缺少的，故目前临床一般采用母体静脉滴注葡萄糖、能量合剂及复方氨基酸，同时口服锌来治疗胎儿宫内生长迟缓。这些治疗措施对细胞的分化、生长、繁殖起着重要的作用，是治疗胎儿宫内生长迟缓的措施之一。在临床上，我们观察到上述方法虽有一定疗效，但疗效不佳，因为胎儿宫内生长迟缓时胎盘灌注不良，而经静脉给予的营养物质必须通过胎盘屏障才能对胎儿发挥效果，这样势必影响疗效。有学者试图通过羊膜腔内注射氨基酸溶液，通过胎儿直接吞咽来促进胎儿生长发育，同时选用的小儿氨基酸更符合胎儿生长发育的需要，它含有 19 种氨基酸，同时增加了牛磺酸，提高了胱氨酸、酪氨酸及必需氨基酸的含量，有利于胎儿的生长。

（五）羊膜腔内注射抗生素

羊膜腔内注射抗生素可预防或治疗宫内感染。胎膜早破易并发宫内感染，且破膜时间越长，感染率越高。传统的方法给予孕妇口服或肌内注射或静脉输注抗生素预防或治疗宫内感染。据报道，一般抗生素（如氨苄西林）．在注入母体静脉后 8 h 才会在羊水中达到有效峰值浓度，这给抗生素有效降低感染率带来不利的影响。因此，羊膜腔内注射抗生素可以及时达到有效峰值浓度，有效降低感染率。目前，羊膜腔内注射抗生素尚有争议．要求应用对胎儿无害、胎儿胃肠道吸收少的广谱抗生素，如氨苄西林、头孢类抗生素等。有学者认为，羊水中抗生素浓度有待于探讨，胎儿浸泡在高浓度抗生素中也不适宜，其实用性尚需进行动物实验和临床多方面的探讨。

（六）羊膜腔内注射甲状腺素

羊膜腔内注射甲状腺素可治疗甲状腺功能低下。有学者报道，直接向羊膜腔内注射甲状腺素，可以纠正胎儿甲状腺功能低下，还可促使胎肺成熟。

五、并发症

并发症有医源性宫内感染、胎盘早剥、胎膜早破、脐带脱垂、羊水栓塞、急性羊膜腔内压升高、子宫破裂、胎心变异、孕妇心力衰竭和呼吸衰竭等。产前多次羊膜腔内灌注生理盐水治疗孕、中晚期羊水过少时可引起早产、自然流产及胎死宫内。经腹羊膜腔穿刺，还可造成母胎损伤，近年来，随着超声技术的发展，操作技术的提高，此并发症大大减少。

虽然羊膜腔内治疗是一项安全、直接、价廉的方法，但也不可忽视其潜在的危险，应严格掌握适应证和禁忌证，及时发现及处理并发症，进一步研究及完善此技术。

第三节　热敷及冷敷

一、热敷

1. 原理

利用各种热源直接接触患区体表，将热能传导至机体，通过其温热和机械压迫作用，可促进局部血液循环，改善组织营养，调节神经功能，加速组织再生和消炎、止痛等。

2. 适应证

外阴血肿吸收期、慢性盆腔炎、痛经等。

3. 禁忌证

血肿出血未控制时禁用。

4. 操作方法

首先准备热源袋，如蜡袋（56～60℃）、热水袋、化学热袋、电热包等。患者取舒适体位，暴露治疗部位，把制备好的热源袋直接敷于患区并固定，再用毛毯等包裹保温。治疗时间 20～30 min，每天 1 次，12 次为一疗程。

5. 注意事项

定期检查各种热源袋的完好性，防止烫伤。治疗过程中出现疼痛、不适或烧灼感，应立即停止治疗，寻找原因，及时处理，对皮肤感觉异常者应特别注意。

二、冷敷

（一）原理

在患者皮肤或黏膜上应用寒冷刺激，通过快速反应的神经反射或缓慢反应的体液途径，可使机体产生一系列生理反应，能提高中枢神经兴奋性和免疫功能，具有消炎、消肿、止痛、止血、止痒、镇静、缓解肌肉痉挛和抑制代谢等作用。

（二）适应证

外阴挫伤急性期、外阴疱疹、外阴瘙痒、高热物理降温、产后中暑等。

（三）禁忌证

局部循环障碍性疾病、冷过敏等。

（四）操作方法

首先准备冷源，如冰氯乙烷喷筒、半导体、冷疗机等。患者取舒适体位，裸露患区，按医嘱取冷源，方法如下：

1. 冷敷法

冰袋敷布或半导体冷疗机（约 4℃）作用于患区，治疗时间 10～25 min，每天 1 次，3～6 次为一疗程。

2. 冰块按摩

将干毛巾包住去除棱角的冰块，直接轻触患区皮肤，轻压患区体表，以患区为中心作圆周移动，约 5 min 至皮肤表面温度 15℃，皮下组织约为 18℃，使病灶及周围组织皮肤麻木为止，每天 1 次，3～6 次为一疗程。冰块按摩的感觉周期为先感冷，继感发热，再感痒，最后麻木。

3. 喷法

取氯乙烷喷筒，将喷嘴对准患区，距离 5～10 cm，每次喷射 6 s，间隔 10 min，喷射 3 次。

（五）注意事项

应注意防止冻伤，对局部血供障碍、皮肤感觉迟钝者更需注意。冻伤常发生于治疗后 24 h 内，表现为皮肤红肿、触痛。发生冷变态反应者（全身瘙痒、面部发红、荨麻疹、关节痛、心动过速及血下降等）应立即停止治疗，并作相应处理。

微信扫码
◆ 临床科研
◆ 医学前沿
◆ 临床资讯
◆ 临床笔记

第四章 妇产科疾病的中医治疗

第一节 月经先期

月经周期提前 7 d 以上，甚则一月两次，连续两个月经周期以上者，称为"月经先期"，亦称"经行先期""经期超前""经早"。如果每次只提前 3 ~ 5 d，或偶尔提前一次，下一周期又恢复正常者，均不做本病论。

一、中医病因病机

本病发生的机理主要是冲任不固，经血失于制约，月经先期而至。引起冲任不固的原因有气虚、血热之分。气虚之中又有脾气虚弱、肾气不固之分，血热之中又有实热、虚热之别。此外，尚有因瘀血阻滞，新血不安，而致冲任不固，月经先期者，临床亦不鲜见。

1. 脾气虚弱

体质虚弱，或饮食失节，或劳倦过度，或思虑过多，损伤脾气，脾伤则中气虚弱，不能摄血归源，使冲任不固，经血失于统摄而妄溢，遂致月经先期来潮，脾为心之子，脾气虚则夺母气以自救，日久则心气亦伤，发展为心脾气虚。

2. 肾气不固

青年肾气未充，或绝经前肾气渐衰，或多次流产损伤肾气，使肾气不固，冲任失于约制，经血下溢而为月经先期。肾气不足，久则肾阳亦伤，发为肾阳虚，如阳虚不能温运脾阳则脾阳亦衰，发用展为脾肾阳虚。

3. 阳盛血热

素体阳盛，或过食辛燥助阳之品，或外感邪热，或妇常在高温环境工作，以致热伏冲任，迫血下行，月经先期而至。

4. 肝郁血热

情志不畅，郁怒伤肝，木火妄动，下扰血海，冲任不固，血遂妄行，以致经不及期先来。此即《万氏女科·不及期而经先行》说："如性急躁，多怒多妒者，责其气血俱热，且有郁也。"若肝气乘脾，脾土受制，则又可发展为肝脾气郁。

5. 阴虚血热

素体阴虚，或失血伤阴，或久病阴亏，或多产房劳耗伤精血，以致阴液亏损，虚热内生，热扰冲任，血海不宁，月经先期而下。《傅青主女科》说："先期而来少者，火热而水不足也。"正是指的此类病机。

6. 瘀血停滞

经期产后，余血未尽，或因六淫所伤，或因七情过极，邪与余血相结，瘀滞冲任，瘀血内停，则新血不安而妄行，以致先期而至。

二、诊断与鉴别诊断

（一）诊断要点

1. 本病以月经周期提前 7 d 以上、14 d 以内，连续两个或两个以上月经周期，既往月经基本规律，作为诊断依据。亦可伴有经期、经色、经质的改变。

2. 检查妇科内诊检查，排除炎性、肿瘤等器质性病变；测量基础体温；检测血中 E_2、P、FSH、LH、T 的水平；B 超检查；诊断性刮宫取子宫内膜病检。

（二）鉴别诊断

本病以周期提前为特点。但若合并经量过多或经期延长，应注意与崩漏鉴别。若周期提前十多天一行，应注意与经间期出血鉴别。

1. 崩漏

崩漏的诊断依据为月经不按周期妄行，出血量多如崩，或量少淋漓不尽，不能自止。

2. 经间期出血

经间期出血常发生在月经周期的 12 ～ 16 d（但不一定每次月经中间均出血），持续 1 ～ 2 h 至 2 ～ 3 d，流血量一般较少。而月经先期的量、色、质和持续时间一般与正常月经基本相同。

三、治疗

（一）中医辨证论治

本病辨证，着重于周期的提前及经量、经色、经质的情况，结合形、气、色、脉，辨其虚实。一般以周期提前或兼量多（亦可有量经少），色淡，质稀薄，唇舌淡，脉弱的属气虚。如周期提前兼见量多，经色鲜红或紫红，质稠黏，量或多或少，唇舌红，脉数有力的属阳盛血热（实热）。质稠，排出不畅，或有血块，胁腹胀满，脉弦，属肝郁血热。周期提前，经量减少（亦可有量正常或增多），色红，质稠，脉虚而数，伴见阴虚津亏证候者属虚热。周期提前伴见经色暗红，有血块，小腹满痛，属血瘀。本病若伴经量过多，可发展为崩漏。临证时应重视经量的变化。

本病的治疗原则，应按其疾病的性属，或补或泻，或养或清。如虚而夹火，则重在补虚，当以养营安血为主。或脉证无火，而经来先期者，则应视病位所在，或补中气，或固命门，或心脾同治，或脾肾双补，切勿妄用寒凉，致犯虚虚之戒。

1. 脾虚型

证候特点：月经周期提前，经量或多或少，经色淡红，质清稀。神疲乏力，气短懒言，小腹空坠，纳少便溏，胸闷腹胀，舌质淡，苔薄白，脉细弱。

治法：补脾益气，摄血固冲。

方药：可选用补中益气汤、归脾汤。

（1）补中益气汤：人参、黄芪、甘草、当归、陈皮、升麻、柴胡、白术。

加减：若经血量多，去当归之"走而不守，辛温助动"，加炮姜炭、乌贼骨、牡蛎止血；腰膝酸软、夜尿频多，配用菟丝子、杜仲、乌药、益智仁益肾固摄；气虚失运，血行迟滞以致经行不畅或血中见有小块，酌加茜草、益母草、三七粉等活血化瘀。

（2）归脾汤：人参、白术、黄芪、茯神、龙眼肉、当归、酸枣仁、远志、木香、炙甘草、生姜、大枣。

2. 肾气不固型

证候特点：月经提前，经量或多或少，舌暗淡，质清稀，腰膝酸软，夜尿频多，色淡，苔白润，脉沉细。

本证常见于初潮不久的少女或将近绝经期妇女。由于青春期肾气未盛，绝经前肾气渐衰，肾虚封藏失职，冲任不固，月经先期而潮。

治法：补肾气，固冲任。

方药：归肾丸、龟鹿补冲汤。

（1）归肾丸：熟地、山药、山茱萸、茯苓、当归、枸杞子、杜仲、菟丝子。

加减：经色暗淡、质清稀、肢冷畏寒者，宜加鹿角胶、淫羊藿、仙茅，温肾助阳，益精养血。量多加补骨脂、续断、焦艾叶补肾温经，固冲止血。神疲乏力，体倦气短，加党参、黄芪、白术。夜尿频多配服缩泉丸。

（2）龟鹿补冲汤：党参、黄芪、鹿角胶、艾叶、龟甲、白芍、炮姜、乌贼骨、炙甘草。

3. 阳盛血热型

证候特点：月经提前，量多或正常，经色鲜红，或紫红，质稠黏，面唇色红，或口渴，心烦，小便短黄，大便干结，舌质红，苔黄，脉数或滑数。

治法：清热凉血，固冲调经。

方药：清经散、清化饮。

（1）清经散：丹皮、地骨皮、白芍、生地、青蒿、茯苓、黄柏。

加减：若经量甚多者去茯苓以免渗利伤阴，并酌加炒地榆、炒槐花、仙鹤草等凉血止血；若经来有块，小腹痛，不喜按者为热邪灼血成瘀，酌加茜草、益母草以活血化瘀。

（2）清化饮：白芍、麦冬、丹皮、茯苓、黄芩、生地、石斛。

加减：如经量过多者，酌加地榆、大小蓟、女贞子、旱莲草清热养阴止血；量少、色鲜红、有块，小腹痛而拒按者为热结血瘀，加丹参、益母草活血化瘀止血。

4. 肝郁血热型

证候特点：月经提前，量或多或少，经色深红或紫红、质稠，排出不畅，或有血块；烦躁易怒，或胸胁胀闷不舒，或乳房、小腹胀痛，或口苦咽干，舌质红．苔薄黄，脉弦数。

治法：疏肝清热，凉血固冲。

方药：丹栀逍遥散。

丹皮、栀子、当归、白芍、柴胡、白术、茯苓、煨姜、薄荷、炙甘草：

加减：如气滞而血瘀，经行不畅，或夹血块者，酌加泽兰、丹参或益母草活血化瘀；两胁或乳房、少腹胀痛，酌加川楝子炭、延胡索疏肝行气，活血止痛；经量过多去当归。

5. 阴虚血热型

证候特点：月经提前。量少或正常（亦有量多者），经色深红、质稠。两颧潮红，手足心热，潮热盗汗，心烦不寐，或咽干口燥，舌质红苔少，脉细数。

治法：滋阴清热固冲。

方药：两地汤。

生地、地骨皮、玄参、麦冬、阿胶、白芍。

加减：若阴虚阳亢，兼见头晕、耳鸣者可酌加刺蒺藜、钩藤、夏枯草、龙骨、牡蛎、石决明等平肝潜阳；若经量过多可加女贞子、旱莲草、炒地榆以滋阴清热止血。

6. 血瘀型

证候特点：月经周期提前，经量少而淋漓不畅，色暗有块，小腹疼痛拒按，血块排出后疼痛减轻，全身常无明显症状。有的可见皮下瘀斑，或舌质暗红，舌边有瘀点，脉涩或弦涩。或小腹冷痛不喜揉按，肢冷畏寒，或胸胁胀满、小腹胀痛。

治法：活血化瘀，调经固冲。

方药：桃红四物汤、通瘀煎。

（1）桃红四物汤：当归、熟地、白芍、川芎、桃仁、红花。

加减：如经量增多，或淋漓不尽者，酌加三七粉、茜草炭、炒蒲黄等化瘀止血；小腹胀痛者加香附、乌药行气止痛。

（2）通瘀煎：当归尾、山楂、香附、红花、乌药、青皮、木香、泽泻。

加减：瘀阻冲任、血气不通的小腹疼痛，加蒲黄、五灵脂化瘀止痛。小腹冷痛，不喜揉按，得热痛缓或肢冷畏寒者，宜加肉桂、小茴香、细辛温经散寒，暖宫止痛。如血量多，酌加茜草、大小蓟、益母草化瘀止血。血瘀而致月经先期，活血化瘀不宜选用峻猛攻逐之品，恐伤冲任，反致血海蓄溢紊乱，化瘀之剂亦不可过用，待月经色质正常，腹痛缓解，即勿再服。若瘀化而经仍未调，当审因求治以善其后。

（二）其他疗法

1. 体针疗法

（1）曲池、中极、血海、水泉。针刺行泻法，不宜灸。适用于阳盛血热证。肝郁血热证可配行间、地机。

（2）足三里、三阴交、气海、关元、脾俞。针刺行补法，并施灸。适用于脾气虚弱证。

（3）肾俞、关元、中极、阴谷、太溪。针刺行补法，可灸。适用于肾气不固证。

（4）气海、三阴交、地机、气冲、冲门、隐白。针刺行泻法，可灸。适用于血瘀证。气滞血瘀者，加太冲、期门。因寒凝致瘀，重用灸法。

2. 耳针

卵巢、肾、内分泌、子宫。

3. 头针

双侧生殖区。适用于脾气虚弱及肾气不固证。

四、预后

本病治疗得当，多易痊愈。其中伴有经血过多者可发展为崩漏，使病情反复，久治难愈，故应积极治疗。

五、预防与调护

平素特别是经期、产后须注意适寒温，避免外邪入中，勿妄作劳，以免耗气伤脾保持心情舒畅，使血气安和，重视节制生育和节欲以蓄精养血。

月经先期又见量多者，经行之际勿操劳过度，以免加剧出血，亦不宜过食辛辣香燥，以免扰动阴血。对于情志所伤者，给予必要的关怀、体谅、安慰和鼓励，同时注意经期勿为情志所伤。经期用药，注意清热不宜过于苦寒，化瘀不可过用攻逐，以免凝血、滞血或耗血、动血之弊。

第二节　月经后期

月经周期延长 7 d 以上，甚至 3～5 个月一行，连续出现两个周期以上者称为月经后期，亦称"月经错后""月经延后""经水过期""经迟"等。月经初潮后 1 年内，或进入更年期，周期时有延后，但无其他证候者，不做病论。

月经后期，医籍记述较多，诸如汉代《金匮要略》称其为"至期不来"，并用温经汤治疗。唐代《备急千金要方·妇人方》有"隔月不来""两月三月一来"的证治。宋代《妇人大全良方·调经门》据王子亨所论，认为"过于阴"或"阴不及"，即阴寒偏盛或阴精亏虚均可引起月经后期。到了明代，对于月经后期的认识和治疗实践都有长足的发展，如《普济本事方·妇人诸疾》谓："盖阴胜阳则胞寒气冷，血不运行……故令乍少，而在月后"，而寒邪之来，《景岳全书·妇人规》更明确提出既有"阳气不足，则寒从内生"，又有"阴寒由外而入"。同时张景岳还认识到"阴火内烁，血本热而亦每过期者。此水亏血少，燥涩而然"，说明血热阴伤，也可引起月经后期。《万病回春·妇人科》认为月经过期而来，紫黑有块者为气郁血滞。在这一时期，月经后期的治法方药也很丰富，如张景岳主张血少燥涩，治宜"清火滋阴"，无火之证治宜"温养血气"，寒则多滞，宜在湿养血气方中，加"姜、桂、吴茱、荜茇之类"。薛己、万全等还提出了补脾养血、滋水涵木、开郁行气、导痰行气等治法。到了清代，《医宗金鉴·妇科心法要诀》《女科撮要》等，在总结前人经验的基础上，又有所发挥，使对月经后期病因病机的认识，以及辨证治疗渐臻完善。

西医学功能失调性子宫出血，出现月经错后可参照本病治疗。

一、病因病机

月经后期的发生有虚实之不同。虚者多因阴血不足，或肾精亏虚，使冲任不充，血海不能如期满溢而致；实者多因血寒、气滞等导致血行不畅，冲任受阻，血海不能按时满盈，而使月经错后。

1. 血虚

素体虚弱，营血不足，或久病失血，或产乳过多，耗伤阴血，或饮食劳倦，损伤脾胃，生化无源，均可致阴血不足，血海空虚，不能按时满溢，以使月经周期错后。

2. 肾虚

先天禀赋不足，或房劳多产，损伤肾精；精亏血少，冲任不足，血海不能如期满溢，以致月经后期。

3. 血寒

素体阳虚，或久病伤阳，寒从内生，脏腑失于温养，生化不及，气虚血少，冲任不足，血海不能按期满盈；或经期产后，寒邪内侵，或调摄失宜，过食生冷，或冒雨涉水，感受寒邪，搏于冲任，血为寒凝，经脉受阻，故月经后期。

4. 气滞

素多抑郁，或愤怒忧思，情志内伤，气机郁滞，血行不畅，阻滞冲任，血海不能按时满溢，则经行延迟。

二、诊断要点

1. 病史

可有情志不遂，饮冷感寒史，或有不孕史。

2. 症状

月经周期延后 7 d 以上，甚至 3 ~ 5 个月一行，连续发生两个周期以上。

3. 妇科及辅助检查

妇科检查子宫大小正常或略小。基础体温、性激素测定及 B 超等检查有助于本病诊断。

三、鉴别诊断

本病应与早孕、月经先后无定期、妊娠期出血病证相鉴别。

1. 早孕

育龄期妇女月经过期，应排除妊娠。早孕者，有早孕反应，妇科检查宫颈着色，子宫体增大、变软，妊娠试验阳性，B 超检查可见子宫腔内有孕囊。

2. 月经先后无定期

月经先后不定期月经周期虽有延长，但又有先期来潮，而与月经后期仅月经延期不同。

3. 妊娠期出血病证

假如以往月经周期正常，本次月经延后又伴有少量阴道出血，或伴小腹疼痛者，应注意与胎漏、异位妊娠相鉴别。

四、辨证

月经后期的辨证，主要根据月经的量、色、质及全身症状辨其虚、实。若月经后期量少、色淡、质稀，头晕心悸者为血虚；量少、色暗淡、质清稀，伴腰酸腿软者为肾虚；量少、色暗或夹有血块，小腹冷痛喜温者为血寒；量少，色暗红，或夹有块，小腹胀痛而拒按为气滞。

1. 血虚

证候：经行错后，经血量少，色淡质稀，经行小腹绵绵作痛，面色苍白或萎黄，皮肤爪甲不荣，头晕眼花，体倦乏力，心悸失眠，舌淡苔薄，脉细弱。

分析：营血亏乏，冲任不充，血海不能按时满盈，则经行错后，经血量少、质稀、色淡；血虚胞宫，脉络失养，则小腹绵绵作痛；血虚不能上荣，则头晕眼花；血虚肌肤四肢失润，则面色苍白、萎黄，皮肤爪甲不荣；血虚气弱，则肢倦乏力；血虚心神失养，则心悸失眠。舌淡、脉细弱皆为血虚之征。

2. 肾虚

证候：月经周期延后，经量少，色暗淡，质清稀，或白带多而稀，腰膝酸软，头晕耳鸣，面色晦暗，舌淡，苔薄白，脉沉细。

分析：肾虚精亏血少，冲任不充，血海不能如期满溢，则月经周期延后，经量少；肾虚命门火衰，血失温煦，故色暗淡，质清稀；肾虚水失温化，湿浊下注，带脉失约，故白带清稀；肾虚外府失养，故腰膝酸软；精血亏虚，不荣于上，故头晕耳鸣，面色晦暗。舌淡、苔薄白、脉沉细均为肾虚之征。

3. 血寒

证候：经行错后，经血量少，色暗有块，经行小腹冷痛，喜温拒按，面色青白，畏寒肢冷，小便清长，舌暗红，苔白，脉沉紧或沉迟。

分析：阳虚寒盛，血少寒凝，经血运行不畅，则经行延迟，经血量少，色暗有块；寒凝阳伤，胞脉失煦，则少腹冷痛，喜温拒按；寒盛阳不外达，则面色青白，畏寒肢冷；膀胱失温，气化失常，则小便清长。舌脉均为寒盛之征。

4. 气滞

证候：月经延后，经血量少，色暗红有块，小腹胀痛，或胸胁、乳房胀痛不适，精神抑郁，喜太息，舌暗红，苔薄白或微黄，脉弦或涩。

分析：情志内伤，气机郁结，血为气阻，运行迟滞，则经行延后，经血量少，色暗有块；气机阻滞，气血运行不畅，则小腹、胸胁、乳房胀痛；情志所伤，气机不利，故精神抑郁，喜太息。舌脉所见为气机阻滞之征。

五、治疗

月经后期治疗以调整周期为主，应遵循"虚则补之，实则泻之，寒则温之"原则施治。虚证治以养血补肾，调补冲任，实证治以温经散寒，和血行滞，疏通经脉。

（一）中药治疗

1. 血虚

治法：补血益气调经。

处方：大补元煎。

方中人参大补元气，气生则血长；山药、甘草补脾气，助人参以资生化之源；当归养血活血调经；熟地、枸杞、山萸肉、杜仲滋肝肾，益精血。诸药合用，大补元气，益精养血。若气虚乏力、食少便溏，去当归，加砂仁、茯苓、炙黄芪、白术以增强补脾和胃之力；心悸失眠，加炒枣仁、远志、五味子以宁心安神；血虚便秘，加肉苁蓉益精补血，润肠通便。

若阴虚血少，五心烦热，口干舌燥可用小营煎，滋养肝肾，补益精血。

2. 肾虚

治法：补肾填精，养血调经。

处方：当归地黄饮。

方中以当归、熟地养血育阴；山茱萸、山药、杜仲补肾填精；牛膝通经血，强腰膝，使补中有行；甘草调和诸药。全方重在补益肾气，填精养血。若肾气不足，日久伤阳，症见腰膝酸冷者，可酌加菟丝子、巴戟天、仙灵脾等以温肾阳，强腰膝；白带量多者，酌加鹿角霜、金樱子温肾止带；若肾阴不足，精血亏虚，而见头晕耳鸣，加枸杞子、制首乌、龟甲、龙骨滋阴潜阳。本证也可服用肾气丸，每次1丸，每天2～3次。

3. 血寒

治法：温经散寒，行血调经。

处方：温经汤。

方中肉桂温经散寒，当归养血调经，川芎行血中之气，三药温经散寒调经；人参甘温补元，助归、芎、桂宣通阳气而散寒邪；莪术、丹皮活血祛瘀，牛膝引血下行，加强活血通经之功；白芍、甘草缓急止痛。全方有温经散寒、益气通阳、行血调经之功。若经血量少，加卷柏、鸡血藤行血调经；腹痛明显，加五灵脂、蒲黄活血祛瘀止痛；若中阳不足便溏者，加白术、山药、神曲健脾益气；若阳虚较重，形寒肢冷者，加巴戟天、仙灵脾温肾助阳。

4. 气滞

治法：理气行滞，活血调经。

处方：加味乌药汤加当归、川芎。

方中乌药、香附疏肝理气行滞；砂仁、木香健脾和胃消滞；延胡索、槟榔利气宽中止痛；甘草调和诸药；加当归、川芎和血通经。诸药共奏疏肝行气、活血调经、止痛之功。若经量过少、有血块者，加鸡血藤、丹参以活血调经；若胸胁、乳房胀痛明显者，酌加柴胡、川楝子、王不留行以疏肝解郁，理气通络止痛；若月经量多，色红，心烦者，为肝郁化火，行经期酌加茜草炭、地榆、焦栀子清热止血。

（二）针灸治疗

基本处方：气海，归来，血海，三阴交。

方中气海位于任脉，有调和冲任、补肾益气的作用；归来位于下腹部，可活血通经，使月水归来；血海和血调经；三阴交为足三阴经之会，益肾调血，补养冲任。

加减运用：肾虚加灸肾俞、太溪，补肾填精，养血调经，诸穴均针用补法；血虚者加足三里、脾俞、膈俞，调补脾胃以益生血之源，诸穴均针用补法；血寒者加天枢、中极灸之以温通胞脉，活血通经；气滞者加行间、太冲疏肝解郁，理气行血，诸穴均针用泻法。一般于经前5～7d开始治疗，至月经来潮，连续治疗3～5个周期。

另外，可选用耳针，取内分泌、肝、脾、肾、内生殖器等，每次取2～3穴，毫针刺，中等刺激，留针15～20 min，隔日1次，也可用耳穴贴压法。另外，若为血寒者，可取气海、关元温针灸，或用太乙膏穴位贴敷。

第三节　月经过多

月经周期及带经期正常，经量明显多于以往者，称"月经过多"，亦称"经水过多""月水过多"。本病进一步可发展为崩漏。

古籍中关于月经过多的记载虽有很多，但多是作为症状来描述的。"经水过多"最早见于《素问·病机气宜保命集·妇人胎产论》："妇人经水过多，别无余证，四物加黄芩、白术各一两。"

本病相当于西医学排卵性月经失调引起的月经过多。宫内节育器所致的月经量多，可参照本病治疗。

一、病因病机

本病的主要病机为冲任损伤，经血失于制约。因素体脾气虚弱，或饮食失节、忧思过度、大病久病，损伤脾气，脾虚冲任不固，统摄失常；或素体阳盛，或肝郁化热、外感热邪、过食辛辣助热之品，热扰冲任，迫血妄行；或素性抑郁，而致气滞血瘀，瘀血阻滞冲任，新血不得归经，均可导致月经过多。

二、诊断

（一）病史

素体虚弱，或情志不遂，或嗜食辛辣，或工作、生活环境过热，或病发于宫内节育器或人工流产术后。

（二）临床表现

月经量较以往明显增多，而周期、经期基本正常。

（三）检查

1. 妇科检查

盆腔无明显器质性病变。

2. 辅助检查

B 超了解盆腔情况、宫内环位置等；卵巢功能检查了解性激素水平，基础体温测定多为双相；宫腔镜检查明确有无子宫内膜息肉和子宫黏膜下肌瘤。

三、鉴别诊断

该病主要与崩漏鉴别。月经过多与崩漏均可见到阴道大量出血，但崩漏的出血无周期性，同时伴有经期延长，淋漓日久常不能自行停止。而月经过多仅是经量的增多，有周期性，其带经时间也正常。若癥瘕导致的月经过多，则有症可查，通过妇科检查和 B 超可协助诊断。

四、辨证要点

辨证主要根据月经色、质的变化。如经色淡，质稀，多属气虚；经色深红，质稠，多属血热；经色紫黯有块，多属血瘀。并结合兼证及舌脉进行辨证。

五、治疗

本病的治疗原则是急则治其标，在经期以止血为主，务在减少血量；平时治本以调经。

（一）辨证论治

1. 气虚证

主要证候：月经量多，经色淡，质稀，神疲肢倦，小腹空坠，气短懒言，纳少便溏，面色无华，舌淡红，苔薄白，脉缓弱。

证候分析：气虚血失统摄，冲任不固，而月经过多；气虚火衰，不能化血为赤，故经色淡，质稀；气虚阳气不布，则神疲肢倦，小腹空坠，气短懒言，纳少便溏，面色无华；脉缓弱亦为气虚之征。

治法：补气固冲止血。

方药：安冲汤加升麻。

黄芪、白术、生龙骨、生牡蛎、生地、白芍、海螵蛸、茜草根、续断。

方解：黄芪、白术、升麻补气升提，固冲摄血；生龙骨、生牡蛎、海螵蛸、续断固冲收敛止血；生地、白芍凉血敛阴；茜草根止血不留瘀。全方补气升提，固冲摄血。

加减：用煅龙牡易生龙牡，收涩效果更佳。若伴经期小腹疼痛或经血有块，为气虚运血无力，血行迟滞，加益母草以祛瘀止血；若兼肾气虚，见腰骶酸痛者，酌加山萸肉、桑寄生以补肾固冲。

2. 血热证

主要证候：月经量多，经色深红、质稠，心烦面赤，口渴饮冷，尿黄便结，舌红，苔黄，脉滑数。

证候分析：热扰冲任，迫血妄行，故月经过多；血为热灼，故经色深红、质稠；热伤阴液，故口渴饮冷，尿黄便结；热扰心神，则心烦；面赤、舌红、苔黄、脉滑数，均为血热之征。

治法：清热凉血止血。

方药：保阴煎加炒地榆、槐花。

生地、熟地、黄芩、黄柏、白芍、山药、续断、甘草。

方解：黄芩、黄柏、生地清热凉血；熟地、白芍养血敛阴；山药、续断补肾固冲；炒地榆、槐花凉血止血；甘草调和诸药：全方共有清热凉血止血之效。

加减：热甚伤阴，舌干口渴甚者，加沙参、玄参清热生津止渴；热灼血瘀，经血中夹有血块者，加三七粉、益母草祛瘀止血；热结便秘者，加知母、大黄泻热通便止血。

3. 血瘀证

主要证候：月经过多，经血紫黯、有块，经行小腹疼痛拒按，舌紫黯或有瘀点，脉涩。

证候分析：瘀血内阻冲任，新血不得归经，故月经过多；瘀血内结，故经血紫黯、有块；瘀阻冲任，不通则痛，故小腹疼痛拒按；舌紫黯或有瘀点、脉涩，均为瘀血阻滞之征。

治法：祛瘀止血。

方药：失笑散（见经期延长）加三七粉、茜草、益母草。

方解：失笑散活血化瘀，止痛止血；三七粉、茜草、益母草祛瘀止血而不留瘀。全方共奏祛瘀止血之功。

加减：血瘀夹热，兼口渴心烦者，酌加黄芩、黄柏、炒地榆以清热凉血止血；经行腹痛甚者加乳香、没药、延胡索化瘀行气止痛。

（二）中成药

1. 补中益气丸

每次 6 g，每日 2 ~ 3 次，口服。功能补中益气，升阳举陷。用于气虚证。

2. 人参归脾丸

每次 1 丸，每日 2 次，口服。功能益气补血，健脾养心。用于气虚证。

3. 云南白药胶囊

每次 0.25 ~ 0.5 g，每日 3 次，口服。功能化瘀止血，活血止痛，解毒消肿。用于血瘀证。

4. 宫血宁胶囊

每次 1 ~ 2 粒，每日 3 次，口服。功能凉血，收涩，止血。用于血热证。

5. 荷叶丸

每次 1 丸，每日 2 ~ 3 次，口服。功能凉血止血。用于血热证。

（三）其他疗法

1. 针灸疗法

（1）耳针：主穴可选肾、子宫、内分泌、卵巢、皮质下；气虚配脾，血热配耳尖，血瘀配膈。针刺或埋针。

（2）灸法可选穴隐白、百会。

2. 食疗

乌骨鸡 250 g，去内脏，与黄芪 60 g 同放锅中，加适量清水，先武火煮沸，再改用文火慢煮 2 ~ 3 h 至烂熟，调味后服食，连服 3 ~ 5 d，每日 1 次。功能补气摄血。用于气虚证。

3. 西医对症治疗

可选用安络血、止血敏、氨基己酸、氨甲环酸等，有减少出血量的辅助作用。

第四节　月经过少

月经周期基本正常，经量明显少于以往，甚或点滴即净；或带经期不足 2 d 者，称为"月经过少"。亦称"经水涩少""经量过少"。

本病最早见于晋代王叔和的《脉经》，称"经水少"，病机为"亡其津液"；明代《万氏妇人科》结合患者体质来辨虚实；《医学入门》认为"内寒血涩可致经水来少，治以四物汤加桃仁、红花、丹皮……"。

西医学月经过少多由子宫发育不良、子宫内膜结核、子宫内膜粘连、刮宫过深等引起，严重者可发展为闭经。

一、病因病机

月经过少分虚实两端。虚者多因素体虚弱，或脾虚化源不足，或多产房劳，肾气亏虚等，导致精血不足，冲任血海满溢不多；实者多因血为寒凝，或气滞血瘀，或痰湿等邪气阻滞冲任，经血不得畅行。

二、诊断

（一）病史

素体虚弱，月经初潮较迟，或情志不遂；.询问有无感受寒冷，多次流产，刮宫，长期口服避孕药以及是否有失血过多，结核病等病史。

（二）临床表现

月经量明显减少，或带经期不足 2 d，月经周期基本正常。

（三）检查

1. 全身检查

了解机体整体情况、营养状态及毛发分布情况。

2. 妇科检查

检查第二性征发育情况，如乳房发育、有无溢乳、阴毛多少与分布；了解子宫发育情况等。

3. 辅助检查

（1）卵巢功能测定：基础体温、阴道脱落细胞检查、宫颈黏液结晶等，了解有无排卵及雌、孕激素水平。

（2）蝶鞍摄片（或 CT、核磁共振）除外垂体肿瘤。

（3）催乳激素（PRL）除外高催乳素血症。

（4）必要时行子宫内膜活检，除外子宫内膜结核。

（5）近期有刮宫史者，可行宫腔探查术，除外宫腔粘连。

（6）B 超检查了解子宫、卵巢发育情况。

三、鉴别诊断

1. 激经

激经是妊娠早期仍按月有少量阴道出血而无损于胎儿的一种特殊生理现象，与月经过少有相似之处，但激经可伴有恶心欲吐等早孕反应。通过且妊娠试验、B 超、妇科检查等可以确诊。

2. 经间期出血

经间期出血亦为有规律的少量阴道出血，但月经过少的出血发生在基础体温低温相的开始阶段，出血量每次都一样。而经间期出血发生在基础体温低、高温相交替时，并与月经形成一次多一次少相间隔的表现。

3. 胎漏

妊娠期间有少量阴道出血，但无周期性，且有早孕反应，妊娠试验阳性，B 超提示早孕活胎。

四、辨证要点

主要根据月经色、质的变化以及发病的情况进行辨证。如经色淡，质稀，多属虚证；经色紫黯有块，多属血瘀；经色淡红，质稀或黏稠，夹杂黏液，多属痰湿；如经量逐渐减少，多属虚证，若突然减少，多属实证。并结合兼证及舌脉进行辨证。

五、治疗

本病虚多实少，或虚实夹杂，治法重在濡养精血，慎不可妄投攻破，以免重伤气血，使经血难以恢复正常。

（一）辨证论治

1. 肾虚证

主要证候：月经量少，经血色淡、质稀，腰酸腿软，头晕耳鸣，夜尿多，舌淡，苔薄白，脉沉细。

证候分析：肾虚精亏，冲任血海满溢不足，故月经过少，经血色淡、质稀；肾虚腰膝、清窍失养，则腰酸腿软，头晕耳鸣；肾虚膀胱之气不固，则夜尿多；舌淡，脉沉细，亦为肾虚之象。

治法：补肾养血调经。

方药：归肾丸（见月经先期）。

加减：肾阳不足，形寒肢冷者，加肉桂、淫羊藿以温肾助阳；夜尿频数者加益智仁、桑螵蛸以补肾缩尿；若经色红，手足心热，舌红少苔，脉细数，属肾阴不足者，去杜仲，加女贞子以滋补肾阴。

2. 血虚证

主要证候：月经量少，色淡红、质稀，头晕眼花，心悸失眠，面色萎黄，或经行小腹空坠，舌淡，苔薄白，脉细无力。

证候分析：营血衰少，冲任血海满溢不足，故月经量少，经血色淡红、质稀；血虚失养，则头晕眼花，心悸失眠，面色萎黄，小腹空坠；舌淡，脉细无力亦为血虚之象。

治法：补血益气调经。

方药：滋血汤。

人参、山药、黄芪、白茯苓、川芎、当归、白芍、熟地。

方解：方中四物汤补血养营；人参、山药、黄芪、茯苓补气健脾，以资生化之源。全方共奏补血益气调经之效。

加减：若子宫发育不良，或经行点滴即净，为精血亏少，加紫河车、枸杞子、制首乌以补益精血；若脾虚纳呆，加陈皮、砂仁理气醒脾；心悸失眠者，加炒枣仁、首乌藤以养心安神。

3. 血瘀证

主要证候：月经过少，经色紫黯，有小血块，小腹疼痛拒按，舌黯红，或有瘀点，脉弦或涩。

证候分析：瘀血阻滞冲任，经血不得畅行，故月经过少，经色紫黯，有小血块；瘀血阻滞，不通则痛，则小腹疼痛拒按；舌黯红，或有瘀点，脉弦或涩，亦为瘀血内阻之象。

治法：活血化瘀调经。

方药：桃红四物汤。

加减：若腹冷痛喜暖，为寒凝血瘀，加肉桂、小茴香以温经散寒；若腹胀痛，胸胁胀满，为气滞血瘀，加延胡索、川楝子以行气止痛。

4. 痰湿证

主要证候：月经过少，经色淡红，质稀或黏稠，夹杂黏液；形体肥胖，胸闷呕恶，或带下量多黏稠，舌淡胖，苔白腻，脉滑。

证候分析：痰湿阻滞冲任，经血不得畅行，故月经过少，经色淡红，黏腻；痰湿壅阻中焦，则胸闷呕恶；痰湿流注下焦，损伤任、带二脉，则带下量多；苔白腻，脉滑，亦为痰湿内停之象。

治法：燥湿化痰调经。

方药：苍附导痰丸合佛手散。

茯苓、法半夏、陈皮、甘草、苍术、香附、胆南星、枳壳、生姜、神曲、当归、川芎。

方解：方用二陈汤燥湿化痰，理气和中；苍术燥湿健脾；枳壳、香附理气行滞助痰行；胆南星清热豁痰；生姜、神曲和胃止呕；佛手散养血活血调经。痰湿消除而经血得通。

加减：若脾虚疲乏倦怠，加白术、山药健脾利湿。

（二）中成药

1. 八珍益母丸

每次9g，每日2次，口服。功能补气血，调月经。用于血虚证。

2. 妇科得生丹

每次 9 g，每日 2 次，口服。功能行气活血。用于血瘀证。

3. 复方益母草膏（口服液）

膏剂每次 20 mL，口服液每次 2 支，每日 2 次，口服。功能活血行气，化瘀止痛。用于血瘀证。

4. 二陈丸

每次 9 ~ 15 g，每日 2 次，口服。功能燥湿化痰，理气和胃。用于痰湿证。

5. 五子衍宗口服液

每次 10 mL，每日 3 次，口服。功能补肾益精。用于肾虚证。

（三）其他疗法

1. 针灸疗法

（1）体针：虚证取脾俞、肾俞、足三里，用补法，并灸；实证取合谷、血海、三阴交、归来，用泻法，一般不灸。

（2）耳针：取穴内分泌、卵巢、肝、肾、子宫，每次选 2 ~ 3 穴，中、强刺激，留针 20 min，也可耳穴埋豆。

2. 单方

紫河车粉每次 3 g，每日 2 次，口服；或新鲜胎盘（牛、羊胎盘亦可），加工制作后随意饮食。用于虚证。

3. 食疗

猪瘦肉 120 g，洗净切片，与鸡血藤、黑豆各 30 g 共放入锅中，加清水适量，武火煮沸后，文火煲约 2 h，调味后服用。功能养血活血，调经止痛。用于血瘀证。

第五节　经期延长

月经周期正常，行经期超过 7 d 以上，甚或淋漓不净达半月之久者，称为"经期延长"，又称"月水不断"或"经事延长"。

本病应与崩漏相鉴别。

西医妇科学中排卵型功能失调性子宫出血的黄体萎缩不全、盆腔炎、子宫内膜炎、子宫内节育器和输卵管结扎术后引起的经期延长等可参照本病辨证论治。

一、病因病机

本病的主要发病机理是气虚冲任不固，虚热血海不宁，血瘀血不循经，使经血失于制约而致经期延长。

1. 气虚

素体脾虚，或劳倦伤脾，中气不足，统摄无权，冲任不固，不能制约经血而致经期延长。《妇人大全良方》曰："妇人月水不断，淋漓腹痛，或因劳损气血而伤冲任。"

2. 虚热

素体阴虚，或多产房劳，或久病伤阴，阴血亏耗，虚热内生，热扰冲任，血海不宁，故致经期延长。王孟英曰："有因热而不循其常度者。"

3. 血瘀

素体抑郁，或郁怒伤肝，气郁血滞，或经期产后，摄生不慎，邪与血搏，结而成瘀，瘀阻胞脉，经血妄行，以致经期延长。

二、辨证论治

经期延长应根据月经量、色、质的不同辨虚实。

治疗重在固冲止血调经，常用养阴、清热、补气、化瘀等治法，不宜过用苦寒以免伤阴，亦不可概投固涩之剂，以免致瘀。

1. 气虚证

证候：行经时间延长，经量多色淡质稀，神疲体倦，气短懒言，面色㿠白，纳少便溏，舌质淡，苔薄白，脉缓弱。

分析：气虚冲任不固，经血失于制约，故行经时间延长，量多；气虚火衰，血失气化，故见经色淡质稀；气虚阳气不布，则神疲体倦，气短懒言，面色㿠白；中气虚不运，则纳少便溏；舌淡苔薄白，脉缓弱，为脾虚气弱之象。

治法：补气摄血调经。

方药：举元煎。

若经量多者，可加阿胶养血止血，乌贼骨固冲止血，姜炭温经止血，炒艾叶暖宫止血；若失眠多梦者，酌加炒枣仁、龙眼肉以养心安神；若伴腰膝酸痛，头晕耳鸣者，酌加炒续断、杜仲、熟地以补肾益精。

2. 虚热证

证候：经行时间延长，量少质稠色鲜红，两颧潮红，手足心热，咽干口燥，舌红少苔，脉细数。

分析：阴虚内热，热扰冲任，血海不宁，则经行时间延长；阴虚水亏故经量少；火旺则经色鲜红质稠；阴虚阳浮，则两颧潮红，手足心热；虚火灼津，津液不能上承，故见咽干口燥；舌红少苔，脉细数，均为阴虚内热之象。

治法：养阴清热调经。

方药：两地汤。

若月经量少者，加枸杞、丹参、鸡血藤养血调经；潮热不退者，加白薇、麦冬滋阴退虚热；若口渴甚者，酌加天花粉、葛根、芦根以生津止渴；若见倦怠乏力，气短懒言者，酌加太子参，五味子以气阴双补而止血。

3. 血瘀证

证候：经行时间延长，经量或多或少，色紫暗有块，小腹疼痛拒按，舌质紫暗或有瘀斑，脉弦涩。

分析：瘀血内阻，冲任不通，血不归经，而致经行时间延长，量或多或少；瘀阻胞脉，气血不畅，不通则痛，故经色紫暗，有血块，经行小腹疼痛拒按；舌质紫暗或有瘀斑，脉涩，亦为血瘀之象。

治法：活血祛瘀止血。

方药：桃红四物汤合失笑散。

若经行量多者，加乌贼骨、茜草固涩止血；若见口渴心烦，溲黄便结，舌暗红，苔薄黄者，为瘀热之征，酌加生地、黄芩、马齿苋、丹皮以清热化瘀止血。

三、其他疗法

1. 中成药

（1）功血宁胶囊：每服 1 ~ 2 粒，每日 3 次。用于血热证。

（2）归脾丸：每次 1 丸，每日 2 次。用于气虚证。

（3）补中益气丸：每次 1 丸，每日 2 次。用于气虚证。

（4）云南白药：每服 0.25 ~ 0.5 g，每日 3 次。用于血瘀证。

2. 针灸治疗

主穴：关元、子宫、三阴交。

配穴：肾俞、血海、足三里、太溪。

方法：每次取 3 ~ 4 穴，虚证用补法加灸，留针 30 min；实证平补平泻，留针 15 min。

第五章 女性生殖系统炎症

第一节 外阴炎症

外阴部的皮肤或黏膜发炎称为外阴炎，分急性、慢性两种。由于解剖的特点，外阴部与尿道、阴道、肛门邻近，行动时受大腿摩擦，故外阴部是皮肤各种炎症的好发部位。

一、病因

1. 阴道分泌物刺激

由于种种原因阴道分泌物增多及月经垫刺激。

2. 其他刺激因素

糖尿病患者尿液直接刺激；尿瘘患者长期受尿液浸渍；粪瘘患者受粪便刺激。

3. 混合性感染

由于外阴皮肤不洁或其他原因刺激，常引起混合性感染，致病菌为葡萄球菌、链球菌、大肠杆菌等。

二、诊断

（一）临床表现

1. 症状

外阴皮肤瘙痒、疼痛和烧灼感，于活动、性交、排尿时加重。

2. 体征

炎症多发生于小阴唇内侧、外侧，急性期外阴肿胀、充血、糜烂，有时形成溃疡或湿疹。严重者腹股沟淋巴结肿大、压痛，体温可升高。糖尿病性外阴炎患者外阴皮肤发红、变厚，呈棕色，有抓痕，常并发白假丝酵母菌感染。慢性炎症时皮肤增厚，甚至破裂。

（二）实验室检查

检查分泌物有无特殊感染，如假丝酵母菌、滴虫、阿米巴等。必要时检查尿糖及分泌物细菌培养。

（三）鉴别诊断

1. 假丝酵母菌性外阴炎

外阴奇痒，灼热感，严重时患者坐卧不安，伴有尿频、尿痛及性交痛等；伴发假丝酵母菌性外阴炎时，阴道分泌物增多，呈白色凝乳状或豆渣样，外阴皮肤红肿，严重时发生溃疡。阴道分泌物涂片检查到假丝酵母菌，可明确诊断。

2. 滴虫性外阴炎

症状与假丝酵母菌性外阴炎相似，滴虫性外阴炎皮肤改变不明显。阴道分泌物为黄色或稀薄泡沫状，阴道分泌物涂片检查找到阴道毛滴虫可明确诊断。

3. 急性炎症的湿疹样改变

应与外阴的佩吉特病鉴别，慢性炎症应与慢性外阴营养不良鉴别。

三、治疗

1. 注意个人卫生，勤换内裤，保持外阴清洁、干燥。

2. 积极寻找病因，若发现糖尿病应及时治疗糖尿病，若有尿瘘、粪瘘应及时行修补术。

3. 药物治疗：① 0.1%聚维酮碘或 1 ∶ 5 000 高锰酸钾溶液坐浴，每天 2 次，每次 15 ~ 30 min。也可选用其他具有抗菌消炎作用的药物外用。坐浴后涂抗生素软膏或紫草油。急性期还可选用红外线局部物理治疗。②中药：无论急慢性期，可用清热利湿、解热止痒中药内服或熏洗。

四、预防

注意个人卫生，穿纯棉内裤并经常更换，保持外阴清洁、干燥。

第二节　外阴溃疡

外阴溃疡是以患者外阴皮肤溃烂、脓水淋漓为主要表现的妇科常见病，多见于外阴炎、结核、癌症早期的患者，约有1/3的外阴癌患者早期表现为外阴溃疡。临床分为急性和慢性两大类。急性外阴溃疡多为非接触传染性的良性溃疡，发病急，常发生于青中年妇女，溃疡发展迅速，可伴有全身症状。慢性外阴溃疡可见于结核及癌症患者，发病缓慢，经久不愈。

一、病因病理

1. 急性外阴溃疡可见于非特异性外阴炎、外阴脓疱病及化脓性汗腺炎的患者。由于外阴部皮肤黏膜充血水肿，加上外阴部易受大小便刺激和行动摩擦，致使局部黏膜发生糜烂和溃疡。此外，疱疹病毒感染和腹股沟淋巴结肉芽肿、梅毒等患者均可发生外阴溃疡。同时还可见于慢性节段性回肠炎并发外阴溃疡及脓窦形成者。

2. 慢性外阴溃疡可见于外阴结核和恶性肿瘤的患者。外阴结核罕见，偶可继发于严重的肺结核、胃肠道结核、内生殖器官结核、腹膜结核和胃结核，初起为局限的小结节，溃破后可形成浅溃疡。外阴肿瘤的早期患者可在大小阴唇、阴蒂和阴唇后联合处形成结节和溃疡，经久不愈。

二、临床表现

（一）症状与体征

1. 急性外阴溃疡

非特异性感染者，外阴灼热疼痛，排尿时症状加重，溃疡数目少且表浅，周围有明显的炎症浸润，伴有全身发热、不适等症状。疱疹病毒感染者，发病急，外阴疼痛明显，甚至剧烈，外阴黏膜充血水肿，溃疡大小不等，疱壁迅速破裂形成溃疡，伴有发热和腹股沟淋巴结肿大。性病性淋巴结肉芽肿者，一般无自觉症状，起初在阴唇系带或靠近尿道口处出现小疱疹，继之形成浅溃疡，短期内即消失，不留瘢痕。一至数周后伴有腹股沟淋巴结肿大的症状。少数患者可自愈，但多数患者形成淋巴结脓肿，破溃后形成瘘管。

2. 慢性外阴溃疡

结核性溃疡病变发展缓慢，初起常为一局限的小结节，不久即破溃成边缘软薄、不规则的浅溃疡，基底凹凸不平，表面覆盖以干酪样红苔。受尿液刺激和摩擦后，局部疼痛剧烈. 溃疡经久不愈并向周围扩散。外阴癌的早期患者亦可表现外阴溃疡，病灶多位于大小阴唇、阴蒂和阴唇后联合处。可取活组织检查，以明确诊断。

（二）辅助检查

查血常规和血沉。取分泌物进行镜检或培养，查找致病菌。必要时可取活组织检查，以助诊断。

三、诊断与鉴别诊断

（一）诊断

应根据病史及溃疡的特点进行诊断，必要时做分泌物涂片、培养，血清学检查等，以明确诊断。对急性外阴溃疡的患者，应注意检查全身皮肤、眼及口腔黏膜等处有无病变。对久治不愈的患者应取病灶组织做活检，除外结核及癌症。

（二）鉴别诊断

本病应与外阴癌、外阴结核、软下疳、性病性淋巴肉芽肿、疱疹病毒感染等相鉴别。

1. 软下疳

潜伏期较短，一般 3 ~ 5 d。多处溃疡，不硬，易出血，剧痛，有脓性分泌物，渗出液培养可发现杜克氏嗜血杆菌。

2. 性病性淋巴肉芽肿

初起多为小丘疹、小溃疡，大多可自愈。数周后可有腹股沟淋巴结肿大、疼痛。形成脓肿、溃破和瘘管，赖氏试验和补体结合试验均呈阳性结果。

3. 疱疹病毒

感染病损部位红肿刺疼。继而出现多个大小不等的水泡，破溃后形成溃疡，小溃疡可相互融合成大溃疡，愈后不留瘢痕。伴全身不适、低热、头痛等。在水泡底部做细胞刮片，用直接用免疫荧光技术和常规染色法可找到病毒抗原和嗜酸性包涵体。

4. 外阴结核

病灶开始多为局限性小结节，破溃后形成浅溃疡，基面高低不平，内含黄色干酪样分泌物，局部淋巴结肿大。伴有低热盗汗、全身乏力、消瘦等症状。取溃疡渗出液进行抗酸染色可找到结核杆菌，厌氧培养和动物接种均可找到结核杆菌。

5. 外阴癌溃疡

多为菜花状或乳头状，经久不愈。病理检查可发现癌细胞。

四、治疗

1. 保持外阴清洁

避免摩擦，注意休息和饮食。

2. 局部治疗

对非特异性外阴炎引起者，局部用抗生素软膏涂搽患处；白塞氏病引起者，局部应用新霉素软膏或 1%硝酸银软膏；病毒感染和性病性淋巴肉芽肿出现溃疡患者的治疗参考有关章节。

3. 抗生素

全身应用抗生素，可选用青霉素肌内注射。对白塞氏病急性期患者可用皮肤类固醇激素，以缓解症状。

五、预防与护理

保持外阴清洁，积极治疗原发病。急性期患者应卧床休息，多饮水，减少摩擦，注意隔离消毒，并及早明确诊断。

第三节　前庭大腺炎

前庭大腺位于两侧大阴唇后 1/3 深处，腺管开口于处女膜与小阴唇之间。因解剖部位的特点，在性交、分娩等情况污染外阴部时，病原体容易侵入而引起前庭大腺炎。主要病原体为葡萄球菌、大肠杆菌、链球菌、肠球菌等，随着性传播疾病发病率的增加，淋病奈瑟菌及沙眼衣原体已成为最常见的病原体。急性炎症发作时，病原体首先侵犯腺管，呈急性化脓性炎症变化，腺管开口往往因、肿胀或渗出物凝聚而阻塞，致脓液不能外流，积存而形成前庭大腺脓肿。

一、病因

（一）现病史

1. 炎症多发生于一侧。初起时局部肿胀、疼痛、灼热感，行走不便，有时会致大小便困难。

2. 检查见局部皮肤红肿、发热、压痛明显。若为淋病奈瑟菌感染，挤压局部可流出稀薄、淡黄色脓汁。

3. 有脓肿形成时，可触及波动感，脓肿直径可达 5～60 mm，患者常出现发热等全身症状。当脓肿内压力增大时，表面皮肤变薄，脓肿可自行破溃。若破孔大，可自行引流，炎症较快消退而痊愈；若破孔小，引流不畅，则炎症持续不消退，并可反复急性发作。

4. 严重时同侧腹股沟淋巴结可肿大。

（二）过去史

由于前庭大腺位置特殊，一般与其他疾病无明显关系，因此通常无慢性病史以及相关手术史。

（三）个人史

本病的发生与个人卫生有密切关系，需要了解患者是否经常换内裤、穿纯棉内裤，是否注意保持外阴清洁、干燥。

二、体格检查

发病常为单侧性，大阴唇下 1/3 处有硬块，表面红肿，压痛明显；当脓肿形成时，肿块迅速增大，有波动感，触痛明显；当脓肿增大，表皮变薄时可自行破溃，流出脓液，同侧腹股沟淋巴结肿大；若为双侧脓肿，淋球菌感染可能性大。

三、辅助检查

1. 脓液涂片检查白细胞内找到革兰阴性双球菌，即可诊断为淋球菌性前庭大腺炎。

2. 脓液细菌培养根据培养所得细菌及药敏试验决定下一步治疗。

四、诊断

（一）诊断要点

1. 病史

一侧大阴唇局部有肿胀、疼痛、灼热感，行走不便，有时会因疼痛而导致大小便困难。

2. 临床表现

检查见局部皮肤红肿、发热、压痛明显，脓肿形成时有明显的波动感。前庭大腺开口处充血，可有脓性分泌物。

3. 辅助检查

本病主要依靠临床症状和体征来做出诊断。在前庭大腺开口处或破溃处取脓液进行涂片检查、细菌培养和药敏试验，可便于指导临床用药。

（二）鉴别诊断

1. 尿道旁腺炎

尿道旁腺炎位置比较高，很少位于小阴唇的下方。

2. 腹股沟疝

嘱患者咳嗽，会感觉到肿块冲动，挤压局部时，肿块可消失，有时候肿块可突然增大，叩之呈鼓音。

3. 外阴疖

一般在皮肤的表面且较小，质硬，无脓液形成。

4. 外阴血肿

一般有明确的创伤史，血肿在短时间内迅速形成，疼痛不如脓肿明显，也无腹股沟淋巴结的肿大。

五、治疗

（一）一般治疗

急性炎症发作时须卧床休息。注意外阴部清洁，可用 1：5 000 高锰酸钾坐浴，其他溶液如肤阴洁、肤阴泰、皮肤康洗剂等也可选用。

（二）药物治疗

对前庭大腺炎可以使用全身性抗生素，治疗时应根据病原体选用抗生素。常用青霉素 80 万单位 / 次肌内注射（皮试阴性后用），2 次 /d，连用 3 ~ 5 d。或青霉素 800 万单位 / 次、甲硝唑 1 g/ 次静脉滴注，1 次 /d，连用 3 ~ 5 d。对青霉素过敏者，可选用林可霉素、克林霉素等其他抗生素。

（三）手术治疗

脓肿形成后，在应用抗生素同时，进行外科手术治疗。

1. 脓肿切开引流术

选择大阴唇内侧波动感明显部位，切口要够大，使脓液能全部彻底排出。为防止粘连，局部填塞碘附纱条。3 d 后高锰酸钾液坐浴。

2. 囊肿剥除术

此法适用于炎症反复发作、治疗效果不好及较大年龄患者。单纯使用抗生素是无效的，此类患者须切开引流并做造瘘术。

六、注意事项

1. 有时急性外阴炎表现为大小阴唇充血、肿胀，易与前庭大腺炎混淆。诊断时应注意病史及分泌物培养结果，根据肿块的部位、外形加以分辨。

2. 少数肛门周围疾病由于位置比较高，也可以表现为类似前庭大腺炎的症状，因此要注意检查以除外肛周疾病。

3. 术后保持外阴清洁，每日以 1：5 000 高锰酸钾坐浴，也可用肤阴洁、肤阴泰等洗液坐浴。每周随访 1 次，共 4 ~ 6 次，每次都应用血管钳探查囊腔，以保持通畅。

4. 对于多次反复感染的病例，最好取脓液做细菌培养加药敏试验，在切开排脓的同时应用抗生素，可以选用甲硝唑口服，0.2 g/ 次，3 次 /d，不要局部使用抗生素，以免发生耐药性。

5. 前庭大腺脓肿在形成过程中疼痛非常剧烈，患者往往难以行走，坐卧不宁，在脓肿未形成时，应以消炎治疗为主，医生应当注意告知患者疾病的情况，使其配合治疗。

第四节　前庭大腺囊肿

前庭大腺囊肿可因前庭大腺导管有炎症或非特异性炎症阻塞，腺腔内分泌液积存而形成，也可因前庭大腺脓肿脓液吸收而形成。

一、病因

前庭大腺炎在炎症消失后脓液吸收，可为黏液所代替，而成为前庭大腺囊肿。前庭大腺囊肿是前庭大腺导管因非特异性炎症阻塞；也有少数病例因分娩做会阴侧切术时将腺管切断；或分娩时阴道、会阴外侧部裂伤，形成严重的瘢痕组织所致。有的前庭大腺囊肿在长时期内毫无症状，生长较慢，以后突然发现，很难了解起因。

二、诊断要点

1. 无明显自觉症状，或仅外阴一侧略有不适感。

2. 外阴一侧或两侧可触及圆形囊性肿物，位于前庭大腺部位，单发多见，无压痛，可持续数年不变。

3. 继发性感染时，再次形成脓肿，有急性期症状。

4. 反复感染可使囊肿增大。

三、鉴别要点

前庭大腺囊肿应注意与大阴唇腹股沟疝相鉴别。大阴唇腹股沟疝与腹股沟包块有冲动感，向下进气肿块稍胀大，叩诊呈鼓音，一般都在过度用力后突然出现。根据这些特点，鉴别一般无困难。

四、规范化治疗

1. 一般治疗

囊肿小，无症状者可不予处理，但应密切观察。前庭大腺囊肿可继发感染形成脓肿反复发作，遇此情况时应先行抗感染，而后手术治疗。

2. 手术治疗

囊肿较大或反复发作增大者，行前庭大腺造口术或挖除前庭大腺囊肿。该手术方法简单，损伤小，术后可保留腺体功能。近年采用激光作囊肿造口术，效果良好，术中出血少，无须缝合。

五、预后评估

由于囊肿可继发感染，故应争取手术治疗，经过囊肿造口术后复发率低，且可保持腺体功能。

第五节　念珠菌性阴道炎

一、病因

念珠菌性阴道炎是一种常见的阴道炎，习称霉菌性阴道炎，发病率仅次于滴虫性阴道炎。约80%～90%是由白色念珠菌感染引起的，10%～20%为其他念珠菌及球拟酵母属感染，在治疗无效或经常复发的患者中，常可分离出这一类霉菌。最适于霉菌繁殖的阴道 pH 为 5.5。在 10%～20% 的正常妇女阴道中可能有少量白色念珠菌，但不引起症状，仅在机体抵抗力降低，念珠菌达到相当量时才致病。因此，机体细胞免疫力低下，如应用免疫抑制剂药物的患者易患霉菌性阴道炎。阴道上皮细胞糖原增多，酸性增强时，霉菌繁殖迅速引起炎症，霉菌性阴道炎、糖尿病及接受雌激素治疗的患者。孕妇肾脏的糖阈降低，尿糖含量增高，也使霉菌加速繁殖。广谱抗生素及肾上腺皮质激素的长期应用，可使机体的菌种菌群发生紊乱，导致霉菌生长。严重的传染性疾病、其他消耗性疾病以及复合维生素 B 的缺乏，均为念珠菌生长繁殖的有利条件。

念珠菌可存在于人的口腔、肠道及阴道黏膜上，这三个部位的念珠菌可互相感染，当局部环境条件适合时易发病。

二、临床表现

念珠菌性肠道炎主要表现为外阴、阴道炎。常见症状有白带增多及外阴、阴道瘙痒，可伴有外阴、阴道灼痛，排尿时尤为明显。还可有尿频、尿痛及性交痛。

典型的霉菌性阴道炎，白带黏稠，呈白色豆渣样或凝乳样。有时白带稀薄，含有白色片状物或表现正常。

检查见小阴唇内侧及阴道黏膜附有白色片状薄膜，擦除后，可见整个阴道黏膜红肿，急性期还见受损的糜烂面或表浅溃疡。

三、诊断

典型的霉菌性阴道炎诊断并不困难，做阴道分泌物检查可证实诊断。一般采用悬滴法. 直接取分泌物置于玻片上，加一小滴等渗氯化钠或 10% 氧化钾溶液，或涂片后革兰氏染色，显微镜下检查可找到芽孢和假菌丝。疑为霉菌性阴道炎，而多次检查阴性时，可作霉菌培养。对年老肥胖或顽固的病例，应查尿糖、血糖及糖耐量试验。详细询问有无应用大量雌激素或长期应用抗生素的病史，以寻找病因。

四、治疗

（一）一般处理

1. 2%～3%碳酸氢钠溶液冲洗外阴及阴道或坐浴，每日一次。

2. 有外阴瘙痒者，可选用达克宁霜、3%克霉唑软膏或复方康纳乐霜涂外阴。

3. 如有糖尿病应积极治疗。

（二）抗真菌治疗

可酌情选用下列方案。

1. 患者每晚临睡前用4%苏打水洗净外阴，用一次性推注器将顺峰妇康安（克霉唑软膏）推入阴道深处（用药量5 g/次），连续用药7 d为一疗程。

2. 制霉菌素阴道栓剂或片剂10万U/栓或片，每晚1次塞入阴道深部，12次为一疗程。

3. 硝酸咪康唑栓0.2 g/次，每晚1次塞阴道深部，10 d为一疗程。

4. 米可定阴道泡腾片10万U/次，每晚1次塞阴道深部，10次为一疗程。

5. 0.5%～1%甲紫液涂阴道及宫颈，隔日一次，5次为一疗程。

6. 单剂量口服氟康唑片150 mg/次。孕妇及哺乳期慎用。

7. 口服伊曲康唑（斯皮仁诺）片200 mg，每日2次，一日治疗。重症者200 mg/次，口服，每日一次，7 d为一疗程。孕妇及哺乳期不宜服用。

五、预防及随访

1. 治疗结束后，于下次月经干净后复查，如阴性再巩固1～2疗程，经3次月经后查真菌均为阴性者方为治愈。

2. 真菌性阴道炎可通过性交传播，治疗期间应避免性生活或采用阴茎套，夫妇双方应同时治疗。

3. 避免厕所、盆具、毛巾、浴室交叉感染。

4. 孕妇患真菌性阴道炎以局部用药为宜。

5. 长期用抗生素、皮质激素治疗者，需防真菌性阴道炎。

第六节　滴虫性阴道炎

一、病因

滴虫性阴道炎是常见的阴道炎，由阴道毛滴虫所引起。滴虫呈梨形，后端尖，约为多核白细胞的2～3倍大小。虫体顶端有4根鞭毛，体部有波动膜，后端有轴柱凸出。活的滴虫透明无色，呈水滴状，诸鞭毛随波动膜的波动而摆动。滴虫的生活史简单，只有滋养体而无包囊期，滋养体生命力较强，能在3～5℃生存2 d；在46℃时生存20～60 min；在半干燥环境中约生存10 d时间；在普通肥皂水中也能生存45～120 min。在pH5以下或7.5以上的环境中则不生长，滴虫性阴道炎患者的阴道pH一般为5.1～5.4。隐藏在腺体及阴道皱裂中的滴虫于月经前后，常得以繁殖，引起炎症的发作。它能消耗或吞噬阴道上皮细胞内的糖原，阻碍乳酸生成。滴虫不仅寄生于阴道，还常侵入尿道或尿道旁腺，甚至膀胱、肾盂以及男性的包皮褶、尿道或前列腺中。

二、传染方式

有两种传染途径：①直接传染：由性交传播。滴虫常寄生于男性生殖道，可无症状，或引起尿道炎、前列腺炎或附睾炎。多数滴虫性阴道炎患者的丈夫有生殖器的滴虫病，滴虫常见于精液内。②间接传染：通过各种浴具如浴池、浴盆、游泳池、衣物、污染的器械等传染。

三、临床表现

主要症状为白带增多。分泌物呈灰黄色、乳白色或黄白色稀薄液体，或为黄绿色脓性分泌物，常呈泡沫状，有腥臭。严重时，白带可混有血液。多数患者有外阴瘙痒、灼热、性交痛等。有尿道感染时，可有尿频、尿痛甚至血尿。约有半数带虫者无症状。

检查可见阴道及宫颈黏膜红肿，常有散在红色斑点或草莓状突起。后穹窿有多量液性或脓性泡沫状分泌物。带虫而无症状者，阴道黏膜可无异常，但由于滴虫能消耗阴道内的糖原，改变阴道酸碱度，破坏防御机制而引起继发性细菌感染。妊娠期、月经期前后或产后，阴道 pH 增高，滴虫繁殖快，炎症易发作。

四、诊断

根据患者的病史、体征中特有的泡沫状分泌物，可以做出临床诊断。

五、辅助检查

阴道分泌物镜下检查找到滴虫，即可确诊。常用的检查方法是悬滴法：加一小滴生理盐水于玻片上，取少许阴道后穹窿处的分泌物，混于温盐水中，即可在低倍镜下找滴虫。滴虫离体过久，或标本已冷却，则滴虫活动差或不动，将影响对滴虫的识别。或用棉签蘸取阴道分泌物置于装有 2 mL 温生理盐水的小瓶中混匀，再取一小滴涂在玻片上检验。此项检查应在双合诊前进行，检查前不做阴道灌洗或局部用药，前 24 ~ 48 h 避免性生活。临床疑有滴虫性阴道炎而多次悬滴法未发现滴虫时，可作滴虫培养。

六、预防

加强卫生宣传，消灭传染源，开展普查普治。发现滴虫性阴道炎患者或无症状的带虫者均应积极治疗。患者的配偶也应同时治疗。

切断传播途径，严格管理制度，禁止患者及带虫者进入游泳池，应废除公共浴池，提倡淋浴，废除出租游泳裤及浴巾，改坐式便所为蹲式。医疗单位要做好器械的消毒及隔离，防止交叉感染。

七、治疗

（一）全身用药

滴虫性阴道炎患者常伴发泌尿系统及肠道内滴虫感染，又因滴虫不仅寄存于阴道黏膜的皱褶内，还可深藏于宫颈腺体中以及泌尿道下段，单纯局部用药不易彻底消灭滴虫，应结合全身用药获得根治。甲硝唑为高效口服杀滴虫药物，口服每次 200 mg，每日 3 次，连用 7 d。治疗后查滴虫转阴时，应于下次月经后继续治疗一疗程，以巩固疗效，配偶应同时治疗。近年来，有人主张用大剂量甲硝唑，口服 2 g/ 次，与 7 d 法有相同疗效，较 7 日法方便、价廉。一次大剂量治疗无效者，可改用 0.5 ~ 1 g，2 次 /d 连用 7 日。未婚妇女阴道用药困难，口服甲硝唑即可。服甲硝唑，特别是大剂量一次用药后，个别病例可发生恶心、呕吐、眩晕及头痛等。早孕期服用，有导致胎儿畸形的可能，故在妊娠 20 周以前，应以局部治疗为主，不建议口服甲硝唑。

（二）局部治疗

1. 1 : 5 000 高锰酸钾溶液冲洗阴道或坐浴，每日 1 次。

2. 甲硝唑栓 500 mg/ 次，每晚 1 次，塞阴道深部，10 d 为一疗程；或甲硝唑阴道泡腾片 200 g/ 次，每晚 1 次塞阴道深部，7 ~ 10 d 为一疗程。

八、预防与随访

1. 治疗结束后，于下次月经干净后复查，如阴性，再巩固 1 ~ 2 疗程，方法同前。经 3 次月经后复查滴虫均为阴性者方为治愈。

2. 滴虫可通过性交直接传染，故夫妇双方应同时服药，治疗期间应避免性生活或采用阴茎套。

3. 注意防止厕所、盆具、浴室、衣物等交叉感染。

第六章　女性生殖器官肿瘤

第一节　外阴肿瘤

外阴肿瘤指发生于外阴的肿瘤，可分为良性和恶性肿瘤，在妇科肿瘤中属少见的肿瘤。

一、外阴良性肿瘤

外阴良性肿瘤较少见。根据良性肿瘤的性状可划分为两大类：囊性或实质性。根据肿瘤的来源也可将其划分为四大类：①上皮来源的肿瘤。②上皮附件来源的肿瘤。③中胚叶来源的肿瘤。④神经源性肿瘤。本节将常见的外阴良性肿瘤按肿瘤的来源归类，介绍如下。

（一）上皮来源的肿瘤

1. 外阴乳头瘤（vulvar papilloma）

外阴部鳞状上皮的乳头瘤较少见。病变多发生在大阴唇，也可见于阴阜、阴蒂和肛门周围。此肿瘤多见于中老年妇女，发病年龄大多在 40 ~ 70 岁。

（1）病理特点：

①大体所见：单发或多发的突起，呈菜花状或乳头状，大小可由数毫米至数厘米直径，质略硬。

②显微镜下所见：复层鳞形上皮中的棘细胞层增生肥厚，上皮向表面突出形成乳头状结构，上皮脚变粗向真皮层伸展。但上皮细胞排列整齐，细胞无异型性。

（2）临床表现：常常无明显的症状，有一些患者有外阴瘙痒；如肿瘤较大，因反复摩擦，表面可溃破、出血和感染。有时，妇科检查时才发现外阴部有乳头状肿块，可单发或多发，质略硬。

（3）诊断和鉴别诊断：根据临床表现，可做出初步的诊断。确诊应根据活检后病理学结果。诊断时应与外阴尖锐湿疣进行鉴别。外阴尖锐湿疣是 HPV 病毒感染，在显微镜下可见典型的挖空细胞。据此，可进行鉴别。

（4）治疗：以局部切除为主要的治疗方法，在病灶外 0.5 ~ 1.0 cm 处切除整个肿瘤，切除物必须送病理组织学检查。

2. 软垂疣（acrochordon）

软垂疣有时也称为软纤维瘤、纤维上皮性息肉或皮垂，常常较小且软，多见于大阴唇。

（1）病理特点：

①大体所见：外形呈球形，直径为 1 ~ 2 cm，可有蒂。肿瘤表面有皱襞，肿瘤质地柔软。

②显微镜下所见：肿瘤由纤维结缔组织构成，表面覆盖较薄的鳞形细胞上皮层，无细胞增生现象。

（2）临床表现：通常无症状，当蒂扭转或破溃时出现症状，主要为疼痛，溃破，出血和感染。有时肿块受摩擦而有不适感。妇科检查时可见外阴部有肿块，质地偏软。

（3）诊断和鉴别诊断：根据临床表现，基本可做出诊断。如肿瘤表面皱襞较多，需与外阴乳头瘤进行鉴别，显微镜下检查可鉴别。

（4）治疗：如患者因肿瘤而担忧、有症状，或肿瘤直径超过 1 ~ 2 cm，则肿瘤应予以切除。同样，切除物应送病理组织学检查。

3. 痣（naevus）

痣可生长在全身各部位，生长于外阴的痣由于位于被刺激的部位，故有可能发生恶变。

（1）病理特点：

①大体所见：痣呈黑色，表面平坦或隆起，有时表面可见毛发。

②显微镜下所见：痣细胞呈黑色，细胞膜清晰，胞质内为黑棕色细颗粒。按生长部位分为交界痣、皮内痣和复合痣。交界痣是指痣细胞团位于表皮基底层和真皮乳头层交界处。皮内痣是指痣细胞脱离上皮基底层完全进入真皮层内。复合痣是指交界痣的一部分或大部分进入真皮层内。

（2）临床表现：通常无症状。常在妇科检查时发现。痣的颜色从淡褐色到黑色；可呈平坦或隆起，一般较小。

（3）诊断：诊断应不困难，确诊应需病理组织学检查。

（4）治疗：因外阴部的痣处于被刺激的部位，故应切除；切除时可先作冷冻检查，若为恶性则扩大手术范围。

（二）上皮附件来源的肿瘤

1. 汗腺瘤（hydradenoma）

汗腺瘤是由汗腺上皮增生而形成的肿瘤，一般为良性，极少数为恶性。由于顶泌汗腺在性发育成熟后才有功能，因此这种汗腺瘤发生于成年之后。生长部位主要在大阴唇。

（1）病理特点：

①大体所见：肿块直径一般小于 1 cm，结节质地软硬不一。有时囊内的乳头状生长物可突出于囊壁。

②显微镜下所见：囊性结节，囊内为乳头状结构的腺体和腺管。腺隙体为纤维小梁所分隔。乳头部分表面有两层细胞：近腔面为立方形或低柱状上皮，胞质淡伊红色呈顶浆分泌状，核圆形位于底部；其外为一层梭形或圆形、胞质透亮的肌上皮细胞。

（2）临床表现：汗腺瘤病程长短不一，有些汗腺瘤可长达十余年而无变化。汗腺瘤小而未破时，一般无症状，仅偶然发现外阴部有一肿块。有时患者有疼痛、刺痒、灼热等症状。如继发感染则局部有疼痛、溢液、出血等症状。

妇科检查时可发现外阴部肿块，肿块可为囊性、实质性或破溃而成为溃疡型。

（3）诊断和鉴别诊断：诊断常常需要根据病理组织学检查。因汗腺瘤易与皮脂腺囊肿、女阴癌、乳头状腺癌等混淆，若单凭肉眼观察，确实不易鉴别，故必须在活组织检查以后，才能确诊。

（4）治疗：汗腺瘤一般为良性，预后良好，故治疗方法大都先做活组织检查，明确诊断后再作局部切除。

2. 皮脂腺腺瘤（sebaceous adenoma）

皮脂腺腺瘤为一圆形或卵圆形的肿块，发生于外阴者较少，一般为黄豆大小，单发或多发，稍隆起于皮肤。

（1）病理特点：

①大体所见：肿块为黄色，直径 1 ~ 3 mm 大小，有包膜，表面光滑，质地偏硬。

②显微镜下所见：镜下见皮脂腺腺瘤的细胞集合成小叶，小叶的大小轮廓不一。瘤细胞有三种：a. 成熟的皮脂腺细胞，细胞大呈多边形，胞质透亮空泡；b. 较小色深的鳞形样细胞，相当于正常皮脂腺的边缘部分细胞，即生发细胞；c. 介于两者之间的为成熟中的过渡细胞。

（2）临床表现：一般无症状。妇科检查时可发现肿块多发生于小阴唇，一般为单个，扪之质偏硬。

（3）诊断和鉴别诊断：诊断可根据临床表现而做出。有时需行切除术，术后病理检查才能确诊。

（4）治疗：一般可行手术切除。

（三）中胚叶来源的肿瘤

1. 粒细胞成肌细胞瘤（granular cell myoblastoma）

此类肿瘤可发生于身体的很多部位，其中 35% 发生于舌，30% 在皮肤及其邻近组织，7% 发生于外阴，其余的发生于其他部位，包括上呼吸道、消化道和骨骼肌等。

（1）病理特点：

①大体所见：肿瘤直径一般为 0.5 ~ 3.0 cm 大小，肿块质地中等，淡黄色。

②显微镜所见：瘤细胞集合成粗条索状或巢状，为细纤维分隔，细胞大，胞质丰富，含有细伊红色颗粒，核或大或小，位于中央，核仁清晰。

特殊染色提示细胞质颗粒其并非黏液，也不是糖原，但苏丹黑 B 染色结果为阳性，PAS 染色经酶消化后仍为阳性，说明细胞质颗粒很有可能是糖蛋白并有类脂物，这一点支持其为神经源性的组织来源学说。

（2）临床表现：一般无特异的症状，有时患者偶然发现外阴部的肿块，生长缓慢，无压痛，较常发生于大阴唇。妇科检查时可见外阴部肿块质地中等，常为单个，有时为多个，无压痛。

（3）诊断和鉴别诊断：一般需病理检查后才能确诊。同时，需与纤维瘤、表皮囊肿进行鉴别。

（4）治疗：治疗原则是要有足够的手术切除范围，一般在切除标本的边缘应做仔细地检查，如切缘有病变存在，则需再作扩大的手术切除范围。一般预后良好。

2. 平滑肌瘤（leiomyoma）

平滑肌瘤发生于外阴部者还是很少见的。可发生于外阴的平滑肌、毛囊的立毛肌或血管的平滑肌组织中。外阴平滑肌瘤与子宫平滑肌瘤有相似的地方，如好发于生育年龄的妇女，如肌瘤小，可无任何症状。

（1）病理特点：

①大体所见：肿块为实质性，表面光滑，切面灰白色，有光泽。

②显微镜所见：平滑肌细胞排列成束状，内含胶原纤维，有时可见平滑肌束形成漩涡状结构，有时也可见肌瘤的变性。

（2）临床表现：患者一般无不适症状，有时会感到外阴不适，外阴下坠感，也有患者因自己发现外阴肿块而就诊。外阴平滑肌瘤常常发生在大阴唇，有时可位于阴蒂、小阴唇。妇科检查可见外阴部实质性肿块，边界清楚，可推动，无压痛。

（3）诊断和鉴别诊断：外阴平滑肌瘤的诊断并不困难，有时需与纤维瘤、肉瘤进行鉴别。纤维瘤质地较平滑肌瘤更硬。而肉瘤边界一般不清，有时在术前鉴别困难。

（4）治疗：以手术切除，如果肌瘤位于浅表，可行局部切除；如果位置较深，可打开包膜，将肌瘤剜出。切除组织物送病理组织学检查。

3. 血管瘤（hemangioma）

血管瘤实际上是先天性血管结构异常形成的，所以，应该说它不是真正的肿瘤。多见于新生儿或幼儿。

（1）病理特点：

①大体所见：肿块质地柔软，呈红色或暗红色。

②显微镜下所见：常表现为两种结构：a. 一种为无数毛细血管，有的血管腔不明，内皮细胞聚积在一起，有人称其为毛细血管瘤；b. 另一种为血管腔不规则扩大，壁厚薄不一的海绵状血管瘤，管壁衬以单层扁平内皮细胞，扩大的腔内常有血栓形成，有人称此种血管瘤为海绵状血管瘤。

二、外阴恶性肿瘤

外阴恶性肿瘤主要发生于老年妇女，尤其 60 岁以上者。外阴恶性肿瘤占女性生殖系统恶性肿瘤的 3% ~ 5%。外阴恶性肿瘤包括来自表皮的癌，如外阴鳞状细胞癌、基底细胞癌、Paget 病、汗腺癌和恶性黑色素瘤；来自特殊腺体的腺癌，例如前庭大腺癌和尿道旁腺癌；来自表皮下软组织的肉瘤，如平滑肌肉瘤、横纹肌肉瘤、纤维肉瘤和淋巴肉瘤。

（一）外阴鳞状细胞癌（vulvar squamous cell carcinoma）

外阴鳞状细胞癌是外阴最常见的恶性肿瘤，占外阴恶性肿瘤的 90%，好发于大、小阴唇和阴蒂。

1. 发病因素确切的病因不清，可能与下列因素有一定的关系。

（1）人乳头状瘤病毒感染：人乳头状瘤病毒感染与宫颈癌的发生有密切的关系。目前研究发现，人乳头状瘤病毒与外阴癌前病变及外阴癌也有相关性。

（2）外阴上皮内非瘤变：外阴上皮内非瘤变中的外阴鳞状上皮细胞增生及硬化性苔藓合并鳞状上皮细胞增生有一定的恶变率，其恶变率为 2% ~ 5%。有时，对可疑病变需行活检以明确诊断。

（3）吸烟：吸烟抑制了人体的免疫力，导致人体的抵抗力下降，不能抵抗病毒等感染，可导致肿瘤的发生。

（4）与 VIN 关系密切：如 VIN 未及时发现和治疗，可缓慢发展至浸润癌，尤其是 VIN Ⅲ 的患者。

（5）其他：性传播性疾病和性卫生不良也与此病的发生有一定的关系。

2. 病理

大体检查：肿瘤可大可小，一般为 1 ~ 8 cm 直径大小，常为质地较硬的结节，常有破溃而成溃疡，周围组织僵硬。显微镜下可分为：①角化鳞形细胞癌：细胞大而呈多边形，核大而染色深，底部钉脚长短大小和方向不一，多而紊乱，侵入间质。癌细胞巢内有角化细胞和角化珠形成。②非角化鳞形细胞癌：癌细胞常为多边形大细胞，细胞排列紊乱，核质比例大，核分裂多，无角化珠，角化细胞偶见。③基底样细胞癌：由类似鳞形上皮基底层组成。癌细胞体积小，不成熟，核质比例很大。角化细胞偶见或见不到。

3. 临床表现

（1）症状：最常见的症状是外阴瘙痒，外阴疼痛或排尿时灼痛，自可扪及外阴肿块，肿瘤破溃出血和渗液；若肿瘤累及尿道，可影响排尿；偶尔患者扪及腹股沟肿大的淋巴结而就诊。

（2）体征：病灶可发生于外阴的任何部位，常见于大小阴唇。肿瘤呈结节状质硬的肿块，与周围分界欠清。可见破溃和出血。检查时，需注意有无腹股沟淋巴结的肿大，还需注意阴道和宫颈有无病变。

4. 转移途径

转移途径以直接浸润和淋巴转移为主，晚期可血行转移。

（1）直接浸润：肿瘤在局部不断增殖和生长，体积逐渐增大，并向周围组织延伸和侵犯：向前方扩散可波及尿道和阴蒂，向后方扩散可波及肛门和会阴，向深部可波及脂肪组织和泌尿生殖膈，向内扩散至阴道。进一步还可累及膀胱和直肠。

（2）淋巴转移：外阴淋巴回流丰富，早期单侧肿瘤的淋巴回流多沿同侧淋巴管转移，而位于中线部位的肿瘤，如近阴蒂和会阴处的淋巴回流多沿双侧淋巴管转移，一般先到达腹股沟浅淋巴结，再回流至腹股沟深淋巴结，然后进入盆腔淋巴结。若癌灶累及直肠和膀胱，可直接回流至盆腔淋巴结。

（3）血行转移：肿瘤细胞进入静脉，常播散至肺和脊柱，也可播散至肝脏。

5. 临床分期

目前，国内多采用 FIGO 的临床分期。

2009 年 FIGO 外阴癌的临床分期：

Ⅰ 期　　　　局限在外阴或会阴，淋巴结阴性

Ⅰ a 期　　　肿块 ≤ 2 cm，间质浸润 ≤ 1.0 mm

Ⅰ b 期　　　肿块 > 2 cm，或间质浸润 > 1.0 mm

Ⅱ 期　　　　无论肿瘤大小，累及会阴邻近器官（下 1/3 尿道，1/3 阴道，肛门），淋巴结阴性。

Ⅲ 期　　　　无论肿瘤大小，伴或不伴会阴邻近器官累及（下 1/3 尿道，1/3 阴道，肛门），淋巴结阳性。

Ⅲ a（i）期　 一个淋巴结转移，（≥ 5 mm）或（ii）1 ~ 2 个淋巴结转移，（< 5 mm）

Ⅲ b（i）期　 2 个以上淋巴结转移，（≥ 5 mm）或（ii）3 个以上淋巴结转移，（< 5 mm）

Ⅲ c 期　　　阳性淋巴结伴囊外转移

Ⅳ 期　　　　肿瘤侵犯其他区域（上 2/3 尿道、阴道或远处转移）

Ⅳ a 期　　　 肿瘤侵犯一下部位

（i）上尿道和（或）阴道黏膜膀胱直肠黏膜或累及盆骨

（ii）固定或溃疡型腹股沟淋巴结

Ⅳ b 期　　　任何远处转移包括盆腔淋巴结转移

6. 诊断

（1）根据患者病史、症状和检查结果，初步得出结果。

（2）活组织检查：在病灶处取活检，送病理学检查。

（3）其他实验室检查：宫颈细胞学检查，CT 或 MRI 了解腹股沟和盆腔淋巴结的情况。必要时可行膀胱镜检查或直肠镜检查，了解有无膀胱黏膜或直肠黏膜的侵犯情况。

7. 鉴别诊断

需与外阴鳞状上皮细胞增生、外阴尖锐湿疣和外阴良性肿瘤相鉴别，确诊需根据活检病理学检查结果。

8. 治疗

外阴癌的治疗强调个体化和综合治疗。对早期患者，在不影响预后的基础上，尽量缩小手术范围，以减少手术创伤和手术的并发症。对晚期的患者则采用手术＋化学治疗＋放射治疗，以改善预后，提高患者的生活质量。

Ⅰa 期：可行外阴的局部广泛切除，不必行腹股沟淋巴结的切除。

Ⅰb 期：可行外阴广泛切除术及单侧或双侧腹股沟淋巴结的切除。

Ⅱ期以上：若可行手术，尽量行手术治疗；如手术难以切除，则可考虑综合治疗，如放疗或化疗。

治疗注意点：

（1）手术治疗：

①手术切口：目前一般采用三个切开的手术方式，即：双侧腹股沟各一个切口，广泛女阴切除则为一个切口。

②若尿道口累及，则可以切除 1 cm 的尿道，一般不影响排尿。

③腹股沟淋巴结的切除：其处理原则：a. 同侧腹股沟、股淋巴结切除适用于：侧位型肿瘤，包括间质浸润深度 > 1 mm 的 T_1 期和所有 T_2 期；b. 双侧腹股沟、股淋巴结切除适用于：中线型肿瘤；累及小阴唇前部的肿瘤；一侧病灶较大的侧位型肿瘤，尤其是同侧淋巴结阳性者；c. 术中发现可疑肿大淋巴结并经冷冻病理检查证实淋巴结阳性者，建议仅切除增大的淋巴结，而避免系统的淋巴结切除术，术后给予腹股沟和盆腔放疗；d. 推荐同时切除腹股沟淋巴结和股淋巴结。股淋巴结位于卵圆窝内股静脉的内侧，切除股淋巴结时不必去除阔筋膜。有研究表明，腹股沟淋巴结阳性者采用腹股沟和盆腔放射治疗的预后优于盆腔淋巴结清扫术（A 级证据）。

（2）放射治疗：外阴鳞状细胞癌对放射治疗敏感，但外阴皮肤不易耐受放疗。所以，放射治疗仅在下列情况下应用：肿块大，肿块位于特殊部位如近尿道口或肛门，腹股沟淋巴结有转移。放射治疗一般作为术前缩小病灶或术后辅助治疗。

（3）化学治疗：晚期患者可采用静脉或介入化学治疗。常用的药物有顺铂，博莱霉素及表柔比星等。

9. 预后

预后和肿瘤的分期有密切关系：临床期别早，预后好；肿块小，无转移，预后好；淋巴结无转移，预后好；如有淋巴结转移，则转移的个数和包膜有无累及，均与预后相关。

（二）外阴恶性黑色素瘤（Vulvar melanoma）

外阴恶性黑色素瘤发生率仅次于外阴鳞状细胞癌，最常发生的部位是小阴唇或阴蒂部。

1. 临床表现

（1）症状：外阴瘙痒，以往的色素痣增大，破溃出血，周围出现小的色素痣。

（2）体征：病灶稍隆起，结节状或表面有溃破，黑色或褐色。仔细检查可见肿块周围有小的色素痣。

2. 诊断

根据临床表现及病理检查可明确诊断。

3. 治疗

外阴恶性黑色素瘤的治疗一般采用综合治疗。由于肿瘤病灶一般较小，故可行局部广泛切除，切除的边缘要求离病灶 1 cm。是否行腹股沟淋巴结清扫术目前仍有争议。有研究认为：如肿瘤侵犯深度超过 1～2 mm，则建议行腹股沟淋巴结清扫术。晚期肿瘤考虑给予化疗和免疫治疗。

（三）外阴前庭大腺癌（Bartholin's gland cancer）

外阴前庭大腺癌是一种较少见的恶性肿瘤，常发生于老年妇女。肿瘤既可以发生于腺体，也可以发生在导管。因此，可有不同的病理组织类型，可以为鳞状细胞癌及腺癌，也可以是移行细胞癌或腺鳞癌。

1. 临床表现

（1）症状：患者自可扪及肿块而就诊。早期常无症状，晚期肿瘤可发生出血和感染。

（2）体征：外阴的后方前庭大腺的位置可扪及肿块，早期边界尚清晰，晚期则边界不清。

2. 诊断

早期肿瘤的诊断较困难，与前庭大腺囊肿难以鉴别，需将肿块完整剥出后送病理检查确诊。晚期肿瘤可根据肿瘤发生的部位及临床表现、经肿瘤活检而做出诊断。

3. 治疗

治疗原则为外阴广泛切除术及腹股沟淋巴结清扫术。有研究发现，术后给予放射辅助治疗可降低局部的复发率，如淋巴结阳性，则可行腹股沟和盆腔的放射治疗。

4. 预后

由于前庭大腺位置较深，诊断时临床病期相对较晚，预后较差。

（四）外阴基底细胞癌（vulvar basal cell carcinoma）

外阴基底细胞癌为外阴少见的恶性肿瘤，常发生于老年妇女。病灶常见于大阴唇，也可发生于小阴唇或阴蒂。病理组织学显示：癌组织自表皮的基底层长出，伸向真皮或间质，边缘部有一层栅状排列的基底状细胞；常发生局部浸润，较少发生转移，为低度恶性肿瘤。

1. 临床表现

（1）症状：自可扪及外阴局部肿块，伴局部的瘙痒或烧灼感。

（2）体征：外阴部肿块，边界可辨认，肿块为结节状，若发病时间长，肿块表面可溃破成溃疡。

2. 诊断

根据肿瘤发生的部位及临床表现、肿瘤活检而做出诊断。

3. 治疗

手术为主要治疗手段，可行局部广泛切除术，一般不需行腹股沟淋巴结切除。

4. 预后

预后较好，若肿瘤复发，仍可行复发病灶的切除。

（五）外阴湿疹样癌（vulvar Paget's disease）

外阴湿疹样癌为一种上皮内癌，少见，常发生于老年妇女。癌灶常发生于大阴唇及肛周，有时还可伴有腺癌组织。病理组织学显示：癌灶表皮深处有典型的 Paget 细胞。这种细胞体积大，呈圆形、卵圆形或多边形，胞质透亮，核大，单个或小群的位于表皮层内，周围的鳞状细胞正常。

1. 临床表现

（1）症状：较长时间的外阴瘙痒或烧灼感。

（2）体征：外阴部病灶湿疹样变化，表面有渗出，边界可辨认，周围组织可见皮肤色素的缺失，表面可溃破。

2. 诊断

根据肿瘤发生的部位及临床表现、肿瘤活检病理发现 Paget 细胞而做出诊断。

3. 治疗

手术为主要治疗手段，可行局部广泛切除术，一般不需行腹股沟淋巴结切除。肿瘤细胞生长范围常超出肉眼所见病灶的范围，手术后可能病理报告显示切缘累及，故目前认为，可等待临床可见病灶出现或有症状时再行手术切除。尿道或肛周的肿瘤切除困难，则可行激光治疗。如伴有腺癌，局部切除病灶的边缘至少 1 cm，还应行腹股沟淋巴结清扫术。根据病情可选择辅助治疗（放疗或化疗）。

4. 预后

一般预后较好，若肿瘤复发，仍可行复发病灶的再切除。

第二节　阴道肿瘤

阴道肿瘤（vaginal tumor）可分为良性与恶性肿瘤，临床上均较少见。良性肿瘤较小时多无症状，而恶性肿瘤则可伴有阴道流血或分泌物异常。

一、阴道良性肿瘤

阴道良性肿瘤非常少见，阴道壁主要是由鳞形上皮、结缔组织和平滑肌组织所组成。因此，良性肿瘤可能源自这些组织：鳞形上皮发生肿瘤则为乳头瘤；平滑肌组织增生成为平滑肌瘤；发生于结缔组织的有纤维瘤、神经纤维瘤、血管瘤等。若肿瘤较小，则患者可无不适，仅在妇科检查时发现。

（一）阴道乳头瘤（vaginal papilloma）

阴道乳头瘤并不常见，可见于阴道的任何部位，呈单灶性或多灶性生长。

1. 临床表现

阴道乳头瘤的临床表现常无症状，合并感染时出现分泌物增多或出血。妇科检查可发现阴道壁有单灶性或多灶性乳头状突起、质中、大小不等，触之可有出血。

2. 病理

（1）大体所见：呈乳头状突起、质中、大小不等。

（2）显微镜下所见：表面覆有薄层鳞形上皮，中心为纤维结缔组织。

3. 诊断与鉴别诊断

根据临床表现可做出初步诊断。常常需与尖锐湿疣及阴道壁其他良、恶性肿瘤相鉴别，确诊需病理组织学检查。

4. 处理

单纯手术切除，肿瘤需送病理组织学检查。

（二）阴道平滑肌瘤（vaginal leiomyoma）

阴道平滑肌瘤是良性实质性肿瘤，常发生于阴道前壁，呈单个生长。它的发生率远较予宫平滑肌瘤少见。

1. 病理

（1）大体所见：实质性肿块，常为球形，质地偏实。

（2）显微镜下所见：肿瘤由平滑肌细胞组成，中间由纤维结缔组织分隔。

2. 临床表现

临床症状取决于肿瘤大小和生长部位。小的可无症状，大的可产生压迫症状，并有坠胀感或性交困难。妇科检查可扪及阴道黏膜下偏实质的肿块，常有一定的活动度。

3. 诊断与鉴别诊断

根据临床表现可做出基本诊断，在临床上需与阴道纤维瘤、阴道平滑肌肉瘤等鉴别，确诊需病理组织学检查。

4. 处理

行肿瘤摘除术，即切开阴道黏膜，将肌瘤剥出，并将肿瘤送病理组织学检查。

（三）其他少见的肿瘤

除上述两种良性的肿瘤外，尚可见其他良性肿瘤，例如纤维瘤、血管瘤、脂肪瘤、颗粒细胞成肌细胞瘤和神经纤维瘤等。不管是哪一种肿瘤，均应予以切除，并将切除之肿瘤送病理检查以明确诊断。

（四）神经源性肿瘤

1. 神经鞘瘤（neurilemmoma）

神经鞘瘤发生于外阴部的神经鞘瘤常常为圆形，生长缓慢。目前一般认为它是来源于外胚层的施万细胞（Schwann cell）。以往有人认为其来源于中胚层神经鞘。

（1）病理特点：

①大体所见：肿块大小不等，一般中等大小，有完整的包膜。

②显微镜所见：肿瘤组织主要由神经鞘细胞组成。此种细胞呈细长的梭形或星形，胞质嗜酸，胞核常深染，大小一致，疏松排列成束状、螺旋状或旋涡状结构。

（2）临床表现：外阴部的神经鞘瘤常表现为圆形的皮下结节，一般无症状，质地偏实。

（3）诊断：根据临床表现，进行初步的诊断，确诊需要病理组织学检查结果。

（4）治疗：手术切除，切除物送病理组织学检查。

2. 神经纤维瘤（neurofibroma）

外阴神经纤维瘤为孤立的肿块，常位于大阴唇。它主要由神经束衣、神经内衣和神经鞘细胞组成。此肿瘤为中胚层来源：

（1）病理特点：

①大体所见：肿瘤无包膜，边界不清。

②显微镜下所见：主要为细纤维，平行或交错排列，其中有鞘细胞和轴索的断面，还有胶原纤维。

（2）临床表现：一般无症状，检查发现肿块质地偏实，与周围组织分界不清。

（3）诊断：根据临床表现，进行初步的诊断，确诊需要病理组织学检查结果。

（4）治疗：手术切除，切除物送病理组织检查。

二、阴道恶性肿瘤

阴道恶性肿瘤包括原发性恶性肿瘤和继发性恶性肿瘤，后者发生率远多于前者。

（一）原发性阴道鳞状细胞癌（primary vaginal squamous cell cancer）

原发性阴道鳞状细胞癌简称原发性阴道癌，较外阴癌和宫颈癌少见，国外学者估计阴道癌与宫颈癌之比为 1 ：45，与外阴癌之比为 1 ：3。据统计，每年阴道癌的发生率约为 5/100 万。

1. 发病因素

（1）年龄因素：流行病学调查发现年龄是最重要的因素，发病高峰年龄段为 60 ～ 70 岁。

（2）阴道黏膜的局部慢性刺激：有作者认为，放置子宫托或子宫脱垂与肿瘤发生有一定关系。Way 报道 9%（4/44）、Rutledge 报道 6%（6/101）、Herbst 报道 4%（3/68）和 Ledward 报道 14%（3/21）的患者有应用子宫托史。Whehon 观察到 7.7% 的患者伴有子宫脱垂。

（3）绝大多数肿瘤发生于阴道上 1/3，提示液体或细胞碎片积聚于后穹隆成为肿瘤刺激原长期刺激而发生肿瘤。

（4）与子宫切除及盆腔放射治疗有关：Benedet 曾对 136 例阴道原位癌进行分析，发现 71% 的患者有全子宫切除的病史、15% 因生殖道肿瘤而行盆腔放射治疗。

2. 病灶部位

原发性阴道鳞状细胞癌最常发生的部位是阴道上 1/3 处。Plentl 等复习了大量的病例后发现阴道癌的分布情况如下：51% 为阴道上 1/3 处；19% 为阴道中段；30% 为阴道下 1/3。同时发现，60% 发生于阴道后壁、25% 发生于阴道前壁、15% 发生于阴道侧壁。

3. 病理

（1）大体所见：肿瘤可呈结节样、菜花样及硬块，有时可见溃疡。

（2）显微镜下所见：原发性阴道癌可分为角化大细胞癌、非角化大细胞癌和低分化梭形细胞癌。以非角化大细胞癌多见。

4. 临床表现

（1）阴道流血：大约 60% 的患者主诉无痛性阴道流血，表现为点滴状阴道流血，有时也可有多量流血。20% 的患者主诉阴道排液（伴或不伴阴道流血）、50% 有疼痛、5% ～ 10% 患者在初次检查时无症状。70% 的患者出现症状在 6 个月之内。

（2）阴道排液增多：这与肿瘤表面坏死组织感染或分泌物刺激有关。排液可为水样、米汤样或混有血液。有症状的患者 75% 为晚期。

（3）体征：

①肿瘤外观可表现为：a. 外生性（息肉样，乳头状）；b. 内生性（硬结，浸润）；c. 扁平病灶。最常见的是外生性，扁平病灶最少见。浸润性病灶发展最快，预后也最差。

②阴道肿瘤在初次检查时常容易漏诊，造成漏诊的原因是：a. 检查欠仔细，没有检查全部阴道黏膜；b. 窥阴器的叶片遮住了微小的病灶。Frick 等报道漏诊率 19%（10/52），诊断延误 3～12 个月。

（4）早期病例即可发生黏膜下浸润和邻近器官的浸润，而溃疡的形成则较晚。早期时肿瘤常向腔内生长，随后向阴道外扩展，最后有破坏浸润性生长。常见周围组织表现有炎性反应，有时可见到局部类似广泛浸润，而实际上肿瘤仍局限于阴道及其附属结构。

5. 诊断

确诊需病理组织学检查。检查时需注意：

（1）用窥阴器及扪诊仔细地探查整个阴道黏膜，并记录发病的部位及病灶的大小。有时需在麻醉下行检查，作阴道镜和直肠镜检查对分期有帮助。同时应认真检查宫颈、外阴和尿道，如发现在上述部位有肿瘤，就不能作原发性浸润性阴道癌的诊断，而且还需要排除转移病灶。

（2）双合诊对估计病变的范围是重要的，如病灶累及阴道周围组织的范围、直肠阴道隔的浸润、盆壁浸润等，肿瘤及其边缘和宫颈应常规行活检。

（3）检查时还需注意双侧腹股沟淋巴结转移的可能性，应根据组织学检查结果才能确诊有无转移。

原发性阴道癌的诊断标准：①原发病灶在阴道。②宫颈活检未发现恶性肿瘤。③其他部位未发现肿瘤。

6. 临床分期

目前主要采用 FIGO 分期。

0 原位癌；上皮瘤瘤变 3 级

Ⅰ期　　　癌灶局限于阴道壁

Ⅱ期　　　癌灶扩展到阴道壁下组织但未达盆壁

Ⅱ期　　　癌灶扩展到阴道壁下组织但未侵犯宫旁及阴道旁组织

Ⅱb 期　　癌灶扩展到宫旁组织但未达骨盆壁

Ⅲ期　　　癌灶扩展到骨盆壁

Ⅳ期　　　癌灶扩展超出真骨盆或累及膀胱、直肠黏膜

Ⅳa 期　　癌侵犯邻近器官

Ⅳb 期　　癌转移到远处器官

7. 转移途径

阴道癌的转移途径主要是直接浸润和淋巴转移。阴道壁组织血管及淋巴循环丰富，且黏膜下结缔组织疏松，使肿瘤易迅速增大并转移。

（1）直接浸润：阴道前壁癌灶向前累及膀胱及尿道，后壁病灶向后可累及直肠及直肠旁组织，向上累及宫颈，向外累及外阴，向两侧累及阴道旁组织。

（2）淋巴转移：阴道上 1/3 淋巴引流到盆腔淋巴结，进入腹下、闭孔、骶前等淋巴结；阴道下 1/3 则与外阴癌相同，引流到腹股沟淋巴结，偶尔可能转移到髂外淋巴结；阴道中 1/3 则可经上下两途径引流。

8. 治疗

原发性阴道癌的治疗必须个体化。由于阴道位于膀胱和直肠中间，阴道壁很薄，很容易转移至邻近的淋巴和支持组织，以及应用放射治疗技术的困难性，如此种种，使阴道癌成为难以治疗的恶性肿瘤之一。

（1）治疗方法的选择依据：①疾病的期别。②肿瘤的大小。③位于阴道的部位。④是否有转移。⑤如患者年轻应尽量考虑保存阴道功能。

（2）手术治疗：根据肿瘤的期别及患者的具体情况，可选择不同的手术范围及方式。

①手术适应证：

a. 阴道任何部位的较浅表的病灶。

b. 阴道上段较小的肿瘤。

c. 局部复发病灶（尤其是放射治疗后）。

d. 腹股沟淋巴结转移病灶。

e. 近阴道口较小的病灶。

f. 晚期肿瘤放射治疗后病灶缩小，可考虑行手术治疗。

②手术范围及方式：

a. Ⅰ期患者病变位于阴道后壁上部，若子宫仍存在，应行广泛子宫切除术，部分阴道切除术及盆腔淋巴结清扫术。如果患者以前已行子宫切除术，则可行广泛性上部阴道切除和盆腔淋巴结清扫术。

b. Ⅳa期患者，尤其是患者有直肠阴道瘘或膀胱阴道瘘，合适的治疗是全盆腔清除术。Eddy报道了6例Ⅳa期患者有3例5年无瘤生存。治疗方式为先行放射治疗，然后行前或全盆腔清除术。

c. 放射治疗后复发的患者需切除复发灶，同时给予全盆腔清除术。

d. 一些年轻的需行放射治疗的患者，治疗前可给予剖腹探查。目的是：Ⅰ. 行卵巢移位术；Ⅱ. 手术分期；Ⅲ. 切除肿大的淋巴结。

e. 近阴道口较小的病灶，可行广泛外阴切除术＋腹股沟深、浅淋巴结清除术。

③手术注意点：

a. 严格掌握手术适应证。

b. 根据病变范围选择合适的手术范围。

c. 年轻患者如希望保留阴道功能可行皮瓣重建阴道术。

e. 年龄大、病期晚的患者行广泛手术需慎重。

④手术并发症：除一般的手术并发症外，由于阴道的解剖、组织学特点、与直肠、尿道的密切关系，使阴道手术较其他手术更容易损伤尿道及直肠，形成膀胱阴道瘘或尿道阴道瘘、直肠阴道瘘。术后阴道狭窄也可能影响年轻患者的性功能。

（3）放射治疗：由于阴道和膀胱及直肠非常接近，常需行广泛手术，甚至盆腔清除术和尿道和（或）肠造瘘术，若年龄大的患者不适宜这类手术，则可采用放射治疗。虽然，放射治疗也有并发症，但放射治疗有以下特点：①全身危险性较小。②有可能保存膀胱、直肠及阴道。③治愈率与宫颈和子宫内膜癌的放射治疗效果相似。

腔内照射和外照射不同联合方案可改善治疗效果。根据放射的质量及病灶大小及部位选择不同的放射源。

接受放射治疗的6%～8%患者可出现一些严重的并发症，如直肠、阴道狭窄和直肠阴道瘘，膀胱阴道瘘及盆腔脓肿。最严重的并发症常常发生于晚期患者、并且与肿瘤进展有关。轻微的并发症非常常见，包括阴道和宫旁组织纤维化、放射性膀胱炎和直肠炎、尿道狭窄、局部坏死。放射治疗Ⅰ～Ⅳ期的5年存活率为50%。

随着肿瘤期别的增加死亡率上升。Ⅰ期死亡率大约为10%，Ⅱ期为50%，Ⅲ期＋Ⅳ期约80%。Ⅰ期复发80%发生于48个月内，Ⅱ期为30个月，Ⅲ期和Ⅳ期为18个月内。

因此，原发性阴道鳞形细胞癌期别对预后有重要的意义，直接影响患者的生存率和复发率。由此，也说明了肿瘤早期诊断及治疗的重要性。

（二）阴道透明细胞腺癌（vaginal clear cell adenocarcinoma）

发生于阴道的透亮细胞癌并不常见。大多数阴道透明细胞腺癌患者的发病年龄为18～24岁。一般认为患者在胚胎期暴露于乙蔗酚，尤其是孕18周以前。大约70%的阴道透明细胞癌患者其母亲孕期曾服用雌激素，阴道腺病与阴道透明细胞癌有一定的关系。

1. 病理

大体检查可见肿瘤呈息肉状或结节状，有的呈溃疡；显微镜下可见癌细胞胞质透亮，细胞结构排列呈实质状，可呈腺管状、囊状、乳头状及囊腺型。

2. 临床表现

20%的患者无自觉症状，一旦出现症状，常主诉异常阴道流血，量时多时少。有时，由于肿瘤造成的阴道流血常常被误诊为无排卵性功能失调性子宫出血而未予重视。白带增多也是常见的症状。在窥视检查时可见息肉样、结节状或乳头状赘生物、表面常有溃疡、大小不一，甚至有 10 cm 直径大小的肿块。常向腔内生长，深部浸润不常见，最常发生于上 1/3 阴道前壁。应用窥阴器检查时，必须旋转90°，以便看清整个阴道壁的情况。阴道镜检查是有效的辅助诊断方法，确诊需根据病理检查结果。

3. 治疗

目前尚无有效的治疗方案，必须考虑能否保留阴道功能和卵巢功能。因此，如病灶侵犯阴道上段，应行广泛子宫切除、部分阴道切除和盆腔淋巴结清扫术。卵巢正常者可以保留。晚期病例，放射治疗也是有一定效果的，应行全盆腔外照射及腔内放射治疗。年轻患者如需行全阴道切除术，应同时考虑重建阴道，阴道重建可应用厚皮瓣建立。近年来有采用化学治疗的报道，但因例数较少，很难判断疗效。常用药物有 CTX、VCR、5-FU、MTX、黄体酮制剂等。

4. 预后

与疾病的期别、组织学分级、病灶大小、盆腔淋巴结是否转移有关，其中以疾病的期别最为重要。盆腔淋巴结阳性率可达 15%，复发及死亡常发生于淋巴结转移的患者。

（三）阴道恶性黑色素瘤（vaginal malignant melanoma）

阴道恶性黑色素瘤是第二位常见的阴道恶性肿瘤，占所有阴道恶性肿瘤的 3%～5%。原发肿瘤常由于阴道黑痣引起。

阴道黑色素瘤发病的高峰年龄为 50～60 岁，年龄范围 22～83 岁。本病的死亡率高，5 年生存率为 15%～20%。

1. 发病原因

（1）来自原有的痣，尤其为交界痣是恶性黑色素瘤的主要来源。

（2）来自恶性前期病变（恶性雀斑）。

（3）来自正常皮肤。

至于恶变的原因尚有争论，一般认为与内分泌和刺激有密切关系。文献报道恶性黑色素瘤的发病与种族、免疫系统状态及遗传有关。有人认为免疫系统状态是一个附加因素，将决定一个除了有遗传倾向的人是否最后发生恶性黑色素瘤，任何免疫缺陷都可能是一个触发因素。一些恶性黑色素瘤具有遗传性，称为遗传性黑色素瘤或家族性恶性黑色素瘤。恶性黑色素瘤患者的近亲中恶性黑色素瘤的发生率尤其高。

2. 病理

（1）大体所见：在黏膜表面形成黑色或棕黑色肿块，肿块大小不定，有时在肿块表面有溃疡，仔细检查可发现在主要肿瘤的四周有多个小的子瘤，为瘤组织向外浸润所致。

（2）显微镜下所见：瘤细胞形状不一，呈圆形、多角形及梭形。并呈各种排列，成串、假腺泡样或成片，胞质较透明，内含黑素颗粒，以及表皮真皮交界处上皮细胞团生长活跃现象都有助于诊断。如无黑素，可用特殊染色来检测，包括 Fontana 组化染色、新鲜组织做多巴反应及酪氨酸酶反应、用免疫组织化学以 HMB45 来检测。

3. 临床表现

（1）症状：常为阴道流血（65%），阴道异常分泌物（30%）和阴道肿块（20%）。阴道肿块易发生溃疡，常常导致感染及分泌物混浊。如出现坏死，则患者的阴道分泌物中有异常组织并含有污血。其他的症状有疼痛、解尿不畅、排便不畅、下腹部不适及腹股沟扪及肿块。自出现症状到诊断明确平均时间约为 2 个月。

（2）体征：阴道黑色素瘤可发生于阴道的任何部位，最常见发生于下 1/3 的阴道前壁。肿瘤常呈乳头状及息肉样生长，可伴溃疡及坏死。肿瘤表面通常为蓝黑色或黑色，仅 5% 表面为无色素。病灶周围常常有小的卫星病灶。Morrow 等报道，初次检查时 70% 肿瘤的直径 > 2 cm。必须彻底检查生殖道或生殖道外的原发部位，因为较多的阴道黑色素瘤是转移性的而不是原发的。

4. 治疗

阴道恶性黑色素瘤的治疗原则首选手术。

（1）手术治疗：手术范围应根据病灶的部位、大小、深浅而决定。对可疑病例一定要做好广泛手术的准备工作，然后做局部切除送冰冻检查。根据冷冻检查结果决定手术范围。如病灶位于阴道上段，除切除阴道外，还需作广泛子宫切除及双侧盆腔淋巴结清除术。如病灶位于阴道下段，在阴道口附近，则需作阴道切除术及双侧腹股沟淋巴结清扫术。如病变晚、浸润深，则可能需行更广泛的手术，如前、后或全盆腔清扫术。

（2）放射治疗：阴道恶性黑色素瘤对放射治疗不十分敏感，因此，放射治疗不宜作为首选的治疗方法。转移及复发的患者可采用放射治疗，可以起到姑息及延长生命的作用。

（3）化学治疗：作为手术治疗后的辅助治疗，起到消除残存病灶的作用，以提高生存率。

（4）免疫治疗：近年来，免疫治疗恶性黑色素瘤取得较好的疗效。应用 γ - 干扰素或白细胞介素治疗，也有应用非特异的免疫治疗如卡介苗。

5. 预后

阴道恶性黑色素瘤的预后较差，肿瘤生长非常迅速，短期内肿瘤可发生腹股沟淋巴结转移。有报道，患者 5 年生存率不到 20%，而阴道鳞状细胞癌的 5 年生存率可达 50%。

（四）阴道肉瘤（vaginal sarcoma）

阴道肉瘤极为罕见，仅占阴道恶性肿瘤的 2% 以下。可发生于任何年龄的女性，从幼女到老年，文献报道最年轻的患者仅 13 个月。其发生年龄有两个高峰：一是在 5 岁以前，二是在 50 ~ 60 岁之间。阴道肉瘤常见以下类型：

1. 平滑肌肉瘤（leiomyosarcoma）

在成年人中，平滑肌肉瘤是最常见的阴道肉瘤，但仅占所有阴道肿瘤中很少的比例。它常发生在阴道上段的黏膜下组织。显微镜下可见：梭形细胞，核异型，分裂象多，一般分裂象大于 5/10 高倍镜；细胞不典型。预后与组织学分级、分裂象的多少有关，分裂象多则提示预后差。平滑肌肉瘤经淋巴或血行转移，以血行转移更常见。

（1）临床表现：患者常主诉阴道有块物，伴阴道或直肠疼痛，阴道血性排液等。阴道块物大小不一，直径为 3 ~ 10 cm，增大的肿瘤可以充塞阴道，甚至脱向外阴。如肿瘤表面破溃则有阴道流血及白带增多。肿瘤充塞阴道时可影响性生活及下腹与阴道胀痛等。

（2）治疗：治疗原则与其他女性生殖道平滑肌肉瘤相同。首选手术治疗，化疗及放疗作为辅助治疗。

局部广泛切除，如肿瘤位于阴道上段则加行广泛子宫及盆腔淋巴结清扫术。如病情较晚期，则可加行邻近器官的切除（膀胱或直肠）。辅助应用化疗和放疗有一定的价值。

2. 胚胎横纹肌肉瘤（embryonal rthabdomyosarcoma）

胚胎横纹肌肉瘤，又称葡萄状肉瘤（sarcoma botryoides），是发生于婴儿阴道的最常见的恶性肿瘤：肿瘤起源于上皮下结缔组织，肿瘤并不仅可发生于阴道，也可发生于泌尿生殖道及生殖道以外的组织。若发生于阴道，则多见于阴道顶或阴道上部的前壁。

（1）发病机理：具体发病机理尚不清楚。Nillis 等认为胚胎横纹肌肉瘤是米勒管发育异常所致。但 Willis 则认为其来源于成熟肌原组织，或为具有迷走分化能力的中胚叶组织。肉瘤中可见中胚叶的成分，尤其是含有胚胎性横纹肌，故名。

（2）病理：

①大体所见：多个息肉样突出，可充满整个阴道，有时突出于阴道口外，肿瘤组织疏松。阴道前壁病灶多于后壁病灶。

②显微镜下所见：表面黏膜下有一层组织较致密，内有较深染的异型梭形细胞，较为密集，称为形成层，为组织形态特征之一；疏松的黏液样组织中，常可找到横纹肌母细胞和胚胎性横纹肌细胞。

（3）临床表现：

①症状：初起时可无症状，随着肿瘤的发展，阴道流血是最常见的症状。点滴出血是第一条线索。

有时在哭吵、咳嗽或大便后阴道流血。

②体征：初次检查时可发现息肉样组织。常将其误诊为炎性息肉、阴道炎。肿瘤漫延至阴道口时，可见透亮、水肿的葡萄状息肉或息肉状组织。

必须强调妇科检查很重要。不管患者的年龄大小，只要有异常的阴道流血，就必须行妇科检查（检查前须征得患者家属同意），包括内、外生殖器的窥视和扪诊。婴儿的检查必须在麻醉下进行。用小扩鼻器扩张阴道后进行检查。肿块常位于阴道上 2/3 前壁。肿瘤首先向阴道腔内生长，随后浸润破坏扩展至阴道旁结缔组织，并可转移到身体的其他部位，最常转移至局部淋巴结、肺及肝脏。

肿瘤生长很快，在出现症状后 3 个月之内就可引起患者的死亡。如果不治疗，大多数患者在出现症状后 9 ～ 18 个月死亡。患者的预后与诊断时疾病的期别和所选择的治疗方式密切有关。

（4）诊断：胚胎横纹肌肉瘤恶性程度高，发展快，一般从患者出现症状到死亡的间隔时间为 9 ～ 18 个月，也有在症状发生后 3 个月内即死亡者。所以早期诊断至关重要。一般根据上述症状及体征，诊断并不困难，但最后诊断需根据病理检查。

（5）治疗：现常应用联合治疗。以手术治疗为主，辅以放射治疗和化学治疗。手术应采用根治术，因为：①本病发展快，如不治疗多在一年内死亡；②该肿瘤可能为多中心（在阴道、膀胱、宫颈及宫腔等）发生，治疗失败都是因为肿瘤复发；③远处转移出现晚，并不常见。

根治术范围为全子宫、全阴道、部分外阴切除和盆腔淋巴结清扫术。晚期患者必要时需作全盆腔清除术。单纯手术治疗效果欠佳。自 20 世纪 70 年代以来，放疗和化疗的迅速发展故提出综合治疗的方法。手术范围可根据病灶的范围适当选择相对较小的根治性手术。术前采用化疗或低剂量放射治疗（肿瘤剂量 40 ～ 50 cGy）。所采用的化疗药物是长春新碱，放线菌素 D 和环磷酰胺（VAC）。应用综合治疗，有可能保留膀胱和直肠。应用联合治疗的患者的 5 年生存率高达 75％。目前已不再强调必须行根治性盆腔清扫术。

（6）预后：肿瘤生长很快，在出现症状后 3 个月之内就可引起患者的死亡。如果不治疗，大多数患者在出现症状后 9 ～ 18 个月死亡。患者的预后与诊断时疾病的期别和所选择的治疗方式密切有关。

重要的可影响预后的因素为：①疾病的程度（即局部、区域或扩散）。②治疗时间，从症状出现到治疗的时间越短，预后愈好。③首次治疗的彻底性，采用广泛的病灶切除及淋巴结清扫术，可提高生存率。Hilgers 报道 5 年生存率可提高至 50％。

（五）继发性阴道恶性肿瘤

由于发生于阴道的继发性肿瘤远多于原发性肿瘤，因此，如诊断为阴道恶性肿瘤，首先需排除转移性肿瘤的可能。肿瘤不仅仅来自生殖道的肿瘤如子宫内膜、卵巢、宫颈的肿瘤会转移至阴道；也可源自其他脏器的肿瘤，如肾脏、乳房、直肠和胰腺的肿瘤。有时因发现阴道部位的转移肿瘤，经检查后才发现其原发性肿瘤。

第三节　子宫内膜癌

子宫内膜癌（endometrial carcinoma）是发生于子宫内膜的一组上皮性恶性肿瘤，以来源于子宫内膜腺体的腺癌最常见。为女性生殖道三大恶性肿瘤之一，占女性全身恶性肿瘤 7％，占女性生殖道恶性肿瘤 20％ ～ 30％。近年来发病率在世界范围内呈上升趋势。

一、发病相关因素

1. 雌激素长期持续增高

子宫内膜长期受雌激素刺激而无黄体酮拮抗，可能导致内膜癌的发生。内源性雌激素：无排卵性功血、多囊卵巢综合征、功能性卵巢瘤等合并存在。外源性雌激素：是指使用雌激素替代疗法时使用的雌激素。随着选用雌激素剂量的增加和使用时间的延长，危险性增加。

2. 子宫内膜变化

常伴有子宫内膜增生过长。

3. 体质因素

肥胖、高血压、糖尿病、未婚、少产是内膜癌的高危因素，为宫体癌综合征。内膜癌患者绝经年龄平均晚 6 年。

4. 遗传因素

家庭子宫内膜癌、乳癌、结肠癌史。

二、分期

子宫内膜癌的分期采用国际妇产科联盟（FIGO）

2009 年制定的手术－病理分期。

子宫内膜癌的手术病理分期（FIGO，2009）：

Ⅰ 期　　肿瘤局限于子宫体

Ⅰ a 期　　肿瘤浸润深度 < 1/2 肌层

Ⅰ b 期　　肿瘤浸润深度 ≥ 1/2 肌层

Ⅱ 期　　肿瘤侵犯宫颈间质，但无宫体外蔓延△

Ⅲ 期　　肿瘤局部和（或）区域

Ⅲ a 期　　肿瘤累及浆膜层和（或）附件

Ⅲ b 期　　阴道和（或）宫旁受累

Ⅲ c 期　　盆腔淋巴结和（或）腹主动脉旁淋巴结转移

Ⅲ c_1 期　　盆腔淋巴结阳性

Ⅲ c_2 期　　腹主动脉旁淋巴结阳性和（或）盆腔淋巴结阳性

Ⅳ 期　　肿瘤侵及膀胱和（或）直肠黏膜，和（或）远处转移

Ⅳ a 期　　肿瘤侵及膀胱或直肠黏膜

Ⅳ b 期　　远处转移，包括腹腔内和（或）腹股沟淋巴结转移

三、临床表现

1. 症状

极早期无明显症状，以后出现阴道流血、阴道排液、疼痛等。

（1）阴道流血：主要表现为绝经后阴道流血。量一般不多、尚未绝经者表现为月经增多、经期延长或月经紊乱。

（2）阴道排液：多为血性液体或浆液性分泌物，合并感染则有脓血性排液，恶臭。因阴道排液异常就诊者约占 25%。

（3）下腹疼痛及其他：若癌肿累及宫颈内口，可引起宫腔积脓，出现下腹胀痛及痉挛样疼痛。晚期浸润周围组织或压迫神经可引起下腹部及腰骶部疼痛。晚期可出现贫血、消瘦及恶病质等症状。

2. 体征

早期子宫内膜癌妇科检查无异常发现。晚期可有子宫明显增大，合并宫腔积脓时可有明显触痛，宫颈管内偶有癌组织脱出，触之出血。癌灶浸润周围组织时，子宫固定或宫旁扪及不规则结节状物。

四、诊断

除根据临床表现和体征外，病理组织学检查是确诊的依据。

1. 病史及临床表现

对于绝经后阴道流血、绝经过渡期月经紊乱均应排除内膜癌后再按良性疾病处理。对于以下情况妇女要密切随诊：①有子宫内膜癌发病高危因素者如肥胖、不育、绝经延迟者。②有长期应用雌激素、他莫昔

芬或雌激素增高病史者。③有乳癌、子宫内膜癌家族史者。必要时进行分段诊刮送组织病理学检查。

2. B 型超声检查

经阴道 B 型超声检查可以了解子宫大小、宫腔形状、宫腔内有无赘生物、子宫内膜厚度、肌层有无浸润及深度，为临床诊断及处理提供参考。子宫内膜癌超声图像为子宫增大，宫腔内有实质不均回声区，或宫腔线消失，肌层内有不规则回声紊乱区等表现。彩色多普勒显像可见混杂的斑点或棒状血流信号，流速高、方向不定，频谱分析为低阻抗血流频谱。

3. 分段诊刮

分段诊刮是最常用最有价值的诊断方法、分段诊刮的优点能鉴别子宫内膜癌和宫颈管腺癌；也可明确子宫内膜癌是否累及宫颈管，为制订治疗方案提供依据。

4. 其他辅助诊断方法

（1）宫颈管搔刮及子宫内膜活检：对绝经后阴道流血，宫颈管搔刮可协助鉴别有无宫颈癌；若 B 型超声检查确定宫腔内有明显病变，作宫腔内膜活检也可明确诊断。

（2）细胞学检查：宫颈刮片、阴道后穹隆涂片及宫颈管吸片取材做细胞学检查，辅助诊断子宫内膜癌的阳性率不高，分别为 50%、65%、75%。近年来宫腔冲洗、宫腔刷或宫腔吸引涂片等准确率高，但操作复杂，阳性也不能作为确诊依据，故应用价值不高。

（3）宫腔镜检查：可直接观察宫腔及宫颈管内有无癌灶存在，大小及部位，直视下取材活检，减少对早期子宫内膜癌的漏诊。但可能促进癌细胞扩散。

（4）其他：MRI、CT 及 CA125 测定可协助诊断病变范围，有子宫外癌播散者其血清 CA125 明显升高。目前认为动态增强 MRI 是评估子宫肌层和盆腔内局部浸润的最佳方法。

五、鉴别诊断

1. 绝经过渡期功血

以月经紊乱如经量增多、延长或不规则阴道流血为主要表现。妇科检查无阳性体征，应作分段诊刮明确诊断。

2. 老年性阴道炎

血性白带，检查时可见阴道黏膜变薄、充血或有出血点、分泌物增加等表现，治疗后好转，必要时可先抗感染治疗后再作诊刮排除子宫内膜癌。

3. 子宫黏膜下肌瘤或内膜息肉

有月经过多或经期延长症状，可行 B 型超声检查、宫腔镜及分段诊刮确定诊断。

4. 宫颈管癌、子宫肉瘤及输卵管癌

均可有阴道排液增多或不规则流血；宫颈管癌因癌灶位于宫颈管内，宫颈管变粗、硬或呈桶状；子宫肉瘤的子宫明显增大、质软、输卵管癌可有间歇性阴道排液、流血、下腹隐痛为主要症状，可有附件包块。

六、治疗

参考中华医学会妇科肿瘤分会 2009 年指南及 NCCN 指南。主要治疗方法为手术、放疗及药物（化学药物及激素）治疗。应根据患者全身情况、癌变累及范围及组织学类型选用和制订适宜的治疗方案。早期患者以手术为主，按手术 – 病理分期的结果及存在的复发高危因素选择辅助治疗；晚期则采用手术、放疗、药物等综合治疗。

1. 手术治疗

手术治疗为首选的治疗方法。手术目的：一是进行手术—病理分期、确定病变的范围及预后相关的重要因素，二是切除癌变的子宫及其他可能存在的转移病灶。术中首先进行全面探查，对可疑病变部位取样做冰冻切片检查；并留腹水或盆腹腔冲洗液进行细胞学检查。剖视切除的子宫标本，判断有无肌层浸润。手术切除的标本应常规进行病理学检查，癌组织还应行雌、孕激素受体检测，作为术后选用辅助治疗的依据。

Ⅰ期患者占75%，根据复发风险和生存时间分为三组：低危组：Ⅰa/b，$G_{1/2}$，内膜样癌。中危组：Ⅰa/b，G_3内膜样癌。高危组：Ⅰa/b，浆液性/透明细胞/小细胞/未分化。

（1）Ⅰ期患者若不能耐受手术者选择肿瘤靶向放疗并进行后续检测；可手术者应行筋膜外全子宫切除及双附件切除术加盆腔及腹主动脉旁淋巴结清扫术。

鉴于子宫内膜乳头状浆液性癌恶性程度高，早期出现淋巴转移及盆腹腔转移，其临床Ⅰ期手术范围应与卵巢癌相同，除分期探查、切除子宫及双附件，清扫腹膜后淋巴结外，并应切除大网膜及阑尾。低危组：术后不需辅助治疗；中危组：辅助性盆腔放疗可显著降低局部复发，≥60岁患者中，ⅠC和$G_{1/2}$，Ⅰa/b和G_3，局部复发率>15%，推荐辅助放疗。高危组：推荐盆腔放疗以增加局部控制率；辅助性铂类为基础的化疗显著改善预后。

（2）Ⅱ期不能耐受手术患者选择肿瘤放射治疗并进行后续检测；可手术应行广泛子宫切除及双附件切除术，同时行盆腔及腹主动脉旁淋巴结清扫。若宫颈活检或者MRI阳性发现或者肉眼见受侵者可行根治性子宫及双附件切除+盆腔及腹主动脉旁淋巴结清扫。高危患者或仅行全子宫切除术者推荐进行辅助性盆腔放疗+近距离照射。

（3）Ⅲ期和Ⅳ期的晚期患者：

①病灶在腹腔内，包括腹水、大网膜、淋巴结、卵巢、腹膜肿瘤细胞阳性者行筋膜外全子宫及双附件切除术+细胞学+最大限度肿瘤减灭或盆腔、腹主动脉旁淋巴结切除；

②病灶在子宫外盆腔，包括阴道、膀胱、结肠，直肠、宫旁出现浸润者，行盆腔放疗或手术+近距离放疗或化疗。

③腹膜外膜腔/肝脏发现病灶者考虑姑息性子宫双附件切除或放疗或激素治疗或化疗。

腹腔镜手术现在越来越多应用于子宫内膜癌的治疗，尤其是对于肥胖妇女和高危妇女的术前诊断，而且研究表明腹腔镜手术并没有增加手术并发症的发生率。

2. 放疗

放疗是治疗子宫内膜癌有效的方法之一，分腔内照射及体外照射两种。腔内照射多用后装腔内照射，高能放源为^{60}Co或^{137}Cs。体外照射常用^{60}Co或者直线加速器。

（1）单纯放疗：仅用于有手术禁忌证或无法手术切除的晚期内膜癌患者。腔内总剂量为45～50Gy。体外照射总剂量40～45Gy。对Ⅰ期G_1，不能接受手术治疗者可选用单纯腔内照射外，其他各期均应采用腔内腔外照射联合治疗。

（2）术前放疗：可缩小癌灶，创造手术条件。对于Ⅱ、Ⅲ期患者根据病灶大小，可在术前加用腔内照射或外照射。放疗结束后1～2周进行手术。但自广泛采用FIGO手术-病理分期以来，术前放疗已经很少使用。

（3）术后放疗：是内膜癌最主要的术后辅助治疗，可明显降低局部复发，提高生存率。对已有深肌层浸润、淋巴结转移、盆腔及阴道残留病灶的患者术后均需加用放疗。根据目前最新的研究发现单纯阴道近距离放疗对控制子宫内膜癌阴道转移非常有效，而且比体外放疗的胃肠道副作用更小，因此认为单纯阴道近距离放疗应该作为复发高危人群的重要辅助治疗之一。

3. 孕激素治疗

孕激素治疗对晚期或复发癌、早期要求保留生育功能患者可考虑孕激素治疗。其机理可能是孕激素作用于癌细胞并与孕激素受体结合形成复合物进入细胞核，延缓DNA和RNA复制。抑制癌细胞生长、孕激素以高效、大剂量、长期应用为宜，至少应用12周以上方可评定疗效。孕激素受体阳性者有效率可达80%。常用药物：口服甲羟黄体酮200～400 mg/d；己酸黄体酮500 mg，肌注每周2次，长期使用可有水钠潴留、水肿或药物性肝炎等副作用，停药后即可恢复。据文献报道孕激素不但可以逆转子宫内膜不典型增生，成功率高达80%～90%，而且对原发性子宫内膜癌治疗有效率达50%～70%。

4. 抗雌激素制剂治疗

抗雌激素制剂治疗的适应证与孕激素相同。他莫昔芬（tamoxifen，TAM）为非甾体类抗雌激素药物，亦有弱雄激素作用。他莫昔芬与雌激素竞争受体，抑制雌激素对内膜增生作用；并可提高孕激素受体水平；大剂量可抑制癌细胞有丝分裂。常用剂量为 20 ～ 40 mg/d，可先用他莫昔芬 2 周使孕激素受体含量上升后再用孕激素治疗，或与孕激素同时应用。不良反应有潮热、急躁等类绝经期综合征表现等。

5. 化疗

化疗为晚期或复发子宫内膜癌综合治疗措施之一；也有用于术后有复发高危因素患者的治疗以减少盆腔外的远处转移。常用化疗药物有顺铂、阿霉素、紫杉醇、环磷酰胺，氟尿嘧啶、丝裂霉素、依托泊苷等。可单独应用或联合应用，也可与孕激素合并使用。临床常用的联合化疗方案是顺铂（50 mg/m²）、阿霉素（50 mg/m²）和环磷酰胺（500 mg/m²），即 PAC 方案，总的有效率可达 31% ～ 81%，大多数为部分缓解，缓解时间 4 ～ 8 个月，但改善 5 年生存率的效果不明显。子宫乳头状浆液性腺癌术后应给予化疗，方案同卵巢上皮癌。

七、预后

影响预后的因素主要有三方面：①癌瘤生物学恶性程度及病变范围包括病理类型、组织学分级、肌层浸润深度、淋巴结转移及子宫外病灶等。②患者全身状况及年龄。③治疗方案的选择。

八、预防

①普及防癌知识，定期体检。②重视绝经后妇女阴道流血和围绝经期妇女月经紊乱的诊治。③正确掌握雌激素应用指征及方法。④对高危因素的人群应有密切的随访或监测。

第七章 女性性传播疾病

第一节 尖锐湿疣

尖锐湿疣又称尖圭湿疣、生殖器疣或性病疣。是由人类乳头瘤病毒（HPV）引起的增生性疾病。尖锐湿疣的发病率是生殖器疱疹的 3 倍，大多数患者为 16 ~ 35 岁的年轻人，本病主要是通过性接触传染，也可垂直传播，儿童生殖器肛门疣和喉乳头瘤病的发生与患生殖器疣母亲分娩时感染有关。患者的性伴 2/3 会出现本病，潜伏期平均为 2 ~ 3 个月。

尖锐湿疣在全世界流行，是目前欧美国家常见的性病之一。近 10 年来，本病在美国的发病数增加了 5 倍，英国自 1975—1979 年，尖锐湿疣的发病率由 41.91/10 万上升到 65.43/10 万。据我国统计资料表明，1997 年全国共报告 8 种性病的新发病例共 461 510 例，其中尖锐湿疣占 22.69%，仅次于淋病，占第 2 位。对 26 个监测点监测资料分析，尖锐湿疣的发病率 1997 年是 47.15/10 万，比 1996 年增长 15.37%。本病在我国南方比北方更为多见，男女患者之比为 0.83：1。本病与生殖器癌的发生有一定关系，故日益受到人们的重视。

一、病原学

尖锐湿疣的病原体是 HPV，是一种 DNA 病毒，病毒颗粒直径为 50 ~ 55 nm，表面有 72 个壳微粒组成，排列成正 20 面体，中心为病毒的 DNA 链。HPV 具有高度的宿主和组织特异性，能引起人体皮肤和黏膜的鳞状上皮增殖。现代分子生物学技术的发展，已分离到 80 个型以上的 HPV，不同型的 HPV 感染可以引起不同的临床表现，其中侵犯泌尿生殖系统的有 20 个型以上。尖锐湿疣与 HPV6、11、16、18、31、33、35、39、41 ~ 45、51、56 及 59 型感染有关，在宫颈部位的感染中，HPV 的类型与致癌性有关，HPV6、11 型致癌性小，HPV31、33、35 型中等致癌性，HPV16、18 型有高度致癌性。

二、发病机制及病理

HPV 在人体温暖潮湿的条件下最易生存繁殖，故外生殖器及肛周部位易发生感染。

1. 传播方式

（1）性接触传染：为最主要的传播途径，在性交过程中，即使很细小的皮肤黏膜的裂隙，当含有比较大量病毒颗粒的表皮细胞或角蛋白进入时，就有可能严重感染，故在性关系比较混乱的人群中最易发生，一般在病期 3 个月时传染性最强。

（2）间接接触传染：部分患者可能通过患者接触过的物品间接传染而发病，也可通过家庭内非性行为接触而传染。

（3）母婴传播：母亲患 HPV 感染时，在分娩过程中，胎儿经过感染有 HPV 产道或在出生后与患儿密切接触，均可引起感染。

2. HPV 感染

HPV 感染与机体的免疫功能有重要的关系，尤其是与细胞免疫功能有关，HPV 感染和与 HPV 有关的癌常是慢性免疫功能受抑制后的晚期并发症。

组织病理变化：主要表现为角层角化不全、轻度角化过度，特点为乳头瘤样增生，棘层高度肥厚，表皮嵴增粗延长，中上层的细胞有明显的空泡形成，这些空泡化细胞比正常细胞大、核浓缩、核周围有透亮的晕，真皮内血管扩张，周围有中等度慢性炎性细胞浸润。

三、临床表现

本病的潜伏期长短不一，一般为两周到 8 个月，平均为 3 个月左右。

最常发生的部位，男性依次为冠状沟、龟头、包皮、系带、尿道、阴茎体、肛门和阴囊等；女性依次为大小阴唇、处女膜残端、尿道口、下联合、子宫颈、阴道壁、肛周、阴阜等，偶见外阴和肛周以外部位，如腋窝、脐窝、趾间、乳房下、口腔颊部或舌边缘等。

尖锐湿疣病损初起为小而柔软的疣状淡红色小丘疹，以后逐渐增大，数目增多，表面凹凸不平，此时通常无特殊感觉，继续增大。根据其形态可分成丘疹型、乳头型、菜花型、鸡冠型、蕈样型，疣表面比较粗糙，呈灰白色或粉红色，可因摩擦或浸渍而破溃、渗出、出血或感染，伴有痒感、压迫感、疼痛感。

巨大型损害又称 Buschke-Lowenstein 巨大型尖锐湿疣，临床上表现为生长迅速，形成疣状或菜花型，可发生坏死和感染，形态颇似癌，而组织病理为良性变化。

妊娠期妇女疣体发展比较迅速，治疗后也易复发，可能与激素代谢的改变有关。

尖锐湿疣与生殖器癌的发生有密切关系，有报告外阴部的尖锐湿疣，经过 5 ~ 40 年后，可能会转化为鳞状细胞癌；有 15% 阴茎癌、5% 女阴癌及某些肛门癌是在原有尖锐湿疣的基础上发生的，特别是宫颈癌与 HPV 的感染有关，发生恶变尤与 HPV16 型、18 型、31 型、33 型的感染有关。

四、诊断及鉴别诊断

（一）诊断

根据婚外性交史，或嫖娼史，或配偶感染史，及生殖器肛门部位的增生物形态，一般诊断不难，必要时可配合下列检查，有助于明确诊断。

1. 醋酸白试验

用棉拭子蘸 5% 醋酸溶液涂于待检皮损及附近的皮肤黏膜上，过 1 min 左右即可见到 HPV 感染部位变白，为均匀一致的变白区域，周边分界清楚，用放大镜看，更为清楚。但目前已有人提出醋酸白试验的诊断价值是有限的。

2. 组织病理学检查

组织病理学检查见到上述典型的棘细胞空泡化变，有助于诊断。

3. 细胞学检查

用阴道或宫颈疣组织涂片，做巴氏染色，可见到两种细胞，即空泡化细胞及角化不良细胞同时存在，对尖锐湿疣诊断有诊断价值。

其他也可用免疫细胞化学法，检测损害中 HPV 抗原，可证实感染的存在，但需要一定的条件，一般不常用于临床。

（二）鉴别诊断

1. 绒毛状小阴唇

绒毛状小阴唇又名假性湿疣，见于女性双侧小阴唇内侧或尿道口，为多发性、群集性颗粒状丘疹或绒毛状突起，是一种正常的生理变异，并非病态。

2. 阴茎珍珠状丘疹

阴茎珍珠状丘疹是指发生于男性冠状沟针头大小的黄白色或淡红色的小丘疹，成行排列，质硬，无压痛，不增生，无功能障碍，醋酸白试验阴性。

3. 扁平湿疣

扁平湿疣是二期梅毒一种特征性的损害，为发生于外阴肛门部群集的扁平斑丘疹，表面光滑潮湿，无角化，组织液暗视野显微镜检查可发现有大量梅毒螺旋体及 RPR 和 TPHA 试验均为阳性。

4. 生殖器癌

生殖器癌多见于年龄较长者，皮损向下浸润，易发生溃破感染，组织病理检查可见细胞变异，而无空泡化细胞，一般容易鉴别。

5. 鲍温病样丘疹

鲍温病样丘疹易发生于青年男女生殖器皮肤黏膜部位棕红色小丘疹，组织病理类似鲍温病样改变。

五、治疗

尖锐湿疣治疗的目的是去除肉眼可见的疣体，改善症状和体征，避免复发，目前治疗的方法有三大类。

（一）局部药物治疗

1. 0.5% 足叶草毒素酊

是从足叶草酯中提取的有效成分，先用凡士林或抗生素软膏涂布于疣体周围正常的皮肤或黏膜上，用小棒蘸取药物涂于疣体表面，每天 2 次，连续 3 d 为 1 个疗程，少许残存疣体间隔 4 d 后再用 1 个疗程，本品有致畸作用，孕妇忌用。

2. 25% 足叶草脂酊

本品为足叶草的粗制品，涂于疣体损害上，4 ~ 6 h 后用水洗去药液，3 d 后不愈，可再重复用药。本品有一定的不良反应，可导致恶心、呕吐、发热、感觉异常、白细胞及血小板减少、昏迷甚至死亡，因有致畸作用，孕妇忌用，因而不可交付给患者自己使用，应由医务人员施治。

3. 50% 三氯醋酸溶液

每日 1 次，共用 1 ~ 2 次，重复用药需间隔 1 周，注意保护周围正常的皮肤和黏膜。

4. 5% 咪喹莫特霜

最近报告用此药外用尖锐湿疣效果好，不良反应小，患者可自己涂抹，每周外用 3 次，连用 16 周，每次用药后 6 ~ 10 h 洗去。

5. 3% 酞丁胺搽剂

每日 1 ~ 2 次，涂于患部。

6. 5% 氟脲嘧啶软膏

有免疫刺激和抑制 DNA 和 RNA 合成作用，每日外用 1 ~ 2 次，孕妇禁用。

（二）物理疗法

1. 激光治疗

采用二氧化碳激光治疗，注意掌握治疗深度十分重要，过浅易复发，过深易使创面不易愈合及瘢痕形成，术后应注意出血和创面感染。

2. 冷冻治疗

采用液氮或二氧化碳干冰，破坏受染的组织和激发对该部位的免疫应答，冷冻治疗具有操作简便、高效和患者易耐受之优点，但有发生瘢痕形成和色素沉着的可能。

3. 电灼治疗

用电刀及电针治疗，对疣体行烧灼或切割。

4. 手术切除

适用于较大的疣体。

（三）免疫疗法

1. 干扰素

含有多种蛋白质和糖蛋白，具有抗病毒、抗增殖、抗肿瘤和免疫调节活性。可用于肌内、皮下或损害基底部注射，每周3次，至少4周，一般用8～12周。目前，对干扰素的给药途径、使用剂量和治疗效果等尚无确切的评价。

2. 转移因子

每次1～2个单位，皮下注射，每周2次，6次为1个疗程。

3. 左旋咪唑

每次50 mg，每日3次，连服3 d，11 d后再服3 d。

尖锐湿疣的治疗应该根据疣体的部位和大小来选择治疗的方法，这样既可达到最佳治疗效果，又可减少毒副作用的发生。无论何种方法治疗，都有复发的可能，最好采用联合方法治疗，如药物治疗或物理治疗与免疫疗法结合起来，能减低复发率。

六、预防

注意浴具及内衣裤的清洁卫生，避免通过物品间接感染。避免发生婚外性行为，必要时使用避孕套。

第二节　淋病

一、病原学

由淋病奈瑟菌即淋球菌引起，为革兰阴性双球菌，外形卵圆或豆状，长0.6～0.8 μm，宽0.5 μm，相邻面扁平或稍凹陷，常成对排列。此菌性娇嫩，适宜在潮湿、温度35～36℃、含2.5%～5%二氧化碳的环境中生长。在完全干燥的条件下1～2 h就能死亡。温度39℃时能存活13 h，42℃时15 min，50℃时5 min，100℃时立即死亡。但在潮湿毛巾中可存活10～24 h。各种消毒剂均能杀死淋球菌，它对黏膜杀菌剂如硝酸银特别敏感，1∶4 000硝酸银溶液可使脓液中的淋球菌在2 min内死亡。

二、发病机制

淋球菌的结构与其他细胞相同，由核质、细胞质、细胞膜与细胞壁构成。细胞外壳（包括细胞膜和细胞壁）具有细菌毒力的最重要结构，在淋病发病中起关键作用，也可与宿主黏膜表面免疫物质发生反应。细胞膜包被细胞质，具有合成细胞壁中外膜蛋白的许多成分的功能。细胞壁由黏肽层和外膜组成。黏肽层在细胞外壳的中间，由一系列糖和氨基酸连接在一起成为坚固的网状结构，能保持淋球菌结构的完整。外膜暴露于环境，其主要成分为膜蛋白、脂多糖和菌毛。膜蛋白可分为蛋白Ⅰ、Ⅱ及Ⅲ。蛋白Ⅰ为主要蛋白，占外膜蛋白60%。不同菌株的蛋白不同，抗原性也不同。蛋白Ⅱ能使淋球菌与宿主上皮、白细胞相互黏合。蛋白Ⅰ与蛋白Ⅲ复合物在外膜形成孔道，使水溶性营养物质和其他对细菌代谢的重要物质通过孔道进入细菌内。

外膜结构中的脂多糖为淋球菌的内毒素，它在人体的黏膜下与体内补体协同引起炎症反应，使上皮细胞坏死脱落，与中性粒细胞形成脓液。

从外膜表面伸出的菌毛是由一系列相同的蛋白亚单位（菌毛蛋白）组成的单丝状结构，具有抗原性。菌毛蛋白分子一端的氨基酸序列具疏水性，推测此部分的作用是嵌入和联结其他菌毛蛋白分子形成菌毛，而菌毛蛋白分子的另一端（羧基端），由于其氨基酸序列在各菌株间有很大差别，可能引起不同菌株菌毛抗原性的不同。菌毛在淋球菌致病中有很大意义，有人报告有菌毛的淋球菌比无菌毛的淋球菌更易黏附到宫颈和输卵管的黏膜细胞，以及人的精液和红细胞。

目前已了解淋球菌有黏附宿主黏膜的特性，尤其是对黏膜柱状上皮细胞。淋球菌进入尿道或宫颈后，细胞的菌毛、外膜蛋白Ⅱ迅速使淋球菌黏附于柱状上皮细胞，淋球菌被柱状上皮细胞吞食，并在其中开始增殖。上皮细胞受到损伤，发生溶解，将淋球菌释放到黏膜下层，通过脂多糖内毒素与宿主补体协同作用，造成局部炎症反应。1～2 d后炎症加重，黏膜广泛水肿，白细胞聚集，上皮细胞坏死与脱落，出现大量脓液。泌尿生殖道的腺管及陷窝可受到淋球菌侵犯，炎症严重时腺管开口被阻塞，分泌物上行蔓延时，男性可并发前列腺、精囊、输精管及附睾的炎症；女性可并发子宫内膜、输卵管及盆腔腹膜的炎症。炎症消退后黏膜组织由结缔组织所替代。炎症反复发作，结缔组织纤维化可导致管道狭窄，如尿道狭窄、男性输精管阻塞及女性输卵管阻塞，产生不育及宫外孕。淋球菌也可进入血行，引起败血症及播散性淋病。

　　成人的淋病主要通过性交传播，感染的危险性随着性伴侣的数目及性活动的次数增加而增加。由于解剖部位的不同，女性被感染的危险大于男性，估计与男性患者一次性接触，女性可有50%被感染的可能，而男性一次性接触感染的机会只有20%，4次性接触可达60%。通过口交由感染的咽部传播疾病的机会可能是低的。污染物间接传播在女性可能有一定的意义。污染的毛巾、尿布、肛表、卧具、浴盆、厕所的坐板及护理人员的手等可引起幼女淋病。儿童遭遇性虐待也有感染和传播淋病的可能。母婴传播包括淋球菌由宫颈上行，引起羊膜腔内感染，造成流产早产。新生儿经过患病母亲产道时可发生眼结膜的感染。

三、临床表现

1. 男性淋病

成人感染淋球菌后的潜伏期为1～14 d，平均为3～5 d，其后出现尿道炎，尿道分泌物增多，开始为浆液性，逐渐转为黄色脓性，特别晨起排出最多，常封住尿道口呈"糊口"现象。患者尿道口红肿、刺痒及尿痛、排尿困难。少数病例有微热及疲乏症状，两侧腹股沟淋巴结亦可受到感染而引起红肿疼痛，甚至化脓。有1%～5%的患者无症状，因而不求医，成为继续传播淋病的传染源。

淋菌性尿道炎反复发作时，黏膜下层炎症后形成瘢痕，引起尿道狭窄。另外治疗不及时可发生并发症如包皮腺炎、尿道旁腺炎、尿道球腺炎，上行蔓延可造成前列腺炎、精囊炎、输精管炎和附睾炎。此时尿道口有少量分泌物，检查前列腺均匀肿大，在压痛。患附睾炎时，附睾有肿大和触痛。输精管阻塞可导致不育，但少见。

2. 女性淋病

女性感染症状不如男性有特征性。根据感染部位，如为尿道，则有尿频、尿痛及排尿烧灼感，尿道口红肿，可见少量脓性分泌物；如为宫颈，则阴道排出物增加。窥镜检查，宫颈红肿、糜烂及分泌物，有触痛及性交时疼痛。偶有腰痛及下腹痛。前庭大腺感染，腺开口红肿、疼痛，严重者形成脓肿。与男性淋病患者相比，80%的女性患者症状轻微或无症状，但她们是淋病的传染源。

如感染未及时控制，淋球菌上行可并发盆腔炎，包括子宫内膜炎、输卵管炎、盆腔腹膜炎及肝周围炎等。表现发热、下腹疼痛、性交痛、不正常子宫出血、双侧附件压痛及子宫颈黏液脓性分泌物增多。患者因炎症后输卵管阻塞，可继发不孕或宫外孕。研究表明，输卵管炎发作1次可造成11%不育，发作两次25%不育，发作三次以上53%不育。盆腔炎患者发生宫外孕的机会是非患者的7～10倍。

3. 幼女淋病

幼女阴道上皮发育不完全，由柱状上皮组成，上皮细胞缺乏糖原，阴道内缺乏乳酸杆菌，不能保持阴道内应有的酸度（pH4.5），因此较易受淋球菌侵犯，引起外阴阴道炎。阴道排出脓性分泌物，外阴及肛门周围黏膜、皮肤发生红肿、破溃、疼痛；严重时可感染直肠，引起淋菌性直肠炎。但与成人不同幼女子宫及宫颈发育不全，淋球菌不易侵入。

4. 淋菌性结膜炎

新生儿结膜炎大部分是经患淋病的母亲产道时感染的，在生后4～21 d出现症状，多为双侧。成人结膜炎常是患者自身或其性伴侣泌尿生殖道淋球菌感的分泌物通过手指或毛巾等污染眼部而引起，多为单侧。结膜炎表现为眼结合膜充血水肿，脓性分泌物增多。严重时可致角膜炎. 角膜呈云雾状，可发生溃疡、穿孔，导致失明。

5. 淋菌性咽炎与直肠炎

由于男性同性恋性行为是用肛门或口与生殖器接触，所以直肠与咽部淋病增加。但多数患者无症状，少数咽炎患者有轻微的咽痛，也可发生扁桃体炎；直肠炎者肛门烧灼、瘙痒或有里急后重感。检查上述部位，可见黏膜充血、肿胀并有脓性分泌物。

6. 淋菌性皮肤感染

因淋球菌对鳞状上皮不易感，原发性淋菌性皮肤感染虽有报告，但少见。此种感染大多由尿道分泌物污染所致，如在龟头、冠状沟、下肢近端、手指等处发生小脓疱或溃疡。有的在阴茎腹侧中线部位发生淋球菌感染而无尿道炎。

7. 播散性淋病

淋球菌进入血行，可引起败血症、多发生在原发感染后 2 ~ 3 周，多发性关节炎、心包炎、心内膜炎、脑膜炎以及皮肤损害。典型的皮肤损害为红斑基础上的坏死性小脓疱，多见于四肢被侵犯关节的周围。

四、诊断和鉴别诊断

诊断淋病时，应考虑到当地该病的流行情况，依据病史、临床表现和实验室检查结果做出评价。进行实验室检查时，男性患者取尿道分泌物镜检，油镜下查到多形核粒细胞内典型革兰阴性双球菌，便可确诊。对女性患者则推荐宫颈取材培养，因镜检标本革兰染色的特异性虽与男性相同（95%），但敏感性却只有 40% ~ 70%，所以对女性患者要做培养。另外，直肠及咽部有奈瑟菌属和形态类似的细菌寄生，故不适用取材涂片染色，可做培养鉴定淋球菌进行确诊。

淋球菌培养需用选择培养基如 Thayer-Martin 培养基（含有万古霉素、多黏菌素及制霉菌素等可抑制寄生的微生物生长）。将标本接种到培养基后，置于富有二氧化碳的环境中 35℃ 孵育 24 ~ 48 h，可观察到典型的菌落生长，然后进行鉴定。刮取少许单个菌落做涂片革兰染色检查细菌形态，在菌落上滴加氧化酶试剂（0.5% ~ 1% 新鲜配制的盐酸二甲基对苯二胺溶液），菌落的颜色被染成红色、紫色，直到变成黑色。至此，可根据菌落形态、菌形和氧化酶试验的结果做出诊断；必要时还可进行糖发酵试验进一步确定。

由于培养较为复杂，检查患者不能当时出结果，人们研制了一些非培养的方法，虽有优点（如快速或简便），但尚不理想，这些方法可有假阳性和假阴性的结果。淋病是一种性病，关系到患者在社会上的声誉问题，特别在有法医意义的情况下淋病的诊断非常重要，应取慎重的态度。当前还应提倡培养的方法，特别是耐药的淋球菌菌株不断出现，需要通过培养做药敏试验，以便采取合理的治疗方案。

五、治疗

根据患者不同病情采用相应的治疗方案. 及时、足量、规则用药，疗后应进行随访判定是否治愈。性伴侣如有感染应同时接受治疗，目前常用治疗方案如下。

1. 淋菌性尿道炎（宫颈炎）

头孢曲松 250 mg，1 次肌内注射；或大观霉素 2.0 g（女性 4.0 g），一次肌内注射，或氧氟沙星 400 mg（女性 600 mg），1 次口服；或环丙沙星 500 mg，1 次口服（氟喹诺酮类药物在有严重肾功能障碍者、孕妇及儿童禁用）。

为预防同时存在的沙眼衣原体感染，在单用头孢菌素、大观霉素治疗后，继续按非淋菌性尿道炎（宫颈炎）治疗方案用药，一般用多西环素 100 mg 口服，每日两次，共 7 d。

2. 淋菌性眼炎

淋菌性眼炎应考虑到感染可能波及其他部位，要系统用药。

（1）成人淋菌性眼炎：头孢曲松 1.0 g 肌内注射，每日 1 次，共 5 d；或大观霉素 2.0 g 肌内注射，每日 1 次，共 5 d。如分离的淋球菌对青霉素敏感，可用水剂青霉素 G 1 000 万 U，静脉滴注，每日 1 次，共 5 d。在以上治疗的同时，用等渗盐水冲洗眼部，每 1 h 冲洗 1 次，冲洗后再用 0.5% 红霉素眼膏或 1% 硝酸银液点眼。

（2）新生儿淋菌性眼炎：头孢曲松 25 ~ 50 mg/kg（单剂量不超过 125 mg），静脉或肌内注射，每日1次，共7d。高胆红素血症婴儿，尤其是未成熟儿须慎用；或头孢噻肟25 mg/kg 肌内注射，每日1次，共7d。如分离的淋球菌对青霉素敏感，可用小剂量青霉素G，10万U/（kg·d），分2次，静脉或肌内注射（一周龄以下的婴儿每日分4次），共7d。局部处理同成人淋菌性眼炎。如效果不佳，应考虑可能有衣原体感染。

3. 淋菌性咽炎

头孢曲松250 mg，1次肌内注射；或环丙沙星500 mg，1次口服或氧氟沙星400 mg，1次口服（氨苄西林、阿莫西林及大观霉素对本病无效）。

4. 淋菌性直肠炎

头孢曲松250 mg，1次肌内注射；或氧氟沙星400 mg，1次口服（氨苄西林、阿莫西林及四环素对本病无效）。

5. 儿童淋病

体重在45 kg以上的儿童，按成人方案治疗，体重小于45 kg者按以下方法：用头孢曲松125 mg，1次肌内注射；或头孢噻肟25 mg/kg，1次肌内注射；或大观霉素40 mg/kg，1次肌内注射。如分离的淋球菌对青霉素敏感，可用普鲁卡因青霉素G 10万U/kg，1次肌内注射；或阿莫西林50 mg/kg，1次口服。选择此两种药物时，均应同时顿服丙磺舒25 mg/kg（最大量为1.0 g）。

6. 妊娠期淋病

头孢曲松250 mg，1次肌内注射，或头孢噻肟1.0 g，1次肌内注射，或大观霉素4.0 g，1次肌内注射。为预防同时存在衣原体感染，用上述药物后疗效不佳，可口服红霉素500 mg，每日4次，共7d。

在应用以上各种药物一次剂量不足时，可根据病情适当增加用药次数或用量。

（七）有并发症的淋病（包括淋菌性输卵管炎和附睾炎）

头孢曲松250 mg，每日肌内注射1次，共10d；或大观霉素2.0 g，每日肌内注射1次，共10d；或氧氟沙星200 mg，每日两次口服，共10d。如同时有衣原体感染，在治疗后可继续服多西环素100 mg，每日两次，共15～21d（孕妇用红霉素500 mg，每日4次口服，共15～21d）。

（八）播散性淋病

头孢曲松1.0 g，每12 h静脉注射1次，5d后改为250 mg，每日肌内注射1次，共7d。出现脑膜炎或心内膜炎使用头孢曲松1～2 g，静脉滴注，每12 h一次。脑膜炎疗程约2周，心内膜炎疗程至少4周。

判愈标准：治疗结束后两周内，在无性接触情况下符合以下标准：①症状和体征全部消失；②治疗结束后4～7d从患病部位取材作为涂片和培养阴性。

六、预防

加强性病防治宣传教育，提倡洁身自爱。早期发现患者和给予合理的治疗。可在高危人群中进行筛查，以及追踪患者的传染原及接触者。还要加强对患者的管理，包括患者衣物、床单等用煮沸，浴盆、便器等用消毒剂消毒。个人防护建议应用阴茎套或阴茎套与杀精剂合用。为预防新生儿发生淋菌性眼炎，应诊治感染的孕妇，新生儿出生后1 h以内，用0.5%红霉素眼药膏或1%硝酸银眼药水滴眼一次。

第三节　梅毒

梅毒是梅毒螺旋体所引起的一种全世界流行的临床表现复杂多变的性传播疾病。目前各国流行情况差别很大，1997年美国全国早期梅毒发病率为3.2/10万，但在美国东南部某些城市，早期梅毒发病率仍高达28.4/10万。1990—1997年东欧和亚洲中部国家梅毒发病率增加175倍，且先天梅毒呈持续增长态势，1997年其发病率5.6/10万。

我国在新中国成立前，梅毒流行很严重，在某些少数民族地区梅毒发病率高达10%～48%，某些大城市为4.5%～10%，某些农村地区为0.5%～3.8%。新中国成立后基本消灭了性病，也包括梅毒在内。20 世纪 80 年代以来，随着对外交流及旅游事业的迅速发展，国内外人员接触的日益增多，梅毒的发病率也逐渐增加，据全国性病控制中心统计，1989 年为 0.17/10 万，1999 年达 8.04/10 万，平均年增长率为 52.7%，且先天性梅毒和神经性梅毒发病率增加。

一、病原学

病原菌为苍白螺旋体（TP），1905 年由 Schaudinn 与 Hoffmann 发现，是小而纤细的螺旋状微生物，长度为 5 ~ 20 μm，平均长度为 6 ~ 10 μm，粗 < 0.2 μm，有 6 ~ 12 螺旋，因其透明不染色，所以称为苍白螺旋体。其基本结构为一原生质的圆柱体，为两层膜所围绕。一束平行的纤维附着于内层膜，并以螺旋状方式环绕原生质的圆柱体，还有轴纤维从螺旋体的一端伸到另一端，穿过两层膜并环绕于原生质圆柱体的外面。轴纤维维持螺旋体的弹性，并且有屈曲与收缩的功能。

梅毒螺旋体的特征有：①螺旋整齐，固定不变。②折光力强，较其他螺旋体亮。③行动缓慢而有规律；围绕其长轴旋转中前后移动，伸缩其圈间之距离而移动，全身弯曲如蛇行。

梅毒螺旋体在体外不易生存，煮沸、干燥、肥皂水以及一般的消毒剂如升汞、石炭酸、乙醇等很容易将其杀死。在 41 ~ 42℃时于 1 ~ 2 h 内也可死亡，在低温（-78℃）下可保存数年，仍能保持其形态、活力及毒性。它以横断分裂的方式进行繁殖，其增代时间为 30 ~ 33 h。

由于梅毒螺旋体体外培养不能长期繁殖，限制了对病原体的基础研究。重组 DNA 技术提供了纯化的特异抗原，大量表达的纯化特异抗原用于 TP 形态学、遗传学、生理学、病理学及免疫学等基础研究。1992 年发现 TP 具有独特的超微结构特征，其外膜蛋白较典型革兰阴性菌少 100 倍，而大量整合膜脂蛋白则位于胞浆膜，这种膜结构模型可部分解释 TP 逃避宿主免疫防御功能和引起持续感染的能力。20 世纪 80 年代以来，国外已制备 26 种 TP 重组抗原，其中 47 kDa、17 kDa 和 15 kDa TP 脂蛋白（Tpp47、Tpp17 和 Tpp15）免疫原性极强，已用于梅毒的血清学检查。

二、发病机制与病理

梅毒的传染源是梅毒患者。其传染途径如下：

1. 性接触

这是主要的传染途径。未经治疗的患者在感染后的 1 年内最具有传染性，这些患者的皮肤与黏膜损害表面有大量的梅毒螺旋体，在性交过程中很容易通过皮肤和黏膜的损伤处（甚至是很轻微的）传给对方。根据报告，在人类，其半数感染量（ID_{50}）约为 50 条螺旋体。随着病期的加长，传染性越来越小，到传染后两年，通过性接触一般已无传染性。

2. 胎传

患梅毒的孕妇，可以通过胎盘使胎儿受感染。研究证明在妊娠 7 周时，梅毒螺旋体即可通过胎盘，而使胎儿发生感染。

未经治疗的梅毒妇女，虽然通过性接触已无传染性（病期 > 2 年），但妊娠时仍可传染给胎儿，病期越长，传染性越小。患早期梅毒的母亲发生流产、死产、胎儿先天性梅毒或新生儿死亡的发生率高；患晚期梅毒的母亲发生胎儿先天性梅毒、死产或早产者较低。

3. 其他途径

少数可以通过性接触以外的途径受传染，直接接触如接吻、哺乳等，间接接触有传染性损害患者的日常用品，如衣服、毛巾、剃刀、餐具及烟嘴等。医务人员在接触患者或含有梅毒螺旋体的标本时不小心也可受染。此外，如输血（早期梅毒患者作为供血者）偶尔也可发生传染。通过输血而受染的患者不发生一期梅毒损害，而直接发生二期梅毒，称为无下疳梅毒。

在大多数感染性疾病中，随着细胞及（或）体液免疫应答的增强，临床症状消退，而梅毒则不同。细胞免疫应答在梅毒的免疫病理中的作用还不清楚。在体液免疫应答方面，螺旋体侵入人体后可产生很多抗体。临床症状的发展与抗体的产生相平行。早期梅毒中所产生的抗螺旋体抗体与抗心磷脂抗体无保护性免疫力。但在一部分未经治疗的晚期潜伏梅毒患者对感染具有免疫力，推测感染后缓慢出现的保护性免疫力（体液或细胞免疫或两者）是由于特异性抗原浓度低而且免疫原性弱的缘故。临床上也观察到二期梅毒损害广泛者，一般不发生晚期活动性梅毒；只有二期梅毒症状轻者及有梅毒螺旋体慢性病灶者发生三期梅毒。同时也观察到一个患者可以发生二期或三期梅毒，但既发生二期又发生三期梅毒者则少见。

梅毒的组织病理变化为：血管周围有浆细胞、淋巴细胞浸润及内皮细胞增生。在硬下疳及二期损害中浸润细胞主要为淋巴细胞及浆细胞，可有巨噬细胞，但巨细胞罕见。一期及二期梅毒中肿大的淋巴结皮质区显示滤泡性淋巴样增生，副皮质区萎缩伴有组织细胞浸润。晚期活动性梅毒损害有大量的细胞浸润：淋巴细胞、浆细胞、巨噬细胞，有时有巨细胞。晚期心血管及中枢神经系统梅毒有相似的细胞浸润。先天梅毒组织病理与早期或晚期活动性后天梅毒相似。

三、临床表现

（一）临床分型

梅毒可根据传染途径的不同而分为后天梅毒与先天（胎传）梅毒，又可根据病情的发展而分为早期梅毒与晚期梅毒。但病期可重叠或阙如。如15%的患者在出现二期梅毒时，下疳仍存在；而60%的潜伏梅毒患者不记得曾发生过二期梅毒；25%的患者否认曾发生一期梅毒。

早期梅毒有传染性，晚期梅毒无传染性。过去早期梅毒与晚期梅毒的区分以4年为界，现多主张以两年为界。

（二）自然病程经过

梅毒螺旋体侵入人体后，一方面在皮肤黏膜下繁殖，另一方面很快沿着淋巴管到达附近的淋巴结，经过2～4周的潜伏期，在侵入部位发生炎症反应，称为硬下疳。经3～6周后即使不经治疗，硬下疳也会自然消失。在硬下疳存在的这段时期，临床上称为一期梅毒。

出现硬下疳时，梅毒螺旋体由硬下疳附近的淋巴结再进入血液扩散到全身，使几乎所有的组织和器官受侵。通过6～8周的潜伏期，可出现低热、浅淋巴结肿大、皮肤黏膜损害、骨膜炎、虹膜睫状体炎及脑膜炎等症状，此时称为二期梅毒。二期梅毒损害表面梅毒螺旋体很多，因此感染性也很强。二期梅毒的症状可不经治疗在3～12周后而自然消失，又进入潜伏状态，称为潜伏梅毒（或隐性梅毒）。此时虽然临床上没有症状，但梅毒螺旋体仍然隐藏在组织或淋巴系统内，当机体抵抗力降低时，又出现症状，称为二期复发梅毒，可以反复出现几次。约25%的患者可复发，其中2/3发生于6个月内，90%发生于1年内，95%于2年内。

30%～40%的患者发生晚期活动性梅毒，包括皮肤黏膜梅毒、骨梅毒、内脏梅毒、心血管梅毒及神经系统梅毒等。后两种梅毒对患者的健康影响较大，甚至可导致死亡。一部分患者可不出现晚期梅毒的症状，只是梅毒血清反应持续阳性，称为晚期潜伏梅毒；也可以有一部分患者（约1/3）血清反应滴度逐渐下降，最后转为阴性而自然痊愈。

一般免疫力正常的人，三期梅毒极少见，但部分原因是患者患其他感染性疾病时应用了抗生素，体内梅毒螺旋体已被消灭。

以上的病程经过，是从未经治疗患者的自然过程，但由于患者身体的强弱、抵抗力的大小以及治疗的影响，均可使每个患者的病程不相同。

（三）一期梅毒的临床表现

潜伏期2～4周。主要症状硬下疳出现于梅毒螺旋体侵入处，大多发生于生殖器部位，少数发生于唇、咽、宫颈等处。男性多发生在阴茎的包皮、冠状沟、系带或龟头上，同性恋男性常见于肛门部或直肠；女性多在大小阴唇或子宫颈上。

硬下疳开始时为一丘疹，但很快溃破。典型的硬下疳，1～2 cm直径大小，圆形，境界清楚，疮面稍高出皮面，呈肉红色的糜烂面，上有少量渗出物，内含大量梅毒螺旋体。触诊时有软骨样硬度，无疼痛与压痛（无继发感染时），损害数目通常仅一个，不经治疗可在3～8周内自然消失，不留痕迹或留有轻度萎缩性瘢痕。

硬下疳出现后数天到 1 周，一侧局部淋巴结肿大，以后另一侧也肿大。较硬，彼此散在不融合，无疼痛及压痛，表面皮肤无红肿热，不化脓，穿刺液中含有梅毒螺旋体。

在硬下疳的初期，大部分患者的梅毒血清反应呈阴性，以后阳性率逐渐增高，到硬下疳出现后 6 ~ 8 周，全部患者血清反应变成阳性。

（四）二期梅毒的临床表现

这是梅毒螺旋体由局部经淋巴结进入血液，在人体内大量播散后而出现的全身表现，一般发生在感染后 7 ~ 10 周，或硬下疳出现后 6 ~ 8 周。

早期症状有流感样综合征（60% ~ 90%），有发热，全身不适，头痛，肌肉痛，关节痛，流鼻涕。全身散在淋巴结肿大（50% ~ 85%），无压痛，可活动，较硬。

1. 二期皮肤黏膜损害

80% ~ 95% 的患者可有此损害。其特征是广泛而且对称，自觉症状轻微，破坏性小，传染性强。二期梅毒疹有下列几种。

（1）皮疹：可有斑疹（玫瑰疹）、斑丘疹、丘疹、丘疹鳞屑性梅毒疹、毛囊疹、雅司样疹、脓疱疹、蛎壳状疹、溃疡疹等。这些损害可以单独出现或合并出现。

斑疹是二期梅毒最早发生的皮肤损害，发生于下疳出现后的 5 ~ 8 周。皮损分布于躯干、肩及四肢屈侧。斑疹呈圆形或卵圆形，0.5 ~ 1 cm 直径大小，玫瑰色。一般在数天内消退，但少数可持续存在并发展为丘疹。

斑丘疹是二期梅毒最常见的病损，常发生于感染后 2 ~ 4 个月。皮疹分布于全身，包括面、躯干、四肢屈侧，但下肢比上肢少。掌跖部的斑丘疹具有特征性。

丘疹也是二期梅毒最常见并具有特征性的皮疹，数目比斑疹少，呈铜红色，丘疹顶端可呈扁平或尖顶状，大小不一，表面光滑或有鳞屑。广泛分布于躯干、上下肢、掌跖及面部。可孤立或群集，形成环状或弓形损害。环状损害多发生于面部，也可见于阴囊、女阴及手部。丘疹还可发生于发际，而称为额发缘梅毒疹。还可有多种与其他皮肤病皮疹相似的丘疹。除毛囊疹有瘙痒外，其他二期梅毒疹一般都不痒。

脓疱疹不常见，斑丘疹或丘疹坏死后形成脓疱疹。最常见于面及头皮。但在抵抗力低的患者如艾滋病及营养不良的患者中脓疱疹可分布于全身。

（2）扁平湿疣：好发于肛门周围，外生殖器等皮肤互相摩擦和潮湿的部位。由扁平湿丘疹融合而形成，稍高出皮面，界限清楚，表面糜烂，如菜花，覆有灰白色薄膜，内含有大量梅毒螺旋体。

（3）梅毒性脱发：发生较晚，常在 6 个月后，有很多小而分散的斑片状脱发，呈虫蚀状，主要发生于颞颥部及后头部。有时可发生弥散性脱发，睫毛、外 1/3 眉毛及体毛也可脱落。梅毒性脱发是暂时性的，不管患者是否得到治疗，均可再生。

（4）梅毒性白斑：当斑疹或丘疹消退后，可留有很多小片浅色斑，可持续存在数月。多见于女患者，特别是肤色较深者。常分布于颈及背部，因此称为"颈部梅毒性白斑"。

（5）黏膜损害：约 1/3 的二期梅毒患者可发生黏膜损害。最典型的损害称为黏膜斑，与丘疹同时发生，分布于唇及颊的内侧、舌、咽、扁桃体、喉部。典型的黏膜斑表现为黏膜红肿，有浅糜烂，圆形、扁平或稍高起，上覆灰白色渗出物，边缘有一暗红色晕，无疼痛。在软腭及咽部黏膜损害可群集，形成一伸长的溃疡，称为"蜗牛爬行痕迹样溃疡"。在舌背部黏膜斑呈圆形、暗粉红色，表面光滑，这是由于舌乳头破坏所形成。鼻与喉的黏膜斑可使声音沙哑。黏膜斑也可发生于生殖器，常见于女阴，龟头及包皮内侧。无继发感染时，黏膜斑一般无疼痛。黏膜斑具高度传染性，因其含大量的梅毒螺旋体。在治疗后比皮肤损害容易复发。

2. 二期骨损害

可发生骨膜炎及关节炎、骨炎、骨髓炎、滑囊炎及腱鞘炎，以前两者为常见。多发生于四肢的长骨和大关节，也可发生于骨骼肌的附着点，如长骨鹰嘴、髂骨嵴及乳突等处。晚上和休息时疼痛较重，白天及活动时活动较轻。患者通常无发热，白细胞增多等全身症状，表面组织无炎症现象。X 线检查主要示赘生性改变，而关节炎则无明显损害可见。抗梅治疗有速效。初次接受抗梅治疗时疼痛增剧。

3. 二期眼梅毒

可发生虹膜炎、虹膜睫状体炎、脉络膜炎、视神经炎和视网膜炎等。其中虹膜炎最常见，与其他疾病所致者不易区别。出现这些眼病患者，应注意有无明显的二期梅毒损害，梅毒血清反应是否阳性，抗梅毒治疗有无良效。

4. 二期神经梅毒

（1）无症状性神经梅毒：无临床症状，但脑脊液有异常变化。脑脊液白细胞数增多，蛋白量增加，性病研究实验室玻片试验（VDRL）阳性，并可从脑脊液中检出梅毒螺旋体。

（2）其他表现：脑膜炎、脑血管梅毒及脑膜血管梅毒等。头痛为其主要症状，急性脑膜炎的表现为第Ⅲ、Ⅵ、Ⅷ对脑神经受累，视盘水肿，少数患者有同侧偏盲及偏瘫。

5. 二期复发梅毒

因抗梅治疗剂量不足或患者免疫力降低，二期损害消退后可重新出现，时间是在感染后 1～2 年内。可有皮肤黏膜、眼、骨及内脏损害复发，最常见者为皮肤黏膜损害复发，其损害与二期梅毒疹大体相似，但皮疹数目较少，分布较局限，群集现象较二期时更为明显，破坏性较大，好发于肛周、脐窝、腋窝、阴部及掌跖部。

还可有血清复发，是各种复发中最多者。血清复发时，可无其他系统复发，而有其他系统复发时，通常先有血清复发，可以认为血清复发是其他复发的前奏。

（五）三期梅毒（晚期梅毒）的临床表现

约 40% 未经治疗的梅毒患者可发生一种或另一种活动性晚期梅毒，其中 15% 的患者发生良性梅毒，10%～25% 为心血管梅毒，10% 为神经梅毒。良性梅毒指梅毒侵犯非致命的组织与器官，如皮肤、软组织、骨骼、软骨或睾丸等。

1. 三期皮肤黏膜梅毒

（1）结节性梅毒：多数皮下小结节，约 0.5 cm 直径大小，呈古铜色，分布局限，不对称，常见于前额、臀、面部、肩部及肩胛间、四肢等处；排列呈环形、蛇形或肾形，有的可自然消失，遗留萎缩斑，或发生浅溃疡，愈后遗留浅瘢痕，边缘又发生新的小结节。自觉症状轻微。

（2）树胶肿：开始时为皮下小硬结，逐渐增大，与皮肤粘连，形成浸润性斑块，数周后可达 4～5 cm 直径。中心逐渐软化，发生溃疡，排出血性脓液并逐渐变深及扩大，常一面愈合，一面继续发展而形成肾形或马蹄形的穿凿性溃疡。常发生于受外伤及化学刺激以后，多见于四肢伸侧、前额、头部、胸骨部、下腿及臀部等处。损害数目不多，不治疗经半年或更久可以自愈，愈后其瘢痕常呈萎缩性。

上腭及鼻中隔黏膜树胶肿可侵犯骨质，排出死骨，产生上腭、鼻中隔穿孔及马鞍鼻，引起吞咽困难及发音障碍。少数可发生喉树胶肿而引起呼吸困难、声音嘶哑。舌可发生浅表性舌炎及树胶肿性溃疡。

（3）近关节结节：皮下结节发生于髋、肘、膝及骶关节等大关节附近。呈对称性，坚硬，其上皮肤无炎症，压迫时稍有痛感，无其他自觉症状。1～2 cm 直径大小，发展缓慢，不破溃，治疗后可逐渐消退。

2. 骨梅毒

骨梅毒以骨膜炎为常见，常侵犯长骨，与二期梅毒相似，但损害较少，疼痛较轻，病程较慢。其次是骨树胶肿性骨炎，常见于扁骨，如颅骨，可形成死骨及皮肤溃疡。还可发生硬化性骨炎，由于骨密度增高及骨膜改变可掩盖树胶肿性损害。

3. 眼梅毒

眼梅毒少数可发生虹膜睫状体炎、视网膜炎及间质性角膜炎等，可导致失明。

4. 晚期心血管梅毒

晚期心血管梅毒见于约 10% 未经抗梅治疗的患者，多发生在感染后 10～30 年，约 25% 时合并神经梅毒。

（1）梅毒性单纯主动脉炎：其发生率占心血管梅毒患者的 27%～36%，常发生于升主动脉。可有胸骨后不适感或疼痛，与心绞痛相似。有的有阵发性呼吸困难。听诊在主动脉区可闻一收缩期杂音及

（或）主动脉第二音增强。X线片可示主动脉扩张。梅毒血清反应呈阳性。

（2）梅毒性主动脉瓣关闭不全：其发生率占心血管梅毒患者的30%～45%，常与梅毒性主动脉瘤并发。心脏向左下方扩大，主动脉瓣区有收缩期及舒张期杂音，收缩压升高，舒张压降低，致使脉压增加，出现水冲脉和指甲毛细血管搏动。X线检查示左心室扩大，主动脉扩大及主动脉弓搏动增强。严重时发生充血性心力衰竭，导致死亡。梅毒血清反应阳性。

（3）梅毒性主动脉瘤：其发生率约占心血管梅毒患者的20%，多发生于升主动脉及主动脉弓部。瘤呈梭状或囊状。一些主动脉瘤不产生症状与体征，在尸解时才发现。主动脉瘤增大后，可发生压迫附近组织的症状，如咳嗽、吞咽困难、气喘、声音嘶哑（左喉返神经）、霍的（Horner）综合征（交感神经干）及胸部搏动等。上腔静脉受压迫时，头颈部静脉充血及发绀。X线检查见有搏动的阴影。严重者血管瘤可发生破裂，导致患者立即死亡。几乎所有患者梅毒血清反应均呈阳性。

（4）梅毒性冠状动脉口狭窄：发生率占心血管梅毒的1/4～1/3。约90%的本病患者伴梅毒性主动脉瓣闭锁不全。年龄小于50岁，症状类似心绞痛，但发作持续时间长且晚上加重，对亚硝酸盐疗效不佳，冠状动脉血管造影有助于确定诊断。梅毒血清反应阳性。

（5）心肌树胶肿：非常少见，树胶肿大小不一，单发或多发，以发生于左心室及室间隔为多见。生前很难做出诊断。

5. 其他晚期内脏梅毒

梅毒还可侵犯呼吸、消化及泌尿等系统，但发生率不高，对患者的健康危害性比心血管梅毒及神经梅毒小。

6. 晚期神经梅毒

因其他疾病而应用抗生素治疗较过去频繁，可能使神经梅毒的表现与过去所描述的有所不同。

（1）无症状神经梅毒：脑脊液检查有异常变化，神经科检查未发现临床症状与异常的体征。可有或无其他器官或系统的梅毒表现。

（2）脑膜血管梅毒：①灶性脑膜病毒：非常罕见，脑膜有树胶肿形成，症状与其他逐渐增大的脑部肿瘤相同。②脑血管梅毒：发生于感染后7年。临床表现与动脉硬化性血栓形成的疾病相类似，可发生灶性神经系统表现，特别是偏瘫及失语。③脊髓脑膜血管梅毒：罕见。脑脊髓最常受侵，有胸部神经根痛、四肢肌肉萎缩、感觉丧失、感觉异常、括约肌功能障碍等。

（3）脑实质梅毒：①麻痹性痴呆：发生于感染后10～15年。可发生精神方面与神经方面的表现。血清VDRL试验常呈阳性，荧光螺旋体抗体吸收试验（FTA-ABS）95%以上病例阳性。大部分患者脑脊液VDRL及FTA-ABS试验也呈阳性。②脊髓结核：发生于感染后10～20年，为脊髓后索发生病变所致。约30%的患者血清VDRL试验阴性，FTA-ABS试验为阳性。脑脊髓液检查：细胞数及蛋白量均增加，VDRL试验阳性。③视神经萎缩：罕见，常并发于脊髓结核，也可在其他神经梅毒时发生。开始为一侧，随后另一侧也发生，导致双目失明。眼底检查视神经盘呈灰白色，边缘清楚。脑脊液VDRL试验可阳性或阴性。如VDRL试验阴性，又无脊髓痨的表现则很难确定视神经萎缩是梅毒引起的。

（六）潜伏梅毒（隐性梅毒）

梅毒未经治疗或用药剂量不足，无临床症状，梅毒血清反应阳性，没有其他可以引起梅毒血清反应阳性的疾病存在，脑脊液正常，这类患者称为潜伏梅毒。感染期限在两年以内的称为早期潜伏梅毒，这类患者（20%）可一次或多次发生二期复发损害，所以应视为是有传染性的。病期在2年以上者，称为晚期潜伏梅毒，这类患者发生复发者少见，一般认为没有传染性，但女患者仍有可能经过胎盘而传给胎儿，发生先天梅毒。潜伏梅毒如不加治疗，一部分患者可发生晚期梅毒。

（七）先天梅毒（胎传梅毒）

先天梅毒是胎儿在母体内通过血源途径感染所致，由于其传染方式与后天梅毒不同，胎儿的体质与成人不同，所以它的症状与后天梅毒有一定的区别。先天梅毒不发生硬下疳，常有较严重的内脏损害，对胎儿的健康影响很大，病死率高。

1. 早期先天梅毒

多数梅毒儿出生时除瘦小外常表现正常，约2/3的病例到3～8周时才发生临床症状。

（1）淋巴结肿大：20%～50%的患儿淋巴结肿大，其特点是不融合、可活动、硬、无触痛。20%的病例滑车上淋巴结肿大，对先天梅毒具有特征性。

（2）黏膜损害：梅毒性鼻炎是最常见的早期症状，最初鼻分泌物呈水样，以后逐渐变黏稠，呈脓性及血性，以致哺乳困难。分泌物中可查到很多梅毒螺旋体。喉炎可造成声音嘶哑。口腔内有黏膜斑。

（3）皮肤损害：33%～58%的患者发生皮肤损害，常发生于出生后6周，泛发并呈对称性，可呈多种形态。好发于面（口及鼻周围）、尿布区及掌跖部。其一为水泡一大疱型皮损（梅毒性天疱疮），具特征性，常为疾病严重的表现，好发于掌跖部。含浆液或脓性渗出物，其中含很多梅毒螺旋体，疱破后有结痂及脱屑。其二为斑丘疹及丘疹鳞屑性损害，对称分布，好发于掌跖、外生殖器、臀部及面下半部，基本损害为红铜色丘疹，可有或无鳞屑。在潮湿部位（特别是肛门部），这些损害可发生糜烂，而成为与扁平湿疣相同的损害。在口角、鼻孔及肛门周围可发生线状皲裂性损害，愈合后成为特征性的放射状瘢痕。此外，患梅毒的新生儿皮肤还可呈干皱状，如老人的皮肤。可有脱发，呈片状，主要分布于头部两侧及后侧；睫毛及眉毛也可脱落，具有特征性。也可有甲沟炎、甲床炎等。

（4）骨损害：长骨可有骨软骨炎，发生于6个月内，长骨端肿胀引起四肢疼痛、压痛、肿胀，不能活动，稍一牵动四肢即引起啼哭，称之为梅毒性假性麻痹。X线检查示长骨骨骺增大，变宽，有不规则的骨骺线，骨干骺端的远端暂时性钙化带增厚而呈不规则的"锯齿状"。也可发生骨膜炎，发生梅毒性指炎时，手指呈梭状肿胀。

（5）脏器损害：10%的患儿可发生神经梅毒，以脑膜血管神经梅毒为多见，还可发生视神经萎缩、偏瘫或完全性麻痹及脑膜炎。约90%的患者有脾大，约40%有肝脾大，30%发生黄疸，少数有梅毒性肾炎。因早期先天梅毒而死亡者，检查发现肺部有浸润，称为"白色肺炎"。可有贫血及血小板减少。

（6）眼梅毒：可发生脉络膜视网膜炎，在颗粒状眼底的边缘产生"盐与花椒"状色素斑。以后成为晚期先天梅毒的一个标记。

2. 晚期先天梅毒

发生于2岁以后，最常发生于7～15岁时，但30岁以后发生者少见。由于儿童时期因其他感染而常应用抗生素，因此典型的晚期梅毒临床少见。其表现可分为两组：①永久性标记：为早期病变所遗留，已无活动性，但有特征性。包括：前额圆凸、佩刀胫、Hutchinson齿、Moon齿、马鞍鼻、孔口周围放射状疤、胸锁骨关节骨质肥厚（Higoumenaki征）及视网膜炎。②仍然具有活动性损害所致的临床表现：脑脊液异常变化、肝脾大、鼻及腭部树胶肿、关节积液（Clutton关节肿）、骨膜炎、指炎及皮肤黏膜损害。

（1）齿损害：Hutchinson齿，其特征为上门齿呈"螺丝刀"状，下端比近齿龈端窄，咬合面中央有半月形缺口，齿厚度增加，齿间隙增宽。Moon齿：下第一臼齿（或6岁臼齿）较小，齿尖集中于咬合面中部，形如桑葚。

（2）间质性角膜炎：其发生率约为先天梅毒患者的25%，一般发生于4～20岁时，女性多于男性，开始时为一侧，以后另一侧也受累。急性发作、角膜充血、眼痛、畏光、流泪、角膜混浊、视力减退。角膜边缘的巩膜充血，角膜深层有小血管侵入，产生暗红色区称为"橙红色斑"，由于细胞浸润使角膜变为不透明。

（3）耳聋：因第8对颅神经受侵，导致神经性耳聋。发生于10岁左右，患者可有迷路炎、恶心、眩晕、耳鸣及进行性失聪。对抗梅治疗无显著疗效，但用肾上腺皮质激素可使之减轻。

（4）Hutchinson三征：出现Hutchinson齿、间质性角膜炎及神经性耳聋，称为Hutchinson三征，具有特征性。

（5）硬化性骨损害：为骨炎症反应后所遗留的特征性变化，如前额圆凸：前额骨增厚并突出；佩刀胫：胫骨中部增厚，向前隆起；Higoumenaki征：一侧锁骨变粗，使用右手者见于右侧，使用左手者见于左侧；Clutton关节肿：罕见，膝关节积液，发生于1～15岁儿童。无炎症现象，可能为一超敏反应。

X线检查示关节腔扩大，骨结构无变化，关节腔液含少数淋巴细胞，无多形核粒细胞。骨损害中罕见树胶肿。

（6）神经梅毒：可发生无症状晚期神经梅毒（48%），麻痹性痴呆（21%）及脊髓痨11%）。同时可发生智力发育迟缓。

（7）心血管损害：罕见，偶见主动脉瘤，主动脉瓣关闭不全及心肌梗死。

3. 先天性潜伏梅毒

先天梅毒未经治疗，无临床症状，梅毒血清反应阳性。年龄小于2岁者为早期，大于2岁者为晚期先天潜伏梅毒。

四、实验室检查

（一）组织及体液中梅毒螺旋体的检查

1. 暗视野显微镜检查

用暗视野显微镜检查病损内的梅毒螺旋体，对早期梅毒的诊断具有十分重要的价值，包括硬下疳，二期梅毒的扁平湿疣，口腔黏膜斑等。

2. 免疫荧光染色或直接荧光抗体试验（DFA）

用以检测含梅毒螺旋体的标本，在荧光显微镜下观察结果。

3. 银染色

可显示内脏器官及皮肤损害中的梅毒螺旋体。

（二）梅毒血清试验

梅毒血清试验可以根据所用抗原的不同而分为两类：①非螺旋体抗原血清试验，用心磷脂做抗原，检测血清中的抗心磷脂抗体，亦称反应素。②螺旋体抗原血清试验，用活的或死的梅毒螺旋体或其成分来检测抗螺旋体抗体。

1. 非梅毒螺旋体抗原血清试验

现介绍目前应用较多的三种试验。

（1）性病研究实验室玻片试验（VDRL test）：此试验目前应用较广泛，用心磷脂加卵磷脂及胆固醇为抗原，抗原及对照已标准化，可做定量及定性试验。为一絮状反应试验，需用低倍显微镜来观察结果。操作简单，费用低，除用于血清检测外，还可用于检测脑脊液，以助神经梅毒的诊断。缺点为抗原必须每天新鲜配制。

（2）血清不需加热的反应素玻片试验（USR test）：USR抗原是VDRL抗原的改良。含氯化胆碱，可灭活受检血清，而不需加热灭活血清；还含乙二胺四乙酸（EDTA），可防止抗原变性，因此抗原不需要每天新鲜配制。也需要显微镜读结果。敏感性与特异性与VDRL试验相似。

（3）快速血浆反应素环状卡片试验（RPR test）：RPR抗原也是VDRL抗原的改良，除含氯化胆碱及EDTA外，还加入了高纯度的胶体碳，血清试验阳性时，絮状物呈黑色，可用肉眼观察结果。特异性与敏感性与VDRL试验相似。用一次性涂塑卡片代替玻片做试验，除血清外还可用血浆做试验。

2. 梅毒螺旋体抗原血清试验

（1）荧光螺旋体抗体吸收试验（FTA-ABS test）：用Nichol株梅毒螺旋体作抗原，在患者血清中加吸收剂（非致病螺旋体Reiter株培养物）以去除非特异性抗体（口腔或生殖道中腐物寄生螺旋体所致的非特异性交叉抗体），再加异硫氰酸荧光素（FITC）标记的抗人球蛋白，在荧光显微镜下观察结果。此试验检测的是抗梅毒螺旋体IgG抗体，敏感性及特异性均高，特别是对一期梅毒，敏感性高于其他梅毒血清试验，它是目前最常用的螺旋体抗原血清试验。

（2）梅毒螺旋体血凝试验（TPHA）：用被动血凝法检测抗梅毒螺旋体抗体。敏感性及特异性均高，操作比FTA-ABS试验简单，费用也比它低，因此近年来应用较广泛。目前应用的有两种试验：一种即TPHA，另一种为梅毒螺旋体颗粒凝聚试验（商品名Serodia TPPA）。两者都用超声波粉碎的Nichol株螺旋体悬液为抗原，前者用经甲醛处理的羊红细胞作抗原载体，后者用纯化的明胶颗粒作为抗原载体。

3. 几种梅毒血清试验在未经治疗的梅毒患者中阳性率的比较见（表 7-1）

表 7-1　未经治疗梅毒患者的血清试验阳性率

试验	病期（阳性率 %）			
	一期	二期	潜伏	晚期
VDRL	59 ~ 87	100	73 ~ 91	37 ~ 94
RPR	85	100		80
FTA-ABS	68 ~ 91	99 ~ 100	96 ~ 99	96 ~ 100
TPHA-ABS	64 ~ 87	96 ~ 100	96 ~ 100	94 ~ 100

从上表可看出一期梅毒以 FTA-ABS 试验敏感性最高。在晚期梅毒中 VDRL 及 RPR 试验有相当一部分患者呈阴性。

4. 梅毒血清试验的应用指征

（1）非梅毒螺旋体抗原试验：可作为常规试验，还可用于大量人群的筛查。可做定量试验，用于观察疗效，是否复发或再感染，鉴别先天梅毒与被动反应素血症。脑脊液做 VDRL 试验有助于神经梅毒的诊断。

（2）梅毒螺旋体抗原血清试验：FTA-ABS 试验及 TPHA 试验敏感性及特异性均高，一般用来做证实试验，特别是潜伏梅毒及一些非螺旋体抗原血清试验阴性而又怀疑为梅毒的患者。

这类试验所测的是抗 IgG 梅毒螺旋体抗体，即使患者经足够的抗梅治疗，血清反应仍保持阳性，因此不能用于观察疗效、复发及再感染。

5. 梅毒血清假阳性反应

无梅毒者，而梅毒血清反应却阳性，此现象称为梅毒血清反应假阳性。

梅毒血清假阳性反应的分类。①技术性假阳性反应：由于标本的保存（如细菌污染或溶血）、转送或实验室操作的技术所造成，据估计 25% 的假阳性属这类假阳性。如排除了技术问题，再重复试验，无梅毒的患者，试验即可为阴性。②生物学假阳性反应：不是由于技术性错误，而由于患者有其他疾病或生理状况发生变化，其梅毒血清反应出现阳性。但由一些其他密螺旋体感染所致的疾病，如雅司、品他等地方性密螺旋体病，梅毒血清反应也阳性，对于这些疾病引起的阳性血清反应，一般不列为生物学假阳性，而是真阳性。

生物学假阳性反应又可分为急性（或暂时性）及慢性两类。

急性生物学假阳性反应：见于很多非梅毒的感染性疾病，如风疹、麻疹、水痘、传染性单核细胞增多症、病毒性肝炎、牛痘疹、上呼吸道感染、肺炎球菌性肺炎、亚急性细菌性心内膜炎、活动性肺结核、丝虫病、疟疾、鼠咬热、回归热及钩端螺旋体病等。实际上任何急性热性病都可能产生一种急性生物学假阳性反应。这些病例血清反应滴度都低，很少超过 1：8，而且在疾病消退后数周内常转为阴性，在 6 个月一般都转为阴性。当用 FTA-ABS 试验或 TPHA 试验来检测时，血清反应呈阴性。慢性生物学假阳性反应：可持续数月或数年，甚至终身。

螺旋体抗原血清试验，极少数患者可出现生物学假阳性反应。

在这些假阳性反应中，大多数为系统性红斑狼疮患者，少数为药物诱发的红斑狼疮与类风湿性关节炎。多呈弱阳性反应，在 FTA-ABS 试验中螺旋体呈串珠状荧光型。在 Lyme 病中，螺旋体抗原血清试验呈阳性，而非螺旋体抗原血清试验呈阴性。

6. 前带现象

非螺旋体抗原试验（如 VDRL 试验）中，有时出现弱阳性，不典型或阴性的结果，而临床上又像二期梅毒，将此血清稀释后再做血清试验，出现了阳性的结果，此称为"前带现象"。其原因是此血清中抗心磷脂抗体量过多，抑制了阳性反应的出现。1% ~ 2% 的二期梅毒患者可因此现象而发生梅毒血清假阴性反应。

7. 治疗后梅毒血清反应的变化

梅毒患者治疗后螺旋体抗原血清试验很少发生变化，继续维持阳性，而非螺旋体抗原血清试验可发生变化。一期、二期梅毒治疗后 3 个月血清反应滴度可下降 4 倍，6 个月下降 8 倍。一期梅毒一年内转为阴性，二期梅毒二年内转为阴性。因此，可用非螺旋体抗原血清试验对患者做疗效观察。大多数晚期梅毒患者在正规治疗后第 5 年时，血清反应可转为阴性，但有一部分患者仍维持阳性。

8. 耐血清性

梅毒患者经过抗梅治疗，非螺旋体抗原血清试验（如 RPR 或 USR 试验）在一定时间内不转为阴性。早期梅毒患者的耐血清性常与治疗不足或不规则治疗、复发、再感染或与神经系统梅毒等因素有关。晚期梅毒的耐血清性与梅毒的类型及开始治疗的时间早晚有关；这些患者经正规抗梅毒治疗后，即使再予更多的治疗也不能使血清滴度降低。

（三）脑脊液检查

梅毒螺旋体侵犯中枢神经系统后，早期即可用检查脑脊液（CSF）来发现，而且经青霉素治疗后，常可消除中枢神经系统的梅毒病变，因此检查脑脊液对梅毒患者是很重要的。

脑脊液检查包括以下几个方面：

1. 细胞计数

正常白细胞数应 < 3/mm^3（3×10^6/L），如白细胞数 ≥ 10/mm^3（10×10^6/L），示中枢神经系统有炎症现象。神经梅毒或无症状的神经梅毒，经青霉素治疗后脑脊液中白细胞数可迅速减少至正常。

2. 蛋白质测定

正常脑脊液中，大部分蛋白为清蛋白，小部分为球蛋白，故总蛋白量增加或两种蛋白的比例发生改变，即为异常现象。脑脊液中总蛋白量正常为 10 ~ 40 mg/100 mL，神经梅毒时可稍升高，或高达 100 ~ 200 mg/100 mL。神经梅毒患者的脑脊液作免疫电泳，发现有高分子量的蛋白存在，如 α_2 脂蛋白及 α_2 巨球蛋白。此外，IgG$_1$ 特别是 IgM 值也升高，这些均示有血－脑屏障受损。因此检测脑脊液中的 Ig 及高分子的蛋白有助于评价神经系统梅毒的活动性。

3. 抗心磷脂抗体试验

用 VDRL 试验，虽然敏感性不高，部分活动性神经梅毒此试验可呈阴性反应，但特异性高，如试验结果阳性，具有诊断价值。

五、诊断及鉴别诊断

梅毒的病程长，症状复杂，可与很多其他疾病的表现相似，因此，必须结合病史、体检及实验室检查的结果，进行综合分析，才能做出诊断。必要时还需要进行追踪观察、家属调查和试验治疗等辅助方法。

实验室检查是诊断梅毒的重要手段，早期梅毒皮肤黏膜损害用暗视野显微镜检查可查到梅毒螺旋体。梅毒血清试验有助梅毒诊断，一般用非螺旋体抗原试验（如 RPR 或 USR 试验）做筛查，如阴性，只有在怀疑患者为梅毒时，才做进一步检查。如果为阳性，①且病史及体检结果符合梅毒，可以确定诊断；②如病史及体检不符合梅毒者，应进一步做螺旋体抗原试验（如 FTA-ABS 试验或 TPHA 试验）；一般来说，试验结果阳性可以肯定梅毒的诊断，如果阴性，则 RPR 或 USR 试验的结果为生物学假阳性反应。脑脊液检查对神经梅毒（包括无症状神经梅毒）的诊断、治疗、预后的判断均有帮助。检查项目应包括：细胞计数、蛋白量及 VDRL 试验。

六、治疗

（一）梅毒的治疗原则

1. 梅毒诊断必须明确。

2. 及时治疗，及早治疗：早期梅毒经充分足量治疗，大约 90% 的早期患者可以达到根治的目的，而且愈早治疗效果愈好。

3. 规则而足量的治疗：早期梅毒未经治疗者，25％有严重损害发生，而接受不适当治疗者，则为35％~40％，比未经治疗者结果更差。说明不规则治疗可增多复发及催促晚期损害提前发生。

4. 治疗后要经过足够时间的追踪观察。

（二）梅毒治疗的目的与要求

1. 早期梅毒（一、二期显发及复发梅毒）

要求症状消失，尽快消除传染性，血清阴转，预防复发和发生晚期梅毒。如为早期复发患者，治疗量应加倍。

2. 晚期皮肤黏膜、骨、关节梅毒

要求症状消失，功能障碍得到恢复，防止发生心血管及神经系统梅毒，不一定要求血清阴转。

3. 早期先天梅毒

要求症状消失，血清阴转。当患儿内脏损害多而严重时，首先要立足于挽救患儿的生命，小心谨慎地进行治疗，避免发生严重的吉海反应。

4. 晚期先天梅毒

要求损害愈合及预防新的损害发生，不一定要求血清阴转。先天梅毒的间质性角膜炎可同时口服泼尼松，并局部滴皮质类固醇。

5. 孕妇梅毒

在妊娠早期治疗是为了使胎儿不受感染；妊娠晚期治疗是为了使受感染的胎儿在分娩前治愈，同时也治疗孕妇。对曾分娩过早期先天梅毒儿的母亲，虽无临床体征，血清反应也阴性，仍需进行适当的治疗。

6. 各类潜伏病毒

主要预防各种复发，应给足量的抗梅毒治疗，对晚期潜伏梅毒不要求血清反应阴转。

7. 心血管梅毒、神经梅毒与各种内脏梅毒

在用青霉素治疗前最好结合有关专科进行处理，并慎重地进行抗梅治疗，切忌在短时期内用大量抗梅药物的急速治疗，以免发生瘢痕收缩所引起的重要脏器的严重功能障碍。

8. 治疗开始时要避免发生吉海反应

此现象于首次用药后数小时至 24 h（通常为 3~12 h）出现流感样症状，体温升高（38~40℃），全身不适，梅毒性损害可暂时加重，内脏及中枢神经系统梅毒症状显著恶化。为了预防发生此反应，青霉素可由小剂量开始逐渐加到正常量，对神经梅毒及心血管梅毒可以在治疗前给予一个短疗程泼尼松，30~40 mg/d，分次给药，抗梅治疗后 2~4 d 逐渐停用。皮质类固醇可减轻吉海反应的发热，但对局部炎症反应的作用则是不确定的。

（三）梅毒治疗方案

1. 早期梅毒（包括一期、二期，病期在两年以内的潜伏梅毒）的治疗

（1）青霉素：①普鲁卡因青霉素 G，80 万 U/d，肌内注射，连续 10 d，总量 800 万 U。②苄星青霉素（长效西林），240 万 U，分为二侧臀部肌内注射，每周 1 次，共 2 次。

（2）对青霉素过敏者用以下药物：①盐酸四环素 500 mg，每日 4 次，口服，总量 2 g/d，连服 15 d（肝、肾功能不全者禁用）。②红霉素，用法同四环素。③多西环素 100 mg，每日两次，连服 15 d。

2. 晚期梅毒（三期皮肤、黏膜、骨骼梅毒，晚期潜伏梅毒或不能确定病期的潜伏梅毒）及二期复发梅毒的治疗

（1）青霉素：①普鲁卡因青霉素 G，80 万 U/d，肌内注射，连续 20 d 为 1 个疗程，也可考虑给第二疗程，疗程间停药两周。②苄星青霉素 G，240 万 U，肌内注射，每周 1 次，共 3 次。

（2）对青霉素过敏者用下列药品：①盐酸四环素 500 mg，每日 4 次，口服，总量 2 g/d，连服 30 d 为一疗程。②红霉素，用法同四环素。③多西环素 100 mg，每日两次，连服 30 d。

3. 心血管梅毒的治疗

（1）青霉素：不用苄星青霉素。如有心力衰竭，首先治疗心力衰竭，待心功能可代偿时，可注射青

霉素，但从小剂量开始以避免发生吉海反应，造成病情加剧或死亡。水剂青霉素 G，第 1 天 10 万 U，1 次肌内注射；第 2 天 10 万 U，2 次 /d，肌内注射；第 3 天 20 万 U，每日两次，肌内注射；自第 4 天起按下列方案治疗。普鲁卡因青霉素 G，80 万 U/d，肌内注射，连续 15 d 为一疗程，疗程总量 1 200 万 U，共 2 个疗程（或更多），疗程间停药两周。

（2）对青霉素过敏者用下列药物：①盐酸四环素 500 mg，每日 4 次，口服，总量 2 g/d，连服 30 d 为 1 个疗程。②红霉素，用法同四环素。

4. 神经梅毒的治疗

（1）青霉素：①水剂青霉素 G，1 800 万 ~ 2 400 万 U，静脉滴注（300 万 ~ 400 万 U，每 4 h 一次），连续 10 ~ 14 d。继以苄星青霉素 G，每周 240 万 U，肌内注射，共 3 次。②普鲁卡因青霉素 G，240 万 U/d，一次肌内注射，同时口服丙磺舒，每次 0.5 g，每日 4 次，共 10 ~ 14 d。必要时，继以苄星青霉素 G，每周 240 万 U，肌内注射，共 3 次。

（2）对青霉素过敏者可用四环素 500 mg，每日 4 次，连服 30 d。也可用多西环素 200 mg，每日两次，连服 30 d。

5. 妊娠期梅毒的治疗

（1）普鲁卡因青霉素 G，80 万 U/d，肌内注射，连续 10 d。妊娠初 3 个月内，注射一疗程，妊娠末 3 个月注射一疗程。治疗后每月做一次定量 USR 或 RPR 试验，观察有无复发及再感染。

（2）对青霉素过敏者，用红霉素治疗（禁用四环素）。服法及剂量与非妊娠患者相同，但其所生婴儿应该用青霉素再治疗。

6. 先天梅毒的治疗

（1）早期先天梅毒（2 岁以内）：脑脊液异常者：①水剂青霉素 G，5 万 U/（kg·d），分 2 次静脉滴注，连续 10 ~ 14 d。②普鲁卡因青霉素 G，5 万 U/（kg·d），肌内注射，连续 10 ~ 14 d。脑脊液正常者：苄星青霉素 G，5 万 U/kg，1 次注射（分两侧臀肌）。如无条件检查脑脊液者，可按脑脊液异常者治疗。

（2）晚期先天梅毒（2 岁以上）：①普鲁卡因青霉素 G，5 万 U/（kg·d），肌内注射，连续 10 d 为 1 个疗程（对较大儿童的青霉素用量，不应超过成人同期患者的治疗量）。②8 岁以下儿童禁用四环素。对青霉素过敏者，可用红霉素治疗，7.5 ~ 12.5 mg/（kg·d），分 4 次口服，连服 30 d。

（四）随访与复治

1. 早期梅毒

经充分治疗的患者，应随访 2 ~ 3 年。疗后第 1 年内每 3 个月复查 1 次，包括临床与血清（非螺旋体抗原试验），以后每半年复查 1 次。随访期间严密观察其血清反应滴度下降与临床改变情况，如无复发即可终止观察。

早期梅毒治疗后，如有血清复发（血清反应由阴转阳，或滴度升高 2 个稀释度，如 RPR 或 USR 试验阴转后又超过 1：8 者），或临床症状复发，除应即加倍剂量进行复治外，还应考虑是否需要做腰椎穿刺进行脑脊液检查，以观察中枢神经系统有无梅毒感染。如血清固定（不阴转）而无临床复发征象者，也应根据具体情况考虑检查脑脊液，以除外无症状性神经梅毒的可能性。

2. 晚期梅毒与晚期潜伏梅毒

如患者治疗后血清固定，需随访 3 年以判断是否终止观察。

3. 妊娠期梅毒

早期梅毒治疗后，在分娩前应每月检查 1 次梅毒血清反应，如 3 个月内血清反应滴度不下降 2 个稀释度，或上升 2 个稀释度，应予复治。分娩后按一般梅毒病例进行随访。

4. 神经梅毒

治疗后 3 个月做一次临床、血清学及脑脊液检查，以后每 6 个月检查一次，直到脑脊液变化转为正常，此后每年复查一次，至少 3 年。

5. 经过充分治疗的梅毒孕妇所生婴儿

出生时如血清反应阳性，应每月检查一次血清反应，连续 8 个月。如血清反应阴转，且未出现先天梅毒的临床表现，则可停止观察。

出生时如血清反应阴性，应于出生后 1 个月、2 个月、3 个月及 6 个月复查，至 6 个月时血清反应仍为阴性，且无先天梅毒的临床表现，可除外先天梅毒。

无论出生时血清反应阳性或阴性，在随访期间如血清反应滴度逐渐上升，或出现先天梅毒的临床表现，应立即予以治疗。未经充分治疗或未用青霉素治疗的梅毒孕妇所生婴儿，或无条件对婴儿进行临床及血清学随访者，应考虑对婴儿进行治疗。

（五）性伴的处理

1. 在 3 个月之内凡接触过传染性梅毒的性伴应予检查、确诊及治疗。

2. 早期梅毒在治疗期禁止性生活。

微信扫码
◆临床科研
◆医学前沿
◆临床资讯
◆临床笔记

第八章　妊娠诊断

第一节　早期妊娠诊断

一、症状与体征

对病史的询问和详细的体格检查是妊娠诊断的基础。在采集病史时，必须详细询问患者的月经史，包括月经周期、经期、末次月经来潮日期、经量和持续时间等。应注意某些因素会影响对早期妊娠的诊断，如月经不规律、避孕、末次月经不典型、不规则阴道出血等。根据在早孕妇女的观察，高达25%妇女在早孕期会出现阴道出血，影响对早期妊娠的诊断。

早孕期典型的临床表现包括以下几方面：

1. 停经

育龄妇女，平时月经规则，如月经过期10 d以上，应考虑妊娠可能，进行常规尿妊娠试验。应当注意的是，对于围绝经期妇女，如出现月经过期情况，也应当考虑到妊娠的可能。另外，某些情况下（如内分泌疾病、哺乳期、服用口服避孕药等药物）妇女可能在月经本来就不规则、稀发甚至无月经来潮的情况下发生妊娠，均应首先进行妊娠试验，明确是否妊娠后进行后续检查和治疗。

2. 早孕反应

约有半数以上妇女在妊娠6周左右开始出现食欲缺乏、偏食、恶心、晨起呕吐、头晕、乏力、嗜睡等症状，此为早孕反应。可能与血清hCG水平增高，胃肠道功能紊乱，胃酸分泌减少等有关。症状严重程度和持续时间各异，多在孕12周后逐渐消失。严重者可持续数月，出现严重水、电解质紊乱和酮症酸中毒。在末次月经不详的病例，早孕反应出现的时间可协助判断怀孕时间。

3. 尿频

早期妊娠增大的子宫可能压迫膀胱或造成盆腔充血，产生尿频的症状，但不伴尿急、尿痛等尿路刺激症状，应与尿路感染相鉴别。随着妊娠子宫逐渐增大，一般妊娠12周后子宫上升进入腹腔，不再压迫膀胱，尿频症状消失。直到临产前先露入盆压迫膀胱，尿频症状再次出现。

4. 乳腺胀痛

妊娠后由于雌孕激素、垂体泌乳素等妊娠相关激素的共同作用，乳腺管和腺泡增生，脂肪沉积，使乳腺增大。孕妇自觉乳房胀痛、麻刺感，检查可见乳头、乳晕着色变深，乳头增大、易勃起。乳晕上皮脂腺肥大形成散在结节状小隆起即蒙氏结节。

5. 妇科检查

双合诊可及子宫增大、变软。随着妊娠进展，子宫体积逐渐增大，孕8周时子宫增大至未孕时的2倍；孕12周时为未孕时的3倍，超出盆腔，可在耻骨联合上方触及。大约孕6周左右由于宫颈峡部极软，双合诊时感觉宫颈与宫体似乎不相连，称为黑加征（Hegar sign）。孕8~10周时由于子宫充血，阴道窥视可见宫颈充血、变软，呈紫蓝色，此为Chadwick征。

二、辅助检查

目前，随着许多实验室检查和超声检查的广泛应用，医生常可在上述症状与体征出现前就做出妊娠诊断。

（一）实验室检查

许多激素可用于妊娠的诊断和检测，最常用的是人绒毛膜促性腺激素 β 亚单位（β-hCG）。其他还包括黄体酮和早孕因子（early pregnancy factor）。另外，妊娠期间，滋养细胞还分泌许多激素，包括促皮质激素释放激素、促性腺激素释放激素、促甲状腺激素释放激素、生长激素、促肾上腺皮质激素、人绒毛膜促甲状腺激素、人胎盘泌乳素、抑制素、激活素、转化生长因子 -β、胰岛素样生长因子 - Ⅰ和Ⅱ、表皮生长因子、妊娠特异性 β-1 糖蛋白、胎盘蛋白 -5、妊娠相关血浆蛋白 -A 等。但是至今仍无临床上检测上述因子的商业性试剂盒。

1. β-hCG

由于 hCG 分子中 α 链与 LH 的 α 链结构相同，为避免与 LH 发生交叉反应，通常测定特异性的 hCG-β 链（β-hCG）。hCG 由卵裂球合体层分泌。受精第 2 天细胞的卵裂球中即可检测到 hCG mRNA。但直到受精后第 8 ~ 10 d 胚胎种植、与子宫建立血管交通后才能在孕妇血清和尿中检测到 hCG。此后每 1.7 ~ 2.0 d 上升 1 倍，至妊娠 8 ~ 10 周达到峰值，以后迅速下降，在妊娠中晚期降至峰值的 10%。目前最为常用的检测方法是放射免疫法，敏感度为 5 mIU/mL，受孕后 10 ~ 18 d 即可检测阳性。

2. 黄体酮

血清黄体酮水平测定对判断异常早期妊娠有一定帮助。黄体酮由卵巢黄体产生分泌，正常妊娠刺激黄体酮的分泌。故检查血清黄体酮水平可用于判断妊娠的结局。当血清黄体酮含量超过 15 ng/mL 时，异位妊娠可能性较小。当血清黄体酮水平高于 25 ng/mL（> 79.5 nmol/L）时，宫内妊娠活胎可能性极大（敏感度 97.5%）。相反，如果血清黄体酮水平低于 5 ng/mL（< 15.9 nmol/L）可诊断胚胎无存活可能（敏感度 100%）。此时应对患者进行进一步检查，明确是宫内妊娠难免流产或异位妊娠。如果血清黄体酮在 5 ~ 25 ng/mL 之间，应采用其他辅助检查方法，包括超声、其他妊娠相关激素、连续激素测定等，判断妊娠情况。

3. 早孕因子（early pregnancy factor，EPF）

EPF 是自受孕后早期即可从母体血清分离出来的免疫抑制蛋白，是受精后最早能够检测到的标志物。受精后 36 ~ 48 h 即可从母体血清中检测出，在早孕早期达到峰值，足月时几乎检测不出。成功的体外受精胚胎移植后 48 h 也可检测出 EPF。分娩、终止宫内妊娠或异位妊娠 24 h 后 EPF 检测阴性。由于 EPF 分子分离尚较困难，检测方法还不成熟，目前临床使用还存在限制。但其能够在胚胎受精后、种植之前即可检测出，因此可能是将来精确早期妊娠诊断的有效方法。

（二）超声检查

超声是诊断早孕和判断孕龄最快速准确的方法。经腹壁超声最早能在末次月经后 6 周观察到妊娠囊。阴道超声可较腹壁超声提早 10 d 左右，末次月经后 4 周 2 d 即能观察到 1 ~ 2 mm 妊娠囊。正常早期妊娠超声表现包括：

1. 正常早期妊娠的超声检查首先能观察到的是妊娠囊，为宫内圆形或椭圆形回声减低结构，双环征为早期妊娠囊的重要特征。双环征的成因有作者认为是迅速增长的内层细胞滋养层细胞和外层合体滋养层，也有作者认为内环绝大多数由强回声的球形绒毛组成，包绕妊娠囊外层的低回声环则可能为周围的蜕膜组织。随着妊娠的进展，妊娠囊逐渐增大，内层强回声环逐渐厚薄不均，底蜕膜处逐渐增厚，形成胎盘。强回声环其余部分逐渐变薄，形成胎膜的一部分。

2. 末次月经后 5 ~ 6 周阴道超声可见卵黄囊，为亮回声环状结构，中间为无回声区，位于妊娠囊内。卵黄囊是宫内妊娠的标志，它的出现可排除宫外妊娠时的宫内的假妊娠囊。卵黄囊大小 3 ~ 8 mm，停经 10 周时开始消失，12 周后完全消失。妊娠囊大于 20 mm 却未见卵黄囊或胎儿时，可能为孕卵枯萎。

3. 阴道超声在停经 5 周时可观察到胚芽，胚芽径线超过 2 mm 时常能见到原始心血管搏动。6.5 周时胚芽头臀长（crown-rump length，CRL）约与卵黄囊径线相等。7 周多能分出头尾，8 周时肢芽冒出。孕 5 ～ 8 周期间，可根据妊娠囊径线推断孕龄（表 8-1）。孕 6 ～ 18 周期间根据头臀长推断孕龄。妊娠 11 ～ 14 周时可准确测量颈部透明带。颈部透明带的厚度联合血清标志物检查是筛查胎儿染色体非整倍体的重要方法。

表 8-1　平均妊娠囊径线与妊娠龄的关系

平均妊娠囊经线	预测妊娠周数（95%CI）	平均妊娠囊经线	预测妊娠周数（95%CI）
2	5.0（4.5 ～ 5.5）	14	6.5（6.0 ～ 7.0）
3	5.1（4.6 ～ 5.6）	15	6.6（6.2 ～ 7.1）
4	5.2（4.8 ～ 5.7）	16	6.7（6.3 ～ 7.2）
5	5.4（4.9 ～ 5.8）	17	6.9（6.4 ～ 7.3）
6	5.5（5.0 ～ 6.0）	18	7.0（6.5 ～ 7.5）
7	5.6（5.1 ～ 6.1）	19	7.1（6.6 ～ 7.6）
8	5.7（5.3 ～ 6.2）	20	7.3（6.8 ～ 7.7）
9	5.9（5.4 ～ 6.3）	21	7.4（6.9 ～ 7.8）
10	6.0（5.5 ～ 6.5）	22	7.5（7.0 ～ 8.0）
11	6.1（5.6 ～ 6.6）	23	7.6（7.2 ～ 8.1）
12	6.2（5.8 ～ 6.7）	24	7.8（7.3 ～ 8.2）
13	6.4（5.9 ～ 6.8）		

4. 在多胎妊娠中，早孕期超声检查对发现双胎或多胎妊娠，超声观察多胎妊娠绒毛膜囊、羊膜囊的个数对判断单卵双胎或双卵双胎有重要作用。

（三）其他检查方法

1. 基础体温（BBT）

为双相型，体温升高后持续 18 d 不下降，早孕可能性大；持续 3 周不降者，应考虑早孕。

2. 宫颈黏液检查

由于孕激素影响，伴随基础体温上升不降，宫颈黏液水、盐成分减少，蛋白含量增加，使宫颈黏液减少黏稠，形成宫颈黏液栓。涂片镜检可见排列成行的椭圆体，无羊齿状结晶。

3. 超声多普勒检查

最早在孕 7 周时可通过超声多普勒检查听到脐带杂音，随着妊娠进展，在增大的子宫区域可听到有节律的单一高调胎心音，胎心率 150 ～ 160 bpm。

4. 黄体酮试验

对可疑早孕妇女给予每日黄体酮 20 mg 肌内注射或地屈黄体酮片 10 mg 口服，每日 2 次，连续 3 ～ 5 d。停药后 2 ～ 7 d 内阴道出血者提示体内有一定雌激素作用，可排除妊娠。停药后无月经来潮者，妊娠可能性较大。

（四）居家妊娠检测

目前有至少 25 种市售居家妊娠检测试制。其原理多为免疫检测，对尿 hCG 检测敏感度从 25 ～ 100 mIU/mL 不等。通常妇女会在月经过期后的头一个礼拜内进行居家妊娠检测。需注意的是在此期间尿 hCG 水平在不同个体差异极大，变化幅度从 12 mIU/mL 到大于 2 500 mIU/mL。在月经过期后的第 2 周尿 hCG 水平也同样有极大个体差异，从 13 mIU/mL 到大于 6 000 mIU/mL。因此，在月经过期的头两周内，限于居家妊娠检测敏感性的限制，可能有一部分妇女因检测假阴性而被漏诊。

第二节　中、晚期妊娠诊断

随着妊娠进展，子宫逐渐增大，可感知胎动，腹部检查可及胎体，听到胎心音。此时，除通过宫底高度、超声检查等方式推断胎龄、胎儿大小和预产期外，重要的是通过各项筛查排除胎儿畸形、妊娠并发症等异常，早期诊断、早期治疗，确保母儿安全。

一、症状与体征

1. 症状

孕妇经历早孕期各种症状，自觉腹部逐渐增大，孕 16 周后开始感知胎动。

2. 子宫增大

随妊娠进展，子宫逐渐增大，可根据宫底高度初步推断妊娠周数（表 8-2）。晚期妊娠期间可根据宫底高度和腹围推算胎儿体重，目前各种算法不下 10 种，准确率也相差甚远。在此仅列举较简便的一种算法，准确率约 88%。①胎头已衔接：宫高 × 腹围 + 200（g）。②胎头浮动或臀位：宫高 × 腹围 + 200（g）。③胎膜已破，胎头衔接：宫高 × 腹围 + 300（g）。

表 8-2　不同妊娠周数的宫底高度及子宫长度

妊娠周数	手测宫底高度	
12 周末	耻骨联合上 2 ~ 3 横指	
16 周末	脐耻之间	
20 周末	脐下一横指	18（15.3 ~ 21.4）
24 周末	脐上一横指	24（22.0 ~ 25.1）
28 周末	脐上三横指	26（22.4 ~ 29.0）
32 周末	脐与剑突之间	29（25.3 ~ 32.0）
36 周末	剑突下两横指	32（29.8 ~ 34.5）
40 周末	脐与剑突之间或略高	33（30.0 ~ 35.3）

3. 胎动

胎儿在子宫内的活动即为胎动（fetal movement，FM），是活胎诊断依据之一，也是评估胎儿宫内安危的重要指标之一。一般孕 16 周起部分孕妇即可感知胎动。随着孕周增加，胎动逐渐增多，孕 32 ~ 34 周达峰值，孕 38 周后逐渐减少。母体感知的胎动与通过仪器记录下来的胎动有很好的相关性。Rayburn 等报道母体能够感知到 80% 超声发现的胎动。相反，Johnson 等发现孕 36 周以后母体仅能感知 16% 超声记录的胎动。通常母体对持续超过 20 s 以上的胎动感知能力更强。有许多计数胎动的方法，但至今仍没有一个最佳的胎动指标或理想的数胎动持续时间。例如，有学者建议 2 h 内感知到 10 次胎动为正常。也有学者提出每天数 1 h 胎动，如果胎动数大于或等于此前的基础水平则为正常。临床上通常碰到的问题有两种：①许多足月孕妇抱怨胎动减少。Harrington 等研究显示，自述胎动减少孕妇胎儿的预后与无此主诉的孕妇没有明显差距。尽管如此，对主诉胎动减少的孕妇仍应进行胎儿宫内状况评估。②许多孕妇不会数胎动或没有足够的依从性坚持数胎动。Grant 等研究提出母体每天对胎动频率的大概感觉和规则计数胎动对评估胎儿宫内状况一样有效。

4. 胎心音

孕 10 周起即可用多普勒听到胎心音，18 ~ 20 周能通过听诊器经腹壁听到胎心音。胎心音呈双音，正常胎心频率 120 ~ 160 bpm。胎心率低于或超过此范围均提示胎儿宫内异常可能。临床上胎心率检测是判断胎儿宫内安危的重要方法之一。胎心音应与子宫血管杂音、母体心率、脐血管杂音等相鉴别。

5. 胎体

孕 20 周后可于腹壁触及胎体，甚至可看到胎儿肢体顶在子宫前壁上造成的小隆起。胎头通常称球状，质硬而圆，有浮球感；胎背宽而平坦；胎臀宽、软，形状略不规则；胎儿肢体小而有不规则活动，可通过腹部触诊判断胎产式和胎方位。

二、辅助检查

（一）超声检查

在中晚期妊娠中，超声检查能随访胎儿生长发育情况，估算胎儿体重，筛查胎儿畸形，评估胎儿宫内安危，及时发现和诊断产科异常，包括胎盘、羊水、脐带、宫颈等的异常，以便及时采取相应治疗措施。另外对于致死性或存活率低的胎儿畸形，如严重神经管缺陷、α－地中海贫血纯合子、致死性骨骼畸形、18－ 三体综合征、13－ 三体综合征等，以及严重影响出生后生活质量的畸形如严重解剖结构异常、21－ 三体综合征、珠蛋白生成障碍性贫血（β－ 地中海贫血）纯合子等可在孕 28 周前进行诊断，及时终止妊娠，降低围生儿死亡率和先天缺陷儿的出生，有效提高人口质量。另外，对于合并各种并发症的异常妊娠，超声检查可通过生物物理评分等方式密切监测胎儿宫内健康状况，以助选择最佳治疗方案和最佳分娩时机，降低围生儿死亡率和病率，提高产科质量。

（二）胎儿心电图（fetal electro cardio graphy，FECG）

FECG 是通过将电极分别接在孕妇宫底、耻骨联合上方等体表部位，通过间接检测的方式描记出胎儿心电活动的非侵袭性检测方法。一般于妊娠 12 周以后即可检测出。根据第三届全国胎儿心电图学术会议制定的标准，正常 FECG 诊断标准：胎心率 120 ~ 160 次 / min，FQRS 时限 0.02 ~ 0.05 s，FQRS 综合波振幅 10 ~ 30 μV，FST 段上下移位不超 5 μV。异常胎儿心电图诊断标准：

1. 期前收缩

提早出现的 FQRS 波群，分为频发性期前收缩和偶发性期前收缩。

2. ST 段改变

上下移位大于 5 μV。

3. 心动过速、过缓

胎心率大于 160 次 /min 或小于 120 次 /min。

4. 心律不齐

胎心率在正常范围内（120 ~ 160 次 /min）时胎心率变化大于 30 次 /min，或心率超出正常范围时，胎心率变化大于 25 次 /min。

5. FQRS 时限增宽

FQRS 时限大于 0.05 s。

6. FQRS 综合波振幅增高

FQRS 综合波振幅大于 30 μV。FECG 显示严重的节律或速度异常、QRS 波群增宽、传导阻滞，应考虑先天性心脏病的可能。FECG 显示 ST 段偏高提示胎儿宫内急慢性缺氧可能。

第三节　胎儿姿势、胎产式、胎先露及胎方位

一、胎儿姿势

在妊娠晚期，胎儿身体在宫内形成特定的姿势，称为胎儿姿势（fetal attitude）。通常为适应胎儿生长和宫腔形态，胎儿身体弯曲成与宫腔形态大致相似的椭圆形。胎儿整个身体弯曲，胎背向外突出，头部深度屈曲，下巴贴近前胸，大腿屈曲至腹部，膝部屈曲使足弓位于大腿前方。所有头位胎儿的上肢交叉或平行置于胸前。脐带位于上下肢之间的空隙内。

某些情况下，胎儿头部仰伸导致胎儿姿势由屈曲形态改变为仰伸形态，导致异常胎儿姿势的出现。

胎儿姿势与是否能够正常分娩以及一些产科并发症，如脐带脱垂等密切相关。

二、胎产式

胎体纵轴与母体纵轴的关系成为胎产式（fetal lie）。两纵轴平行者为纵产式（longitudinal lie），占妊娠足月分娩总数的99.75%；两纵轴垂直者称为横产式（transverse lie），占妊娠足月分娩总数的0.25%。横产式无法自然分娩，临产后如不能及时转为纵产式或剖宫产终止妊娠，会导致子宫破裂、胎死宫内等严重后果。两纵轴交叉成角度者称为斜产式，为暂时性，在分娩过程中多转为纵产式，偶转为横产式（图8-1）。

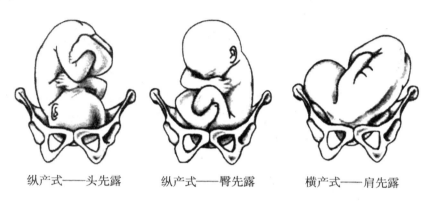

纵产式——头先露　　　　纵产式——臀先露　　　　横产式——肩先露

图8-1　胎产式及胎先露

三、胎先露

最先进入骨盆入口的胎儿部分称为胎先露（fetal presentation）。纵产式有头先露（cepHalic presentation）和臀先露（breech presentation）。横产式有肩先露（shoulder presentation）。头先露时因胎头屈伸程度不同又分为枕先露（occiput presentation 或 vertex presentation）、前囟先露（sinciput presentation），额先露（brow presentation）及面先露（face presentation）（图8-2）。前囟先露和额先露多为暂时性的，在分娩过程中通过胎儿颈部屈曲或仰伸转变为枕先露或面先露分娩。如始终保持前囟先露和额先露可导致难产发生。臀先露因下肢屈伸程度不同分为混合臀先露（complete breech presentation）、单臀先露（frank breech presentation）、足先露（footling presentation）（包括单足先露和双足先露）（图8-3）。偶尔头先露或臀先露与胎手或胎足同时入盆，称复合先露（compound presentation）。正常阴道分娩胎儿多为枕先露。其他胎先露方式如不能及时纠正可能造成难产或意外。

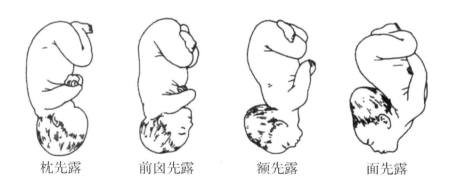

枕先露　　　　前囟先露　　　　额先露　　　　面先露

图8-2　头先露的种类图

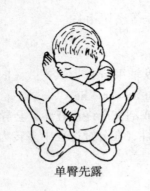 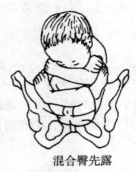 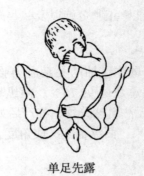

单臀先露　　　　　混合臀先露　　　　　单足先露

图8-3　臀先露的种类

四、胎方位

胎儿先露部的指示点与母体骨盆的关系称为胎方位（fetal position），简称胎位。枕先露以枕骨、面先露以颏骨、臀先露以骶骨、肩先露以肩胛骨为指示点，根据指示点与母体骨盆前后左右的关系描述胎方位（表8-3）。

表8-3　胎产式、胎先露和胎方位的关系及种类

纵产式 （99.75%）	头先露 （95.75% ~ 97.75%）	枕先露 （95.55% ~ 97.55%）	枕左前（LOA）	枕左横（LOT）	枕左后（LOP）
			枕右前（ROA）	枕右横（ROT）	枕右后（ROP）
		面先露（0.2%）	颏左前（LMA）	颏左横（LMT）	颏左后（LMP）
			颏右前（RMA）	颏右横（RMT）	颏右后（RMP）
	臀先露（2% ~ 4%）		骶左前（LSA）	骶左横（LST）	骶左后（LEP）
			骶右前（RSA）	骶右横（RST）	骶右后（RSP）
横产式 （0.25%）	肩先露		肩左前（LSc-A）	肩左后（LSc-P）	
			肩右前（RSc-A）	肩右后（RSc-P）	

第九章 病理妊娠

第一节 妊娠剧吐

妊娠剧吐（hyperemesis gravidarum）是在妊娠早期发生、以频繁恶心呕吐为主要症状的一组症候群，严重时可以导致脱水、电解质紊乱及代谢性酸中毒，甚至肝肾衰竭、死亡。其发病率通常为0.3%～1%。恶性呕吐（pernicious vomiting）是指极为严重的妊娠剧吐。晨吐是妊娠早期发生的一种早孕反应，表现为于清晨空腹出现的轻度恶心、呕吐，但常可持续整天。

一、病因

尚未明确，可能与下列因素有关。

1. 绒毛膜促性腺激素（hCG）

一般认为妊娠剧吐与hCG水平高或突然升高密切相关。研究发现，早孕反应的发生和消失过程与孕妇血hCG的升降时间相符，呕吐严重时，孕妇hCG水平较高；多胎妊娠、葡萄胎患者hCG水平显著增高，呕吐发生率也高，发生的时间也提早，症状也较重；妊娠终止后，呕吐消失。但值得注意的是症状的轻重程度和hCG水平不一定呈正相关。

2. 雌激素

除了血清中高浓度的hCG水平，有人提出雌激素水平升高可能也是相关因素之一。

3. 精神和社会因素

恐惧妊娠、精神紧张、情绪不稳、经济条件差的孕妇易患妊娠剧吐，提示精神及社会因素对发病有影响。

4. 幽门螺旋杆菌

有研究表明，与无症状的孕妇相比，妊娠剧吐患者血清抗幽门螺旋杆菌的IgG浓度升高，因此认为其与幽门螺旋杆菌—消化性溃疡的致病因素可能有关。

5. 一些激素水平

包括胎盘血清标记物、ACTH、泌乳素和皮质醇等可能与之有关。

6. 其他

维生素缺乏，尤其是维生素B_6的缺乏可导致妊娠剧吐。至于有学者提出的妊娠呕吐是母亲为保护胎儿的发育，避免危险食物进入是没有证据支持的。

二、临床表现

1. 恶心、呕吐

多见于初孕妇，常于停经6周左右出现。首先出现恶心、呕吐等早孕反应，以后症状逐渐加剧，直至不能进食，呕吐物中有胆汁和咖啡渣样物。

2. 水、电解质紊乱

严重呕吐和不能进食可导致脱水及电解质紊乱，使氢、钠、钾离子大量丢失：患者明显消瘦，神疲乏力，皮肤黏膜干燥，口唇干裂，眼球内陷，脉搏增快，尿量减少，尿比重增加并出现酮体。

3. 酸、碱平衡失调

可出现饥饿性酸中毒，呕吐物中盐酸的丢失可致碱中毒和低钾血症。

4. 脏器功能损伤

若呕吐严重，不能进食，可出现脏器功能损伤。若肝功能受损，则出现血转氨酶和胆红素增高；若肾功能受损，则血尿素氮、肌酐升高，尿中可出现蛋白和管型；眼底检查可有视网膜出血。严重并发症如 Wernicke-Korsakoff 综合征主要是由于维生素 B_1 缺乏导致的脑病，主要表现为中枢神经系统症状：眼球震颤、视力障碍、步态及站立姿势异常、食管破裂和气胸极少发生，病情继续发展，可致患者意识模糊，陷入昏迷状态。

三、诊断与鉴别诊断

根据病史、临床表现、妇科检查及辅助检查，诊断并不困难。但必须进行 B 型超声检查以排除葡萄胎。此外，尚需进行必要的检查以与可致呕吐的消化系统疾病如急性病毒性肝炎、胃肠炎、胰腺炎、胆管疾病、脑膜炎及脑肿瘤等鉴别。确诊妊娠剧吐后，为判断病情轻重，尚需进行以下检查。

1. 血液检查

测定血红细胞计数、血红蛋白、血细胞比容、全血及血浆黏度，以了解有无血液浓缩及其程度；测定二氧化碳结合力，或作血气分析，以了解血液 pH 值、碱储备及酸碱平衡情况；测定血钾、钠、氯，以了解有无电解质紊乱。监测肝肾功能以了解其有无受损。

2. 尿液检查

记 24 h 尿量，监测尿比重、酮体情况，检查有无尿蛋白及管型。

3. 心电图

以及时发现有无低钾血症引起的心肌受损情况。

4. 眼底检查

了解有无视网膜出血。

5. MRI

一旦出现神经系统症状，需要采用 MRI 头颅检查，排除其他的神经系统病变。同时，Wernicke-Korsakoff 综合征可有特征性的表现：对称性第三、四脑室，中脑导水管周围，乳头体、四叠体、丘脑等为主要受累部位；MRI 上可见上述部位病变呈稍长 T_1 长 T_2 信号，FILAIR 序列呈现高信号，DWI 序列病变急性期为高信号，亚急性期为低信号，急性期由于血脑屏障破坏病变可强化。

四、治疗

首先排除其他疾病引起的呕吐，根据酮体的情况了解疾病的严重程度，决定治疗方案。治疗原则：心理支持，纠正水、电解质紊乱及酸碱失衡，补充营养，防治并发症。

1. 心理支持及饮食指导

了解患者的精神状态、思想顾虑，解除其思想负担，缓解其压力，多加鼓励。指导饮食，一般首先禁食 2 ~ 3 d，待患者精神好转，略有食欲后，再逐渐改为半流质，宜进食清淡、易消化的食物，避免油腻、甜品及刺激性食物，避免"有气味"的食物，"少食多餐"避免过饱。

2. 补液及纠正电解质紊乱

对于病情严重至脱水、酸中毒、电解质紊乱者需禁食、补液治疗及营养支持。根据尿量补液，每日静脉滴注葡萄糖、林格液共 3 000 mL，维持每日尿量 ≥ 1 000 mL。对低钾者，静脉补充钾离子；对代谢性酸中毒者，适当补充碳酸氢钠；对营养不良者，可需氨基酸及脂肪乳等营养液。

3. 药物治疗

可在上述补液中加入维生素 B_6 每日及维生素 C，肌内注射维生素 B_1，每日 100 mg。对病情较重者，可用止吐药如丙氯拉嗪及氯丙嗪减轻恶心和呕吐。经过以上治疗 2 ~ 3 d，一般病情大多迅速好转，症状缓解，若治疗效果不佳，则可用氢化可的松 200 ~ 300 mg 加入 5％葡萄糖液 500 mL 中静脉滴注。

4. 其他

食用姜有益于止吐，结合指压按摩和针灸也可能有益处。

5. 终止妊娠

若经治疗后病情不能缓解，反而有加重趋势，出现以下情况应考虑终止妊娠：①体温持续高于 38℃。②脉搏 > 120 次 /min。③持续黄疸或蛋白尿。④多发性神经炎及神经性体征。⑤ Wernicke-Korsakoff 综合征。

第二节　母儿血型不合

母儿血型不合是孕妇与胎儿之间因血型不合而产生的同种血型免疫性疾病，发生在胎儿期和新生儿早期，是胎儿新生儿溶血性疾病中重要的病因。胎儿的基因，一半来自母亲，一半来自父亲。从父亲遗传来的红细胞血型抗原为其母亲所缺乏时，此抗原在某种情况下可通过胎盘进入母体刺激产生相应的免疫抗体。再次妊娠时，抗体可通过胎盘进入胎儿体内，与胎儿红细胞上相应的抗原结合发生凝集、破坏，出现胎儿溶血，导致流产、死胎或新生儿发生不同程度的溶血性贫血或核黄疸后遗症，造成智能低下、神经系统及运动障碍等后遗症。母儿血型不合主要有 ABO 型和 Rh 型两大类：ABO 血型不合较为多见，危害轻，常被忽视；Rh 血型不合在我国少见，但病情重。

一、发病机制

1. 胎儿红细胞进入母体

血型抗原、抗体反应包括初次反应，再次反应及回忆反应。抗原初次进入机体后，需经一定的潜伏期后产生抗体，但量不多，持续时间也短。一般是先出现 IgM，约数周至数月消失，继 IgM 之后出现 IgG，当 IgM 接近消失时 IgG 达到高峰，在血中维持时间长，可达数年。IgA 最晚出现，一般在 IgM、IgG 出现后 2 ~ 8 周方可检出，持续时间长；相同抗原与抗体第二次接触后，先出现原有抗体量的降低，然后 IgG 迅速大量产生，可比初次反应时多几倍到几十倍，维持时间长，IgM 则很少增加；抗体经过一段时间后逐渐消失，如再次接触抗原，可使已消失的抗体快速增加。

母胎间血循环不直接相通，中间存在胎盘屏障，但这种屏障作用是不完善的，在妊娠期微量的胎儿红细胞持续不断的进入母体血液循环中，且这种运输随着孕期而增加，有学者对 16 例妊娠全过程追踪观察：妊娠早、中、晚期母血中有胎儿红细胞发生率分别为 6.7％、15.9％、28.9％。足月妊娠时如母儿 ABO 血型不合者，在母血中存在胎儿红细胞者占 20％，而 ABO 相合者可达 50％。大多数孕妇血中的胎儿血是很少的，仅 0.1 ~ 3.0 mL，如反复多次小量胎儿血液进入母体，则可使母体致敏。早期妊娠流产的致敏危险是 1％，人工流产的致敏危险是 20％ ~ 25％，在超声引导下进行羊水穿刺的致敏危险是 2％，绒毛取样的危险性可能高于 50％。

2. ABO 血型不合

99％发生在 O 型血孕妇，自然界广泛存在与 A（B）抗原相似的物质（植物、寄生虫、接种疫苗），接触后也可产生抗 A（B）IgG 抗体，故新生儿溶血病有 50％发生在第一胎。另外，A（B）抗原的抗原性较弱，胎儿红细胞表面反应点比成人少，故胎儿红细胞与相应抗体结合也少。孕妇血清中即使有较高的抗 A（B）IgG 滴定度，新生儿溶血病病情却较轻。

（三）Rh 血型不合

Rh 系统分为 3 组：Cc、Dd 和 Ee，有无 D 抗原决定是阳性还是阴性。孕妇为 Rh 阴性，配偶为 Rh 阳性，再次妊娠时有可能发生新生儿 Rh 溶血病。Rh 抗原特异性强，只存在 Rh 阳性的红细胞上，正常妊娠时胎儿血液经胎盘到母血循环中大多数不足 0.1 mL，虽引起母体免疫，但产生的抗 Rh 抗体很少，第一胎常因抗体不足而极少发病。随着妊娠次数的增加，母体不断产生抗体而引起胎儿溶血的聚会越多，甚至屡次发生流产或死胎，但如果母亲在妊娠前输过 Rh（＋）血，则体内已有 Rh 抗体，在第一胎妊娠时即可发病，尤其是妊娠期接受 Rh（＋）输血，对母子的危害更大。虽然不知道引起 Rh 阴性母体同种免疫所需的 Rh 阳性细胞确切数，但临床及实验均已证明 0.03 ~ 0.07mL 的胎儿血就可以使孕妇致敏而产生抗 Rh 抗体。致敏后，再次妊娠时极少量的胎儿血液渗漏都会使孕妇抗 Rh 抗体急剧上升。

4. ABO 血型对 Rh 母儿血型不合的影响

Levin 曾首次观察到胎儿血型为 Rh（＋）A 或 B 型与 Rh（－）O 型母亲出现 ABO 血型不合时，则 Rh 免疫作用发生率降低。其机制不清楚，有人认为由于母体中含有抗 A 或抗 B 自然抗体，因而进入母体的胎儿红细胞与这些抗体发生凝集，并迅速破坏，从而防止 Rh 抗原对母体刺激，保护胎儿以免发生溶血。

二、诊断

（一）病史

凡过去有不明原因的死胎、死产或新生儿溶血病史孕妇，可能发生血型不合。

（二）辅助检查

1. 血型检查

孕妇血型为 O 型，配偶血型为 A、B 或 AB 型，母儿有 ABO 血型不合可能；孕妇为 Rh 阴性，配偶为 Rh 阳性，母儿有 Rh 血型不合可能。

2. 孕妇血液 ABO 和 Rh 抗体效价测定

孕妇血清学检查阳性，应定期测定效价。孕 28 ~ 32 周，每 2 周测定一次，32 周后每周测定一次。如孕妇 Rh 血型不合，效价在 1 ：32 以上，ABO 血型不合，抗体效价在 1 ：512 以上，提示病情严重，结合过去有不良分娩史，要考虑终止妊娠；但是 ABO 母儿血型不合孕妇效价的高低并不与新生儿预后明显相关。

3. 羊水中胆红素测定

用分光光度计做羊水胆红素吸光度分析，吸光度值差（A94 A450）> 0.06 为危险值，0.03 ~ 0.06 为警戒值，小于 0.03 为安全值。

4. B 超检查

在 Rh 血型不合的患者，需要定期随访胎儿超声，严重胎儿贫血患儿可见羊水过多、胎儿皮肤水肿、胸腹腔积液、心脏扩大、心胸比例增加、肝脾肿大及胎盘增厚等。胎儿大脑中动脉血流速度的收缩期的峰值（peak systolic velocity，PSV）升高可判断胎儿贫血的严重程度。

三、治疗

（一）妊娠期治疗

1. 孕妇被动免疫

在 RhD（－）的孕妇应用抗 D 的免疫球蛋白主要的目的是预防下一胎发生溶血。指征：在流产或分娩后 72 h 内注射抗 D 免疫球蛋白 300 μg。

2. 血浆置换法

Rh 血型不合孕妇，在妊娠中期（24 ~ 26 周）胎儿水肿未出现时，可进行血浆置换术，300 mL 血浆可降低一个比数的滴定度，此法比直接胎儿宫内输血，或新生儿换血安全，但需要的血量较多，疗效相对较差。

3. 口服中药

如三黄汤或菌陈蒿汤。如果抗体效价下降缓慢或不下降，可一直服用至分娩。但目前中药治疗母儿血型不合的疗效缺乏循证依据。

. 4. 胎儿输血

死胎和胎儿水肿的主要原因是重度贫血，宫内输血的目的在于纠正胎儿的贫血，常用于 Rh 血型不合的患者。宫内输血的指征：根据胎儿超声检查发现胎儿有严重的贫血可能，主要表现为胎儿大脑中动脉的血流峰值升高，胎儿水肿、羊水过多等；输血前还需要脐带穿刺检查胎儿血红蛋白进一步确定胎儿 $Hb < 120$ g/L。输血的方法有脐静脉输血和胎儿腹腔内输血两种方式。所用血液满足以下条件：不含相应母亲抗体的抗原；血细胞比容为 80%；一般用 Rh（-）O 型新鲜血。在 B 型超声指导下进行，经腹壁在胎儿腹腔内注入 Rh 阴性并与孕妇血不凝集的浓缩新鲜血每次 20 ~ 110 mL，不超过 20 mL/kg。腹腔内输血量可按下列公式计算：（孕周 -20）× 10 mL。输血后需要密切监测抗体滴度和胎儿超声，可反复多次宫内输血。

5. 引产

妊娠近足月抗体产生越多，对胎儿威胁也越大，故于 36 周以后，遇下列情况可考虑引产：①抗体效价：Rh 血型不合，抗体效价达 1 ：32 以上；而对于 ABO 母儿血型不合一般不考虑提前终止妊娠；考虑效价高低以外，还要结合其他产科情况，综合决定。②死胎史，特别是前一胎死因是溶血症者。③各种监测手段提示胎儿宫内不安全，如胎动改变、胎心监护图形异常，听诊胎心改变。④羊膜腔穿刺：羊水深黄色或胆红素含量升高。

（二）分娩期治疗

1. 争取自然分娩，避免用麻醉药、镇静剂，减少新生儿窒息的机会。
2. 分娩时做好抢救新生儿的准备，如气管插管、加压给氧，以及换血准备。
3. 娩出后立即断脐，减少抗体进入婴儿体内。
4. 胎盘端留脐血送血型、胆红素，抗人球蛋白试验及特殊抗体测定。并查红细胞、血红蛋白，有核红细胞与网织红细胞计数。

（三）新生儿处理

多数 ABO 血型不合的患儿可以自愈，严重的患者可出现病理性黄疸、核黄疸等。黄疸明显者，根据血胆红素情况予以：蓝光疗法每天 12 h，分 2 次照射；口服苯巴比妥 5 ~ 8 mg/（kg·d）；血胆红素高者予以人血清蛋白静脉注射 1 g/（kg·d），使与游离胆红素结合，以减少核黄疸的发生；25% 的葡萄糖液注射；严重贫血者及时输血或换血治疗。

第三节　胎儿窘迫

胎儿在宫内有缺氧征象危及胎儿健康和生命者，称为胎儿窘迫（fetal distress）。胎儿窘迫是一种由于胎儿缺氧而表现的呼吸、循环功能不全综合征，是当前剖宫产的主要适应证之一。胎儿窘迫主要发生在临产过程，以第一产程末及第二产程多见，也可发生在妊娠后期。发病率各家报道不一，一般在 10.0% ~ 20.5%。产前及产时胎儿窘迫是围产儿死亡的主要原因。

一、病因

通过子宫胎盘循环，母体将氧输送给胎儿，CO_2 从胎儿排入母体，在输送交换过程中某一环节出现障碍，均可引起胎儿窘迫。

1. 母体血氧含量不足

母体血氧含量不足：如产妇患严重心肺疾病或心肺功能不全、妊娠期高血压疾病、高热、重度贫血、失血性休克、仰卧位低血压综合征等，均使母体血氧含量降低，影响对胎儿的供氧。导致胎儿缺氧的母体因素有以下几种。①微小动脉供血不足：如妊娠期高血压疾病等。②红细胞携氧量不足：如重度贫血、一氧化碳中毒等。③急性失血：如前置胎盘、胎盘早剥等。④各种原因引起的休克与急性感染发热。⑤子宫胎盘血运受阻：急产或不协调性子宫收缩乏力等，缩宫素使用不当引起过强宫缩；产程延长，特别是第二产程延长；子宫过度膨胀，如羊水过多和多胎妊娠；胎膜早破等。

2. 胎盘、脐带因素

脐带和胎盘是母体与胎儿间氧及营养物质的输送传递通道，其功能障碍必然影响胎儿获得所需氧及营养物质。常见胎盘功能低下：妊娠期高血压疾病、慢性肾炎、过期妊娠、胎盘发育障碍（过小或过大）、胎盘形状异常（膜状胎盘、轮廓胎盘等）和胎盘感染、胎盘早剥等。常见有脐带血运受阻：如脐带脱垂、脐带绕颈、脐带打结引起母儿间循环受阻。

3. 胎儿因素

严重的心血管疾病，呼吸系统疾病，胎儿畸形，母儿血型不合，胎儿宫内感染，颅内出血，颅脑损伤等。

二、病理生理

胎儿血氧降低、二氧化碳蓄积出现呼吸性酸中毒。初期通过自主神经反射，兴奋交感神经，肾上腺儿茶酚胺及皮质醇分泌增多，血压上升及心率加快。若继续缺氧，则转为兴奋迷走神经，胎心率减慢。缺氧继续发展，刺激肾上腺增加分泌，再次兴奋交感神经，胎心由慢变快，说明胎儿已处于代偿功能极限，提示为病情严重。无氧糖酵解增加，导致丙酮酸、乳酸等有机酸增加，转为代谢性酸中毒，胎儿血 pH 值下降，细胞膜通透性加大，胎儿血钾增加，胎儿在宫内呼吸运动加强，导致混有胎粪的羊水吸入，出生后延续为新生儿窒息及吸入性肺炎。肠蠕动亢进，肛门括约肌松弛，胎粪排出。若在孕期慢性缺氧情况下，可出现胎儿发育及营养不正常，形成胎儿宫内发育迟缓，临产后易发生进一步缺氧。

三、临床表现

根据胎儿窘迫发生速度可分为急性胎儿窘迫及慢性胎儿窘迫两类。

1. 慢性胎儿窘迫

多发生在妊娠末期，往往延续至临产并加重。其原因多因孕妇全身性疾病或妊娠期疾病引起胎盘功能不全或胎儿因素所致。临床上除可发现母体存在引起胎盘供血不足的疾病外，还发生胎儿宫内发育受限。孕妇体重、宫高、腹围持续不长或增长很慢。

2. 急性胎儿窘迫

主要发生在分娩期，多因脐带因素（如脐带脱垂、脐带绕颈、脐带打结）、胎盘早剥、宫缩强且持续时间长及产妇低血压，休克引起。

四、诊断

根据病史、胎动变化以及有关检查可以做出诊断。

五、辅助检查

1. 胎心率变化

胎心率是了解胎儿是否正常的一个重要标志，胎心率的改变是急性胎儿窘迫最明显的临床征象。①胎心率 > 160 次 / 分，尤其是 > 180 次 / 分，为胎儿缺氧的初期表现（孕妇心率不快的情况下）。②随后胎心率减慢，胎心率 < 120 次 / 分，尤其是 < 100 次 / 分，为胎儿危险征。③胎心监护仪图像出现以下变化，应诊断为胎儿窘迫：出现频繁的晚期减速，多为胎盘功能不良。重度可变减速的出现，多为脐带血运受阻表现，若同时伴有晚期减速，表示胎儿缺氧严重，情况紧急。

2. 胎动计数

胎动减少是胎儿窘迫的一个重要指标，每日监测胎动可预知胎儿的安危。妊娠近足月时，胎动 > 20 次 /24 h。胎动消失后，胎心在 94 h 内也会消失。急性胎儿窘迫初期，表现为胎动过频，继而转弱及次数减少，直至消失，也应予以重视。

3. 胎心监护

首先进行无负荷试验（NST），NST 无反应型需进一步行宫缩应激试验（CST）或催产素激惹试验（OCT），CST 或 OCT 阳性高度提示存在胎儿宫内窘迫。

4. 胎儿脐动脉血流测定

胎儿脐动脉血流速度波形测定是一项胎盘功能试验，对怀疑有慢性胎儿窘迫者可行此监测。通过测定收缩期最大血流速度与舒张末期血流速度的比值（S/D）表示胎儿胎盘循环的阻力情况，反映胎盘的血流灌注。脐动脉舒张期血流缺失或倒置，提示胎儿严重胎儿窘迫，应该立即终止妊娠。

5. 胎盘功能检查

测定血浆 E_3 测定并动态连续观察，若急骤减少 30%～40%，表示胎儿胎盘功能减退，胎儿可能存在慢性缺氧。

6. 生物物理象监测

在 NST 监测的基础上应用 B 型超声仪监测胎动、胎儿呼吸、胎儿张力及羊水量，综合评分了解胎儿在宫内的安危状况。Manning 评分 10 分为正常；≤ 8 分可能有缺氧；≤ 6 分可疑有缺氧；≤ 4 分可以有缺氧；≤ 2 分为缺氧。

7. 羊水胎粪污染

胎儿缺氧，兴奋迷走神经，肠蠕动亢进，肛门括约肌松弛，胎粪排入羊水中，羊水呈绿色、黄绿色、浑浊棕黄色，即羊水 I 度、II 度、III 度污染。破膜可直接观察羊水性状及粪染程度。未破膜经羊膜镜窥检，透过胎膜了解羊水性状。羊水 I 度污染无肯定的临床意义；羊水 II 度污染，胎心音好者，应密切监测胎心，不一定是胎儿窘迫；羊水 III 度污染，应及早结束分娩。

8. 胎儿头皮血测定

头皮血气测定应在电子胎心监护异常的基础上进行。头皮血 pH 7.20～7.24 为病理前期，可能存在胎儿窘迫，应立即进行宫内复苏，间隔 15 min 复查血气值；pH 7.15～7.19 提示胎儿酸中毒及窘迫，应立即复查，如仍 ≤ 7.19，除外母体酸中毒后应在 1 h 内结束分娩；pH < 7.15 是严重胎儿窘迫的危险信号，须迅速结束分娩。

六、鉴别诊断

对于胎儿窘迫，主要是综合考虑判断是否确实存在胎儿窘迫。

七、治疗

（一）慢性胎儿窘迫

应针对病因处理，视孕周、有无胎儿畸形、胎儿成熟度和窘迫的严重程度决定处理。

1. 定期做产前检查者，估计胎儿情况尚可，应嘱孕妇取侧卧位减少下腔静脉受压，增加回心血流量，使胎盘灌注量增加，改善胎盘血供应，延长孕周数。每日吸氧提高母血氧分压；静脉注射 50% 葡萄糖 40 mL 加维生素 C 2 g，每日 2 次；根据情况作 NST 检查；每日胎动计数。

2. 情况难以改善：接近足月妊娠，估计在娩出后胎儿生存机会极大者，为减少宫缩对胎儿的影响，可考虑行剖宫产。如胎肺尚未成熟，可在分娩前 48 h 静脉注射地塞米松 10 mg 促进胎儿肺泡表面活性物质的合成，预防呼吸窘迫综合征的发生。如果孕周小，胎儿娩出后生存可能性小，将情况向家属说明，做到知情选择。

（二）急性胎儿窘迫

1. 若宫内窘迫达严重阶段必须尽快结束分娩，其指征是：①胎心率低于 120 次/min 或高于 180 次/min，伴羊水 II～III 度污染。②羊水 III 度污染，B 型超声显示羊水池 < 2 cm。③持续胎心缓慢达 100 次/分以下。④胎心监护反复出现晚期减速或出现重度可变减速，胎心 60 次/min 以下持续 60 s 以上。⑤胎心图基线变异消失伴晚期减速。

2. 积极寻找原因并排除如心衰、呼吸困难、贫血、脐带脱垂等。改变体位左或右侧卧位，以改变胎儿脐带的关系，增加子宫胎盘灌注量。①持续吸氧提高母体血氧含量，以提高胎儿的氧分压。静脉注射50%葡萄糖40 mL加维生素C 2g。②宫颈尚未完全扩张，胎儿窘迫情况不严重，可吸氧、左侧卧位，观察10 min，若胎心率变为正常，可继续观察。若因使用缩宫素宫缩过强造成胎心率异常减缓者，应立即停止滴注或用抑制宫缩的药物，继续观察是否能转为正常。若无显效，应行剖宫产术。施术前做好新生儿窒息的抢救准备。③宫口开全，胎先露已达坐骨棘平面以下3 cm，吸氧同时尽快助产经阴道娩出胎儿。

微信扫码
◆ 临床科研
◆ 医学前沿
◆ 临床资讯
◆ 临床笔记

第十章　妊娠合并症

第一节　妊娠合并心脏病

心脏病本身就是一种严重疾病，再加上妊娠的额外负担，使这类患者更具危险，因而心脏病合并妊娠一直是威胁母儿安全的重要原因之一。正常妊娠加重了心血管系统功能的负荷量，以孕 28 周、分娩期（尤其第二产程）及产褥期第 3 ~ 4 d 为最重。因此，产科医师对心脏负荷量最重时期的孕、产妇，特别是合并心脏病者，应密切监护，必要时需要内科等多学科医师协同处理，以防发生意外。严格的围生期保健和及早地风险评价应该作为防范的基本措施，可明显改善心脏病合并妊娠患者的预后。

一、发病率及种类

心脏病合并妊娠的总发病率为 1% ~ 2%，据 20 年来国内外报道，心脏病发病率无明显改变，但心脏病的类型却发生了很大变化，较发达地区风湿性疾病已比较少见，因而合并心脏病的妊娠妇女中先天性心脏病（先心病）已占绝大多数。某医院 10 年中收住 225 例心脏病合并妊娠中先天性心脏病已高达 56.4%，其原因主要是：人民生活及医疗条件改善，链球菌感染能得到早期及时治疗，链球菌引发风湿热及肾小球肾炎的流行势头较以往已大大减弱，风心病新发患病率明显下降；近年医疗技术设备有很大进展，轻型无发绀先心病诊断率提高，尤其是心脏外科手术和介入治疗学的迅速发展，先天性心脏病患者能得到早期诊断及早期施行心脏畸形的矫正手术，存活到生育年龄者越来越多。此外，以病毒感染为主的心肌炎后遗症或原因不明的原发性心肌病，如肥厚梗阻型心肌病、扩张型心肌病合并各种心律失常也随时威胁着母儿生命。因此，在围生期保健工作中，必须予以高度重视。其他器质性心脏病，如冠心病、梅毒性心脏病、甲亢心脏病、肺动脉高压性心脏病、驼背性心脏病则属少见。

二、诊断

妊娠期血流动力学的改变可以引起一些新的体征，而使心脏病的诊断发生困难，如妊娠最后 3 个月，由于横膈的上升导致心脏上移及旋转，使心尖搏动位置左移；又由于孕期血流动力学方面的改变，出现功能性杂音；黄体酮刺激呼吸中枢，使呼吸中枢对 CO_2 敏感，引起过度换气，孕妇常有呼吸困难等，都易引起误诊，应注意予以鉴别。还有一些体征难以辨别是否为器质性心脏病，对于这类诊断不明的患者仍应给予密切监护，等妊娠结束后再详细进行复查。

妊娠期妇女具有下列体征之一者可诊断为心脏病患者：①有舒张期、舒张前期或持续心脏杂音。②有明显的心脏扩大。③收缩期杂音响亮、粗糙、时限延长、传布范围较大，尤其有震颤并存者。④严重心律失常，如心房颤动、房室传导阻滞。此外，出现舒张期奔马律则提示有心肌病变。如无上述情况，则很少为器质性心脏病。有风湿病史，仅有生理性改变的体征，不足以诊断为心脏瓣膜病。

心脏病孕妇的临床过程，与心脏代偿功能的情况有密切关系，一般以孕妇对日常体力活动的耐受能力为依据，将心脏功能分为四级。

Ⅰ级：体力活动不受限制，一般体力活动不引起过度的乏力、心悸、气促和心绞痛。

Ⅱ级：轻度体力活动稍有限制，静息时无不适，但高于日常活动量即感疲劳不适、心悸、呼吸困难及心前区憋闷，休息后症状消失。

Ⅲ级：一般体力活动受到严重限制，稍做一些轻微工作即感不适，出现上述症状。静息时无不适感觉。此外，孕妇以往有过心力衰竭（不包括急性风湿病期间的心力衰竭），而心力衰竭原因未经手术矫正者，不论目前心功能情况如何，因其容易再发心力衰竭，均属于心功能Ⅲ级患者。

Ⅳ级：不能进行任何活动，休息时仍有心悸、呼吸困难等不适症状，稍一活动即加剧。

上述自觉症状不一定能确切地反映客观病情，还要根据：病史、病因、病程、X线心肺摄片、心电图、超声心动图及其他检查来确定。而超声心动图检查是诊断和评价心脏病的一个重要手段。

三、妊娠对各类心脏病的影响

（一）先天性心脏病

先天性心脏病（简称先心病）是多因素疾病，目前认为是遗传因素和子宫内环境因素等综合作用的结果。首要发病因素是遗传因素（多基因遗传），先心病母亲和父亲其子代先心病患病率分别可高达 3% ~ 16% 和 1% ~ 3%。Whittemore（1982）曾追踪观察 233 例先心病妇女的孕产史，在其 482 次妊娠的子代中有 16% 在 3 岁前后发现患有先心病，且有半数的畸形与其母相一致；Drenthen W（2005）在 26 例房室间隔缺损妇女的 48 次 20 周以上妊娠的子代中发现有 12% 患有先心病。可是相反，Shime（1987）在 82 例先心病（包括 Marfan 综合征）患儿中，仅发现 3% 其母为先心病患者。此外，孕妇子宫内环境因素中，病毒感染、药物、高原缺氧、早产、高龄（35 岁以上）、糖尿病、酗酒等也为先心病的高危因素。

产科此类患者主要包括：未经手术治疗自然长入成熟期者；在儿童期经手术治疗纠正得以长大成人者；在儿童期经姑息性手术治疗得以进入成熟期但尚须进一步手术治疗者。先心病合并妊娠以房间隔缺损、动脉导管未闭、室间隔缺损最为常见，肺动脉口狭窄、法洛四联症、艾森门格综合征等较为少见。间隔缺损及动脉导管未闭系自左向右分流型先心病，妊娠后血液自左向右分流增加，如无并发症，即使未进行畸形矫正手术，一般也能较好耐受妊娠，较少出现心力衰竭、血栓形成、心律失常及肺动脉高压等，其中严重病例也可能出现特殊情况，分述如下。

1. 心房间隔缺损

心房间隔缺损是最多见的先心病类型。在孕前症状轻微的患者，妊娠后一般不会出现严重问题，而比较严重的病例则常可发生肺动脉高压。如发生细菌性心内膜炎，多可发生特异的栓塞病。

2. 动脉导管未闭

占先心病孕妇发生率的第 2 位。对临床产科的重要性已渐渐下降，因诊断容易，手术较简单，患者多半在早期已进行手术纠正。未行手术的孕妇，孕产期过程一般正常，但并发细菌性心内膜炎的危险性较大，产妇常因此而致死。此外，如分娩时进行传导阻滞麻醉或第三产程失血过多等引起低血压时，肺动脉血液可倒流入主动脉而发生严重发绀，甚至致死性休克。因此，对这类患者应尽量避免发生全身性低血压，如有早期发生趋势，应积极预防治疗，提高血压。

3. 心室间隔缺损

孕产期过程与心室间隔缺损的位置、大小及肺血管情况有关。因为只有轻症患者能存活到生育年龄，因此孕妇在孕产期间只要自左向右的血液分流不发生倒流，一般不会引起并发症。缺损较大的病例常会有肺动脉高压症状，妊娠期这一症状会加重，产妇的危险性加大，尤其在分娩或胎儿娩出片刻，由于血流动力学的急剧改变，可引起原来自左向右的血液分流转为由右室向左室的倒流，从而发生严重的低氧血症、心功能减退，出现心力衰竭。该病心内膜炎发生率较高，在临产开始后应注射抗生素防治。

4. 肺动脉口狭窄

单纯肺动脉口狭窄合并妊娠轻症者，常无并发症发生，妊娠期由于心排血量增大，右心室压力增高更明显，与肺动脉压力差超过 6.67 kPa（50 mmHg），则将发生右心衰竭，妊娠期也可进行瓣膜手术。妊娠期间应注意防治心内膜炎及心力衰竭。

5. 法洛四联症（自右向左分流型先心病）

法洛四联症是包括四种畸形的先天性心脏血管病，主要是心室间隔缺损和肺动脉口狭窄，此外还有主动脉右位和右心室肥大。由于这类患者身体发育及生育能力受到严重阻碍，很少能存活到生育年龄，故合并妊娠者极少。偶有妊娠则对母儿双方均有极大的危害，如血细胞比容太高，常在早孕期发生自发性流产。即使轻度红细胞增多，也可增高流产及低体重儿发生率。MeijerJM（2005）调查回顾了经心脏手术矫正的83位患者，有29位妊娠63次，其中13次流产，而50次（26人）成功的妊娠中，12%（6例）出现有右心功能衰退和（或）心律失常。Shime（1987）报道23例患者中有13例在妊娠期中出现心功能衰退及7例发生心力衰竭，围生期死亡率13%（3/23）。出生低体重儿现象极为普遍。因此，未经心脏手术矫正的患者不宜妊娠。妊娠期间进行手术也较安全，术后胎儿的生存环境可得到显著改善，孕妇的危险性也可显著下降。

6. 艾森门格综合征

本病与法洛四联症不同之处在于无肺动脉口狭窄，其主要特征是心室间隔多为大的高位缺损，原来自左向右的分流量大，乃至肺动脉压力渐渐增高，使左至右分流转变为自右向左分流后，即出现本病的临床特征；肺动脉显著高压及自右向左的血液分流。合并这类综合征的孕妇预后不好，常可发生严重的心功能不全、细菌性心内膜炎及栓塞病。由于长期的缺氧，很少可达足月分娩，胎儿死亡率也高。母婴双双死亡达30%；Shime（1987）报道9例患者在19次妊娠中仅有4例足月分娩，其余均系自发性流产、疗病流产或早产；有3例发生心力衰竭，其中1例死亡。这类孕妇对低血压耐受力极差，死亡原因多为右心室衰竭及低血压引起心源性休克。

（二）风湿性心脏病

风心病中以单纯二尖瓣狭窄或合并闭锁不全为最多。妊娠对各类型风心病的影响分述如下：

1. 二尖瓣狭窄

妊娠期心源动力学的改变，对二尖瓣狭窄患者具有潜在的危险性，血容量和心排血量的增加，需有更多的血液量通过狭窄阻塞的瓣膜口，同时由于脉搏加快、舒张期缩短，对心脏充盈更为不利，结果左心房压力增加及一系列严重的血流动力学改变，最后出现：左心房注入血液量大于排出血量，致压力增高；肺静脉、肺毛细血管压力增高，超过血浆渗透压，大量血清渗出至肺间质；或由于左心房负荷增加，导致心律失常发生率增高，尤其是心房颤动，左心房房颤致舒张期充盈时间缩短。两者均可引起严重并发症：肺水肿、肺及其他部位动脉栓塞和冠状动脉供血不足而发生心绞痛或心力衰竭。在临产过程中，由于子宫收缩及屏气用力增加了胸腔内压力，使心脏工作量更为加重。因此，轻症患者虽在非孕状态可无症状，但在妊娠期、临产或产后片刻都可突发危及生命的肺水肿。医师必须密切注视充血性心力衰竭的早期症状，并加强防治那些可促进发生心力衰竭的因素，如感染等，以使患者能安全渡过产期。

2. 二尖瓣关闭不全

单纯二尖瓣关闭不全不致发生严重的产科并发情况。出现心力衰竭及死亡者仅发生于合并二尖瓣狭窄，而且多以二尖瓣狭窄为主。虽然由于妊娠期血流动力学改变的影响，从关闭不全的瓣膜口反流的血液量也增多，但是一般不致发生严重的后果。只有在孕前已有心力衰竭存在的患者，因已有严重的左心室损害才能引起严重后果。

3. 主动脉瓣狭窄

由于这类患者多半长期无明显症状，只有在左心室心肌严重受损后才出现心力衰竭。大多数这类孕妇年龄较轻，未到这一严重程度，故多无严重不适。如有心力衰竭情况，则在早孕期应进行流产，晚期则应做瓣膜手术，但危险性较二尖瓣手术大得多。

4. 主动脉关闭不全

常与二尖瓣狭窄并存，故病程经过及预后判断都以后者为主。单纯主动脉关闭不全孕妇常无并发症，如有心力衰竭存在，则与主动脉瓣狭窄一样，预后严重，不宜妊娠。

（三）围生期心肌病

本病是扩张型（充血型）心肌病的特殊类型，约占特发性心肌病的5%～10%，在妊娠前半期从无心脏病病史及体征，在晚期妊娠（孕 38 周）或在产褥期（甚至最迟可在产后 6 个月）发病，突然出现咳嗽、气急、胸闷、端坐呼吸，甚至心力衰竭等症状，并有心脏扩大，以往曾称为产后性心脏病。根据此类型发生于产后，也发生于晚期妊娠阶段，主要病变位于心肌部位，故改称围生期心肌病。可是，Cunningham（1986）对妊娠可存在独自的心肌病提出疑问，根据治疗的 28 例未发现任何病因的围生期心力衰竭妇女，虽然接诊开始也诊断为特发性心肌病，可是，其中有 21 例产后分别明确为：隐晦的慢性高血压、未曾发现的二尖瓣狭窄、肥胖或病毒性心肌炎。所以，他反对这类患者以围生期心力衰竭命名。有关这一分歧意见还有待深入探索。但是，该项研究至少提示我们在做出围生期心肌病诊断之前，应格外注意发现或者排除潜在的心脏病病理性基础。

1. 临床表现

发生于妊娠最后 3 个月及产后 5 个月内，但常见于产后 2 ~ 6 周内。由于发展阶段不同，临床表现差异很大。起病突然或隐袭，症状以充血性心力衰竭为主，最初可有水肿，感到乏力、倦怠，以后出现劳累后气急，渐渐休息时也有气急或夜间有阵发性气急、咳嗽，部分患者由于肺栓塞（来源于右心室肌壁血栓形成）而有咯血、胸痛，有一半患者因右心衰竭并有外周水肿及肝充血增大而引起上腹部不适。

2. 主要体征

由于心排血量下降而四肢发凉、发绀，脉细弱，颈外静脉压高而怒张，常有心率加速；心尖搏动向左下移位，有抬举性冲动；常存在室性奔马律。由于心腔扩大、乳头肌松弛，有相对性二尖瓣及三尖瓣关闭不全而出现吹风样收缩期杂音，向左腋部传导，吸气时增强，病情好转后上述杂音减轻或消失。各种心律失常均可发生。心力衰竭时常有轻度舒张期血压升高。水肿多从下肢开始，晚期可出现胸水、腹水，可并发脑、心、肾或肺栓塞等症状而死亡。

3. 检查

（1）X 线检查：心影普遍增大，呈球形，累及所有心腔，但以左室为主，有时难以与心包渗出鉴别；在透视下心搏无力，肺淤血，上叶肺动、静脉高度扩张而下叶血管狭窄，有的病例可见到间质性肺水肿及肺梗死阴影。

（2）心电图：主要改变为心律失常，常见的是期前收缩、左束支传导阻滞及心房颤动；心房负荷增加，P 波改变；几乎全部病例均有 ST 段压低、T 波平坦或倒置，Q-T 间期常延长。

4. 诊断

于孕 28 周至产后 6 个月内出现心力衰竭，心律失常及心脏扩大而无先天性心脏病、风湿病、原发性高血压、冠状动脉粥样硬化及肺部疾患等已知病因时，应考虑心肌病，进一步做心电图、X 线检查等可得出诊断。

5. 病程经过

围生期心肌病第 1 次心力衰竭发作，对常规治疗反应很快，但不能预测以后恢复情况，保持心脏增大状态的患者预后不良，心力衰竭反复发作，最后在几年内日益恶化而死亡。死亡最常见的原因是再次妊娠，复发充血性心力衰竭、肺栓塞或室上性心律失常。因此，这类心脏持续增大的患者应避免再次妊娠。

约有一半患者治疗后增大的心脏很快缩小，并恢复至接近正常状态，可是其中有些患者心脏大小虽恢复正常，但仍有一些其他心脏病体征，如心电图不正常，有心律失常倾向，活动后血流动力学有异常反应。

6. 治疗

针对充血性心力衰竭，与一般心力衰竭常规治疗无区别。

（四）原发性心肌病

合并妊娠虽不多见，可是与上述围生期心肌病的鉴别极为重要，本病患者在非孕期已出现心脏肥大及心力衰竭，死亡率可达 75%，而围生期心肌病患者虽在围生期出现心力衰竭，一旦应用呋塞米等利尿药及一般抗心力衰竭治疗和处理伴随的产科并发症后，可迅速把逆势扭转过来，几天内扩大的心脏即可恢复至正常大小。

1. 临床症状

根据病变的病理类型不同而有较大差异。

（1）肥厚型（肥大梗阻型）心肌病：多为常染色体显性遗传病，特点是特发性左心室肌壁肥大，通过超声心动图检查才能确诊。轻症者多无症状，但活动后可出现呼吸困难，心绞痛或非典型胸痛及心律失常，偶可发生复杂心律失常而致猝死。出现症状可用 β 受体阻滞药普萘洛尔（心得安）以减弱心肌收缩，减轻流出道受阻；严重者则室间隔及左心室壁肌肉明显肥厚增生，影响主动脉瓣开启，导致左心室流出道狭窄，故称特发性肥大性主动脉下狭窄，安静时可感心悸、胸闷、气短；轻度活动后可出现头晕、四肢无力、眼前发黑，甚至晕厥。妊娠后心脏负担加重，症状越到妊娠晚期越明显，有时可因交感神经兴奋，心肌收缩加强，心室流出道狭窄加重，梗阻加剧，导致心排血量骤减而引起重要器官缺血，出现晕厥，甚至猝死。一般根据临床症状、心电图检查（左心室肥厚，出现病理性 Q 波，ST 段压低，T 波平坦或倒置等心肌损害表现）及超声心动检查即可诊断。易发生心力衰竭，在按一般心力衰竭原则处理同时，不宜应用洋地黄、毒毛旋花素等正性心力药物，避免加重血液流出道梗阻。

（2）扩张型心肌病：由于心肌病变导致进行性心肌变性、萎缩、纤维化，心室的心肌收缩力减弱。体力活动时，心率不能随代谢增加而加快，因此也可发生头晕、无力等缺血、缺氧症状，甚至晕厥和猝死。且常并发各种心律失常，房室传导阻滞。严重Ⅲ度房室传导阻滞、结性心律者必须安装起搏器，使心率维持在能从事日常生活水平，以保证患者安全度过妊娠及分娩期。由于心脏扩大，可出现二、三尖瓣关闭不全及充血性心力衰竭。处理心力衰竭时，因心肌损害广泛，对洋地黄的耐受力差，易出现中毒反应，须掌握好用量，加强监测。并要注意附壁血栓及栓子脱落的危险。

2. 分娩方式

分娩方式与一般心脏病孕妇的处理原则相同，以选择剖宫产为宜。对肥厚型者在采用硬膜外麻醉时，必须采取防止麻醉中血压骤降措施，否则左室心搏量减少有发生猝死的可能。产后也禁用麦角胺等子宫收缩药物，以免引起选择性血管强烈收缩，导致心搏量减少而发生意外。

（五）感染性心内膜炎

妊娠期及产褥期发生急性或亚急性细菌性心内膜炎者并不多见，但现今吸毒者日益增多，孕妇在静脉注射毒品时常因消毒不严而发生心内膜炎者在国外已时有报道，且因并发瓣膜关闭不全或脑栓塞而致死者。Seaworth（1986）曾报道一组病死率达33％的妊娠合并心内膜炎病例。近年对严重妊娠合并心内膜炎孕妇采用心脏瓣膜置换术以人工瓣膜替代已破损的病变瓣膜，同时应用大剂量抗生素及合理细致的支持疗法可挽救患者生命。现今仍建议心脏病孕妇临产或剖宫产术时预防性给予抗生素以降低发生细菌性心内膜炎及感染性关节炎的危险；尤其是人工瓣膜置换术后、二尖瓣脱垂或有主动脉畸形，如动脉导管未闭、主动脉缩窄等。可是，却很少有充分证据说明通过抗生素预防性给药防止了多少细菌性心内膜炎的发生。

二尖瓣脱垂综合征系指在左心室收缩、二尖瓣关闭时，二尖瓣的一叶或两叶向左心房脱垂伴有或不伴有二尖瓣反流，临床可无症状或活动后有心悸、气短、胸部不适等症状。目前此症尚不为人所重视，据国外调查，育龄妇女中患有这种病变者高达 12％ ~ 15％。一般认为只有二尖瓣脱垂的叶片冗长，才导致猝死、感染性心内膜炎及脑栓塞的危险性增加。Artal（1988）报道一例此类孕妇常发生一过性脑缺血症状。

（六）驼背性心脏病

严重的驼背（脊柱后凸）常可引起严重的心肺功能障碍，即所谓驼背性心脏病。由于胸廓的严重畸形，以致肺的某些部位形成气肿，而在另一些部位发生肺不张，致使通气量不足，往往形成肺心病。妊娠及分娩促使氧需要量及心脏工作量加重。因此，对这类孕妇必须及早明确是否可以继续妊娠，或必须进行疗病流产。如肺功能测定，肺活量减少不明显，则妊娠预后比较好，如脊柱后凸程度严重及肺功能损害较大者，则应进行疗病流产，以免到妊娠后期发生呼吸、循环衰竭。

这类孕妇分娩时取仰卧位常可引起严重低血压；临产过程中，镇痛药如哌替啶（杜冷丁）等麻醉药应慎用，因可抑制呼吸而使孕妇不能耐受。由于骨盆可能有严重畸变而须剖宫产者，术中更需要密切注视心脏功能情况。分娩时及分娩后要重视预防肺不张的进一步发展，因可由此发生严重缺氧导致迅速死亡。间断性、含适量氧浓度的正压呼吸的应用，有助于避免上述并发症的发生。顺利通过孕产期后，应建议患者做绝育手术，不宜再次妊娠。

（七）心律失常

在妊娠期、临产阶段、分娩过程及产褥期间常可出现心律失常。正常妊娠所发生的轻度低钾血症及临产、分娩过程中精神过度紧张、体力活动加剧都可能是诱发心律失常的原因，由于孕产妇处于严密监护下而得以及时发现。心动过缓，包括传导阻滞，一般都可使妊娠顺利结束。安装起搏器的孕妇，心率尽管固定，通过心搏量的增大，心排血量也可明显增高，一般可以平安地通过妊娠，结束分娩。心动过速则更为常见，室上性心动过速及纤颤可应用地高辛，β 受体阻滞药如普萘洛尔或钙通道阻滞药治疗，虽然这些药物都可越过胎盘屏障，但对胎儿的影响不大。

四、妊娠合并心脏病的预后

心脏病孕妇和胎儿预后的好坏与下列因素有关。

（一）心脏代偿功能

心脏病患者孕产期的临床过程与心脏代偿功能状态有密切关系。心功能Ⅰ、Ⅱ级者大多无并发症，病死率极低；心功能Ⅲ、Ⅳ级者并发症增多，病死率也升高。因此，必须注意心脏病孕妇的心脏功能状态，根据具体情况，制订具体医疗措施。产前检查频率应根据妊娠进展及心功能状态而不同，分别为1周到1个月。每次复诊均应仔细检查心功能情况，包括心率、心律及心电图与产科情况。胎儿生长发育情况则依据孕妇腹围、宫底高度及B超扫描进行估计。孕34周后，每2周行胎心心电监护1次；36周后每周1次。

心功能状态可因生活与工作安排不好、精神紧张、发生其他并发症及孕产期处理不当等而发生变化，Ⅰ、Ⅱ级者可发展为Ⅲ、Ⅳ级，甚至死亡；反之，心功能Ⅲ、Ⅳ级者，如能与医务人员密切配合，严格遵照生活及医疗规定，精神愉快，常可顺利度过孕产期。

（二）孕妇年龄、胎次及心力衰竭史

风心病为进行性，与年龄成正比，年龄越大，心力衰竭机会越多。因此，年龄是促使心力衰竭的重要因素之一，年龄在35岁以上者发生心力衰竭较多。

因多次妊娠，心脏代偿功能渐趋恶化，容易发生心力衰竭，但就其危险性，初产妇要大于经产妇，病死率初产妇相对高于经产妇。有过心力衰竭史者（不包括急性风湿病时发生的心力衰竭），再次妊娠多半再发生心力衰竭，且一次比一次提前和严重。心功能越坏，心力衰竭及死亡机会越大。

总之，先心病妇女能否妊娠取决于先心病的类型、有否进行过矫正手术及术后心功能分级。目前育龄妇女先心病未经手术治疗者多为轻度畸形或无法矫正的重度畸形，后者显然不宜妊娠，一旦妊娠宜建议进行疗病流产。

（三）有无其他合并症或并发症

妊娠期合并其他疾病或出现并发症都加重心脏负担，而促使心力衰竭发生，造成心脏病孕产妇的严重危害。因此，在妊娠期应重视合并症及并发症的防治。主要的合并症和并发症有。

1. 贫血

动脉血含氧量减少，导致组织缺氧，组织内 CO_2、乳酸及其他酸性代谢物质积聚，引起血管扩张，血流量增加，心脏负担倍增，易诱发心力衰竭。一般血红蛋白下降至 70 g/L 时，有器质性病变的心脏将难以代偿。因此，在妊娠期应积极治疗贫血，对防止心脏病孕妇并发心力衰竭有重要意义。

2. 感染

急性感染，尤其上呼吸道感染，常可引起支气管炎及肺炎，而后者是孕期严重心力衰竭的最主要的促发因素。感染也可引起心瓣膜病患者并发细菌性心内膜炎，且常为致死原因。对心脏病孕妇，应特别强调无菌操作，严防感染的发生。有感染可疑时，应及早给予抗感染治疗。孕妇易发生泌尿道感染，对心脏病孕妇应做常规尿培养，以便及早发现无症状性细菌尿。

3. 心律失常

凡有器质性心脏病存在，都有发生心律失常的倾向，在妊娠期更易发生心房纤颤、心房扑动及阵发性心动过速，尤其二尖瓣狭窄孕妇易发生慢性心房纤颤，在临产期强烈的应激状态下，还可发生急性心房纤颤。由于心房活动的不协调，辅助心室充盈作用降低，心排血量下降，造成循环障碍，易致心力衰竭形成，预后不良。国外有人报道117例并发心房纤颤的产妇病例中，有52例诱发心力衰竭，产妇死亡率达17%。因此，应及早发现心房纤颤的存在和及时给予疗病流产。

4. 子痫前期

心脏病孕妇有发生妊娠高血压综合征的倾向，发生率约为20%，即使轻度高血压或病理性水、钠潴留，为维持心排血量，必须加强心脏工作，以克服增加的后负荷，由于心脏负担加重，易诱发心力衰竭。这类患者应及时住院，控制血压及体重增加。

5. 低血压

低血压可导致房、室间隔缺损或动脉导管未闭的先心病孕妇血液自右向左分流或自肺动脉向主动脉分流而加重心脏的负荷，故必须尽可能防止低血压的发生，一旦出现，则必须进行强有力的治疗，才能予以纠正。

五、妊娠合并心脏病的治疗

心脏病孕妇的处理与非孕妇无区别，但妊娠加重了心脏负担，致使心脏病病情有恶化趋势，为此须在整个孕产阶段加强宣传教育工作，取得患者的密切配合，接受医疗监护，这对预后有重要影响。

治疗措施根据心脏功能状态而不同，首先必须明确是否能继续妊娠，这一决定越早越好，一般应在孕12周前根据病史、体检及其他具体情况决定处理方案，妊娠早期应2周做检查一次，孕20周后血流动力学改变急剧，应每周检查1次，直至住院。

心脏病孕妇分娩方式的选择则与以往的处理原则大不相同。回顾1978年前，普遍认为妊娠合并心脏病进行剖宫产较阴道分娩并无优越性，且危险性超过阴道产。因此，凡心脏病孕妇不论心功能如何，一律经阴道分娩，无产科指征不做剖宫产。近年由于手术技术及心脏监护、处理水平的提高，加上抗生素应用及输血等，剖宫产的安全性大大提高。尤其国内通过超声心动图，观察阴道分娩和剖宫产时心功能变化，提示剖宫产对产妇心功能干扰较阴道分娩者少。

因此，剖宫产对妊娠合并心脏病患者，尤其对心功能较差者是比较安全的分娩方式。目前国内已普遍采用这一原则：心功能Ⅲ、Ⅳ级心脏病孕妇在药物治疗，心功能获得改善情况下，选择适当时间以剖宫产结束分娩；心功能Ⅰ、Ⅱ级但有产科指征或复杂心脏畸形矫正术后，也以择期剖宫产为宜。自从实行上述处理原则后，心脏病孕产妇的病死率从以前的1.96%，下降为0.61%，有明显差异。

（一）心功能Ⅰ、Ⅱ级孕妇的治疗

对这一组患者的治疗重点是：①防止充血性心力衰竭的发生。②及早发现心力衰竭的早期体征，及时进行处理。③防治心内膜炎。

1. 预防充血性心力衰竭的发生

加强孕期保健是防止心力衰竭发生的关键。孕妇应按期做产前检查，保证有适当休息，夜间要有充足的睡眠，中午至少要有2 h，早、晚餐后30 min的休息，保证每日有10 h左右的卧床时间并取侧卧位。根据具体情况进行体力活动，如做点轻度家务劳动及散步，但不应承担全部家务工作及上街购物。如活动后有呼吸困难，即应停止，进一步观察。须防止体重过快增长，总体重增长不宜超过11 kg，否则会加重心脏负担，故饮食应富于蛋白质及摄取为胎儿生长所必需的热量、维生素及铁质，要限制盐的摄入量（每日2～3 g），减少水、钠的潴留。近年孕妇应用利尿药较多，对食盐摄入的限制就不需那样严格，如每日或隔日服用利尿药，则可不限制食盐。长期应用利尿药一般无致畸作用，但应注意防治体内酸碱及电解质失衡的发生。

妊娠期诱发心力衰竭的常见原因是贫血及上呼吸道感染，因此服用铁剂、叶酸，纠正贫血，极为重要。要避免接触有呼吸道感染患者。孕妇出现感冒早期症状时，即应卧床休息，请医师检查治疗；发热及持续咳嗽，即应住院。

每次产前检查，除做一般孕妇的常规检查外，均应测脉搏、呼吸，详细检查有无水肿。水肿范围超越踝部即应予以重视。肺底部有无啰音存在也是发现早期心力衰竭的重要体征，有时在正常孕妇的肺底部也可能听到啰音，但一般在深呼吸 2 ~ 3 次后即消失。如有条件可测定肺活量。如肺活量突然下降，表示心力衰竭先兆。虽然心功能Ⅰ、Ⅱ级孕妇很少发生心力衰竭，但也常使人低估其严重性，应该认识到妊娠合并心脏病孕妇即使无任何症状仍有发生心力衰竭的危险性。如出现早期心力衰竭或心律失常应及时请心脏科医师会诊及治疗。

心功能Ⅱ级孕妇至少应在预产期前 2 周住院，因即将临产，宜卧床休息，使产妇心脏有更好代偿能力以应付即将分娩时所担负的重工作量。近年提出预防性应用洋地黄，在妊娠晚期口服地高辛0.125 ~ 0.25 mg，1 次 /d，预防心力衰竭有一定效果。长期应用洋地黄类药物无致畸作用，也不影响授乳，但有可能生产低体重新生儿。

2. 早期发现及及时处理心力衰竭

心力衰竭的开始是渐进性的，如能很好监护，一般可以早期发现。下面几项可以考虑为心力衰竭的先兆。

（1）脉搏：孕妇休息期间出现窦性心动过速（大于 100 次 /min），应探索其发生原因，可能是感染、早期心力衰竭或栓塞。如怀疑早期心力衰竭，胸片有肺充血，应卧床休息，给服氢氯噻嗪（双氢克尿塞）50 mg，2 次 /d，并密切观察。如窦性心动过速或其他心律失常，可试服普拉洛尔（心得宁），它是 β_1 心肌受体阻滞药. 不像普萘洛尔（心得安），对 β_2 受体作用小，15 ~ 30 mg，每日 2 ~ 3 次。急性心律失常则可静脉注射 5 mg，2 ~ 3 min 内可重复应用，直至出现疗效，一般用量为 10 mg。

（2）呼吸：静息期呼吸大于 20 ~ 24/min，或家务劳动能力突然减退，稍劳累后即感呼吸困难，应询问孕妇有无气急、端坐呼吸、咳嗽，肺部听诊有无啰音，如均为阳性，胸片有肺充血，而又无其他原因可解释时，应考虑为心力衰竭征象，可给毛花苷 C（西地兰）0.2 ~ 0.4 mg，稀释后缓慢静脉注射，或用多巴酚丁胺 250 mg 加入 5% 葡萄糖溶液 250 mL 静脉滴注［5 ~ 10 μg/（min·kg）］。

（3）无原因咳嗽：应考虑是否充血性心力衰竭、心律失常、肺部感染及（或）肺梗死并做相应检查。X 线检查正常，可在家卧床休息，继续观察；如胸片有心力衰竭情况，立即住院按心力衰竭治疗。

（4）凡有下列症状则可诊断为心力衰竭，立即住院治疗：孕妇气急、端坐呼吸程度加剧；颈静脉怒张，当孕妇仰卧 45° 时，颈静脉扩张高达胸骨角上 5 cm；咯血（可能是肺动脉高压或栓塞合并肺梗死所引起），肺部听到啰音等早期心力衰竭体征，须立即住院，卧床休息，吸氧，毛花苷 C 0.4 mg + 25% 葡萄糖液 20 mL 缓慢静脉注射，及应用利尿药，静脉注射呋塞米（速尿）40 mg；为保持孕妇能安静休息，可给地西泮（安定）10 mg 肌内注射。一般经上述处理及支持疗法，临床症状可望好转。与此同时，可给氨苄西林 2 g 静脉滴注或肌内注射，8 h 后给第 2 次剂量，以预防感染。

3. 临产及产褥期处理

（1）临产前：应对孕妇做细致的思想解释工作，消除顾虑，增加信心，求得密切配合，共同完成这一任务。孕妇精神紧张，顾虑重重，不能很好合作，则必然增加耗氧量，加重心脏负担。在临产处理中，重点是尽量减少孕妇的心脏工作量及避免血流动力学方面发生剧烈变动。心脏病孕妇的产程比较短，可能是因水肿，宫颈软而容易扩张之故。

（2）临产过程：取半坐位，第一产程时，每小时测脉搏、呼吸 3 ~ 4 次，在第二产程每 10 min 测 1次。每 1 ~ 2 h 进行胸部听诊，有无啰音及心律失常；每小时测尿量。出现上述体征及尿量减少，均为心力衰竭先兆。也应经常听取胎心音。心脏病孕妇如无发绀，心脏代偿功能良好，对胎儿影响不大。可适当应用吗啡、镇静药或各种止痛药以减轻产痛，保证产妇休息，减轻心脏负荷；但又不能过度，否则对心脏病孕妇不利。临产开始即给患者输液，应用 5% 葡萄糖液，禁用含盐液体，严格控制输液量，每小时维持 50 mL，便于随时给予药物。

宫颈开全后，尽可能避免产妇用力，等胎头下降至骨盆出口时，可通过低位产钳或胎头负压吸引术结束分娩。如胎头 30 min 无进展，则应根据胎头高低、产妇、胎儿情况，决定施行产钳手术或剖宫产。

整个产程及分娩阶段均予以面罩吸氧。

第三产程血流动力学发生突然变动，腹压降低，横膈下移，心脏轴突然改变是发生心力衰竭的原因。因而心脏病孕妇的第三产程处理就显得更为重要。为了防止心脏轴的突然改变和腹压降低，胎儿正将娩出时，可于产妇腹部放置几只沙袋加压，并用多头腹带包扎，防止大量血液向腹腔内脏血管倾注；同时可置下肢于略低位置，以防下肢静脉血大量回到右心。应避免肌内注射未稀释的缩宫素（催产素），尤其对二尖瓣狭窄及血液自左向右分流的先心病孕妇，因缩宫素快速静脉滴注 5 ～ 10 U，可使子宫血液突然涌入右心，使心排血量增加大于 50%，而使心脏负担过重；未稀释缩宫素又可直接作用于心肌，引起明显的低血压或心律失常。由于麦角新碱有升压作用不宜使用。须用缩宫素时，应稀释后静脉滴注，不超过 5 mU/min（5 ～ 10 U 溶于 500 L 液体），未见不良反应。心功能超过Ⅱ级，产后不可快速、大量静脉滴注缩宫素，以免发生危险。

产后出血虽可减轻静脉系统的过度负担，但仍应与健康产妇一样重视产后出血并积极治疗之，对有些先心病产妇，产后出血可能较正常产妇还要危险。

（3）产褥期处理：在孕产期未发生心功能障碍者，产褥期（产后 1 ～ 3 d）仍有可能出现心力衰竭。有学者报道 62 例妊娠合并心脏病患者中，有 6 例发生充血性心力衰竭，其中仅 2 例发生于产前，其余 4 例均发生在产后 24 h 之内，因此不能只注意患者分娩前易发生心力衰竭，而忽略了产后患者（2 ～ 3 d 内）仍然有巨大血流动力学方面的改变，尤其在 24 h 之内，必须同样地予以严密监护。此外还需要重视产褥感染及产褥期血栓形成。一般对心功能Ⅰ级产妇，产褥期除应用抗生素预防感染外，与正常产褥妇无大区别，心功能Ⅱ级则应卧床 5 ～ 10 d，但须经常活动下肢，注意下肢静脉回流，以后在监护下逐渐增加运动量，出院后加强随访及给予必要的生活指导。如孕产妇最近无心力衰竭出现，仍可哺乳。回奶一般可用维生素 B_6 200 mg/d，局部可用皮硝贴敷。

4. 孕、产期及产褥期充血性心力衰竭及肺水肿的处理

在临产过程中，如脉搏大于 100 ～ 110 次/min 或呼吸大于 26 次/min，尤其有呼吸困难，均系心脏功能障碍征象，可能发展成心力衰竭，应立即正压给氧，吸氧浓度应大于 60%，增加血氧饱和度。肌内注射吗啡 10 ～ 15 mg，消除精神紧张，降低呼吸频率。应用快速利尿药，如呋塞米（速尿）40 ～ 80 mg，稀释后静脉注射，除加速利尿外，尚可舒缓血管容量系统，通过静脉血回流量下降，可减轻心脏前负荷（指心脏舒张末期的容量负荷），使肺内及左心房血压下降，减轻肺充血。此外，快速洋地黄化，加强心肌功能，常用毛花苷 C 0.4 ～ 0.8 mg，两者均稀释于 20% 葡萄糖液 20 ～ 40 mL 静脉注射，必要时 2 ～ 6 h 后再注射毛花苷 C 0.2 ～ 0.4 mg，总量为 1.2 ～ 1.4 mg。如宫口已开全，胎头位置较低，则可在局部麻醉下进行低位产钳结束分娩。一般经上述处理后，心率可逐渐变慢，呼吸困难明显减轻，尿量增加，能安静入睡。

孕产期发生肺水肿虽较罕见，但为极严重的并发症，好发于二尖瓣狭窄孕妇，尤其在孕妇体力劳累、脉搏加速后，易发急性肺水肿，可于第一产程结束时静脉注射呋塞米 40 mg 以减少血容量，能预防急性肺水肿发生。产妇突然出现呼吸困难、咳嗽并有泡沫痰，常混有血液，满肺充满湿性啰音，为肺水肿的临床表现，应给予上述治疗；为舒张支气管平滑肌、减轻呼吸困难，可静脉注射氨茶碱 500 mg，用 10% 葡萄糖液 20 mL，稀释后缓慢注入；给氧时，氧气管宜通过装有 95% 乙醇瓶，有消除肺泡中泡沫作用，可与普通氧气交换使用，每 15 ～ 30 min 交换 1 次，持续吸入 15 ～ 30 min。如效果不明显，可用血压表袖带缚在四肢之近侧部，充气压力维持在收缩压与舒张压之间，以阻断静脉回流，每 15 min 轮流放松 3 ～ 5 min。

经上述治疗心力衰竭仍危重，可应用以下几种方法：

血管扩张药：酚妥拉明（苄胺唑啉）或硝普钠，以减轻心脏后负荷（指心脏收缩过程中承受的负荷，即心脏克服射血过程的阻力），降低心脏排血阻力，减轻左心舒张压及减少心室耗氧量。酚妥拉明是短效 α-受体阻滞药，将 5 ～ 10 mg 加入 25% 葡萄糖液 40 mL 缓慢静脉滴注，有效量 0.1 ～ 0.3 mg/min，应用时须注意血压变化，根据血压情况调整剂量。曾有一些病例两肺布满啰音、四肢明显发绀的危重心力衰竭孕产妇，虽经多巴胺（20 ～ 40 mg 加入 10% 葡萄糖液 250 mL 缓慢静脉滴注）的强心利尿作用，血压仍

不能测得，一经应用酚妥拉明（苄胺唑啉），在数分钟后，血压上升，发绀好转，30 min 后肺水肿现象明显减轻，心力衰竭危象得到缓解。

硝普钠对小动、静脉具有同等程度的扩张作用，故可同时降低心脏的前、后负荷，一般常将 25 mg 加入 5％葡萄糖液 500 mL 中静脉滴注，开始剂量宜小，15_ug/min（约 5 滴），3 ~ 5 min 逐渐增加滴速，最大量为 200 ~ 400 μg/min，须密切注意血压变化，调整剂量。该药对光敏感须新鲜配制并包以黑纸避光。近年有人报道，硝普钠与多巴胺同时应用，可减轻血压下降程度，增加心排血指数。

氢化可的松 100 ~ 200 mg 或地塞米松 5 ~ 10 mg 稀释后静脉滴注，以降低周围血管阻力，改善微循环及增强心肌收缩能力。

（二）心功能Ⅲ、Ⅳ级孕妇的治疗

在孕早期即应做疗病流产，勉强继续妊娠，可发生胎儿生长迟缓，且有早产可能，产妇危险极大。为此，在非孕期间宜根据心脏病类型进行二尖瓣球囊扩张术、心脏瓣膜置换术或畸形矫正手术，术后妊娠心功能可明显改善。据国内一组报道，Ⅲ ~ Ⅳ级心功能患者从手术前占总病例 26.2％下降到术后仅占 1.6％，Ⅱ级自 39.9％下降到 26.8％，Ⅰ级自 33.9％上升到 71.7％，大多数产例在整个妊娠期及分娩过程均顺利。如孕妇已达晚期妊娠，应在整个妊娠期间住院治疗，严格接受医疗监护，在药物治疗改善心功能情况下选择适当时间以剖宫产结束分娩。

（三）临产过程中的镇痛及麻醉

产时无痛可减轻病变心脏的工作量，对心脏病孕妇有很大帮助，但如止痛或麻醉方法不当，可增加母婴双方的危害。早期临产阶段应用冬眠药物，如异丙嗪或其他镇静药，如地西泮（安定）、氯氮䓬（利眠宁）等，可消除或减轻精神紧张，起到安静作用，从而减轻心脏负荷量。常与镇痛药物合用，可减少后者之剂量，应用于心脏病孕妇有较大优越性。缺点是能引起直立性低血压，加重或增加仰卧位低血压的影响，但只要细致监护，这一缺点可以克服。

镇痛药应用中等剂量，如哌替啶 50 ~ 100 mg，除止痛外，还能引起欣快感，减轻恐惧，有利于心脏病孕妇。但哌替啶可引起心动过速，对严重二尖瓣狭窄患者最好不用。大剂量应用有抑制呼吸作用，对较重的心脏病患者可加重缺氧及引起高碳酸血症，故不宜应用；吸入止痛及巴比妥类药物、东莨菪碱均不宜应用于心脏病孕妇。心脏病孕妇需要麻醉止痛时，最好选用硬膜外麻醉（但不宜加麻黄碱），较局麻便于手术操作，而局麻还可引起心排血量增加，增加心脏负担；而硬膜外麻醉却可引起外周血管扩张，降低静脉血回流，心排血量下降，减轻心脏负担。但应避免麻醉时发生严重低血压，尤其对血液自左向右分流的先心病患者，更应警惕严重低血压的发生，后者引起血液分流、倒流后促发心衰。

六、妊娠期心脏手术

1. 二尖瓣球囊扩张术（PTMC）

风心病二尖瓣狭窄孕妇常难以承受孕期高动力循环的超负荷改变，多在妊娠晚期和分娩前后出现严重左心功能不全。早在 1952 年国外已有人在孕期进行二尖瓣狭窄分离术，近年又提供了一项经皮二尖瓣球囊扩张术，方法简单，经皮做股动脉穿刺，插入猪尾型导管至左心室，通过球囊扩张狭窄的二尖瓣口。这一介入性疗法无须全身麻醉，不需体外循环，手术简便安全，手术中出血量极少，对患者及胎儿没有像心脏手术那样有血流动力学波动或不稳定的干扰；放射线对胎儿的致畸作用仅发生于妊娠 20 周之内胎儿器官形成阶段，且多发生于接受较大放射线剂量者（大于 0.1 Gy）。手术理想时间为孕 20 ~ 26 周。手术过程中，在孕妇的横膈至耻骨间并无采用铅衣遮挡，尽量减少透视时间。国内曾有多例手术报道，手术时间在 22 ~ 32 周，术前心功能均在Ⅲ ~ Ⅳ级，术后均改善为Ⅰ ~ Ⅱ级（其中 4 例Ⅲ级改善为Ⅰ级），安全度过分娩期，随访婴儿，生长发育良好，未发现任何因接触放射线而引起的异常病症。随着介入治疗学的迅速发展，对于患病孕妇的介入治疗技术已日臻成熟，其安全有效，大大改善了母婴的预后。

2. 心脏瓣膜置换术

尽管为挽救孕妇生命有人建议在妊娠后仍可进行心脏直视手术或心脏瓣膜置换术（CVR），可是

Bernal（1986）回顾分析自 1965 年开始，对 21 例孕妇应用心肺分流体外循环进行心脏直视手术，其中有一半为二尖瓣或主动脉瓣置换人工瓣膜，孕妇均能耐受这一复杂手术，但发生 1 例早产及 1 例死产；胎儿受心肺分流术影响，常发生心动过缓，有建议应用高流速常温灌注，可避免发生胎儿缺氧的任何危险。由于手术后胎儿死亡率仍然较高，Oskley（1989）报道胎儿死亡率仍有 20%，故大多数术者愿选择在非孕期间进行手术。我国尚无在孕期进行这类手术的报道。Bhatla N 等（2003）报道在孕前已行外科手术或介入矫正手术者 111 例，妊娠结局满意。而孕期接受介入矫正手术者 10 例（7 例二尖瓣球囊扩张术；1 例二尖瓣分离术；2 例瓣膜置换术），仅有 1 例在分娩时发生心力衰竭。说明只要有指征，孕期应可以进行此类心脏手术的，心脏矫正手术治疗可显著的改善患者的妊娠耐受能力促成理想的妊娠结局。当然，其总体风险度尚须更多病例积累的评价。

七、心脏瓣膜置换术后的妊娠及分娩

已接受瓣膜置换术的妇女，其妊娠结局主要与瓣膜的种类和所应用药物、时间有关。

（一）CVR 后能否耐受妊娠的依据

1. 心脏功能改善程度

PTMC 及 CVR 后能否妊娠及分娩的关键还在于术后心功能改善情况，一般认为术后心功能良好（Ⅰ~Ⅱ级），都能安全渡过孕产期，与心脏手术类型无明显关系。有学者报道有 2 例口服地高辛维持心功能Ⅱ~Ⅲ级，还有 2 例合并心房纤颤（心率大于 100 次 /min）未做特殊处理，也平安分娩；但是另一组有一例孕前心功能Ⅲ级，孕 8 个月时心力衰竭死亡。因而换瓣妇女术后仍应局限在心功能Ⅰ~Ⅱ级者可以妊娠。

2. CVR 术后有无并发症

如换瓣术后发生过并发症，如血栓栓塞、心功能不全、出血、感染性心内膜炎等的妇女不能承受妊娠和分娩的负担，妊娠有危险，不宜怀孕。

3. 心脏大小

术前心脏明显增大，心胸比例在 0.65 以上，而术后不见减小的妇女，在妊娠后容易发生流产。

综上所述，CVR 术后妇女能否耐受妊娠和分娩，必须具体情况具体等待，一般说来，CVR 术后怀孕，对母体和胎儿都有较大危险性，原则上应该坚持避孕或在早孕期间行疗病流产；但对无子女而又迫切希望生育的妇女，可根据心功能和其他因素，在适合的条件下，允许怀孕，并在妊娠过程中密切监护，一旦出现并发症预兆时，再考虑是否终止妊娠。

（二）术后妊娠时机

术后最佳时机与手术类型有关。生物瓣耐久性有限，10 年内再手术率可达 30%，而机械瓣膜置换者又需要受长期抗凝治疗的困扰，因而使用生物瓣者最好在换瓣后经过 2 年，机械瓣者则最好经过 2 年以上时间才可妊娠。二尖瓣置换者的适宜妊娠时间要比主动脉瓣置换者更晚些，因前者心功能恢复需要较长时间。PTMC 手术损伤小，也不存在抗凝问题，由于术后症状好转持续多长时间还是疑问，因此，其妊娠时间是否可以适当提前还有待进一步探索。

（三）妊娠期可能发生的并发症

一切换瓣术后的远期并发症都可能在妊娠期发生，为了给予这类孕产妇必要的监护，妇产科医师应对这些并发症有所认识和了解，以便能积极地预防和处理这些并发症。

1. 血栓栓塞

（1）人造心脏瓣膜引起血栓的机制：①人造心脏瓣膜不是正常人体心血管内膜组织，血液流经其表面时，引起凝血反应，形成纤维蛋白网和血小板凝块。②邻近瓣膜缝环区，血流减慢或形成再循环，或产生涡流，血液停留在人造瓣膜表面的时间延长，激活凝血因子，使局部的前凝血质集聚，最终形成血浆凝块。

（2）影响血栓栓塞发生率的因素：①人造瓣膜的类型。血流通过机械瓣的阻力大，前后有湍流，易形成血栓，生物瓣血栓栓塞发生率较低。②置瓣的位置。一般三尖瓣区置瓣血栓栓塞发生率最高，二尖瓣次之，主动脉瓣区最少。③抗凝治疗不当。置换机械瓣后需终生抗凝，抗凝不足，血栓栓塞的发生率可增加 2～3 倍以上。生物瓣血栓栓塞大多发生在换瓣后的最初 3 个月，因此这类患者需要抗凝 3～6 个月。据统计，血栓栓塞均发生于由口服抗凝药改为肝素注射的过程中，因此，血栓栓塞并发症的发生与抗凝治疗不当有关。④心律失常。心房纤颤使收缩功能受到严重损害，心房内血液淤滞，容易发生血栓。

（3）血栓栓塞的诊断：原来心脏瓣膜功能良好，出现血流动力学改变的症状和体征，或突然发生充血性心力衰竭、肺水肿，甚至心源性休克时，应立即考虑可能发生血栓栓塞并发症。

（4）血栓栓塞并发症的治疗：①人造瓣膜血栓。如发病急骤，出现严重心力衰竭，或出现肺水肿，即使在孕期亦应紧急手术，切除血栓，或重新置换瓣膜。②动脉栓塞。根据栓塞的不同部位，给予及时治疗。

2. 瓣周漏

置换瓣膜时，缝合不当，或瓣膜感染，或瓣膜发生退行性变而引起瓣周漏。孕期发生轻度瓣周漏、无心力衰竭表现，可暂不手术；中度或重度者，发生显著的瓣膜关闭不全的血流动力学改变，出现临床症状和体征，发生血红蛋白尿、溶血性贫血等表现，应及早修补或做二次换瓣术治疗，不能考虑胎儿安危。

3. 人造瓣膜感染性心内膜炎

人造瓣膜感染性心内膜炎是严重威胁孕妇生命的并发症，病死率极高，要力求防止。对孕妇的一切外科技术操作，应严格执行无菌技术，并应用广谱抗生素。一旦发生心内膜炎，须立即静脉给予大剂量有效抗生素。

4. 出血

因抗凝过量而致自发性出血，或由于外伤、手术、流产、分娩等原因而致身体各部出血。应根据凝血酶原时间的监测，适当调整抗凝治疗的用量，必要时应用止血药进行治疗。

5. 溶血与溶血性贫血

妊娠期血液生理性稀释、血液黏稠度下降、心排血量增加，相应地加速了血液通过瓣口的湍流，从而红细胞破坏情况大大加剧，溶血程度加重，可引起血红蛋白尿及溶血性贫血要尽快设法去除诱因，辅以静卧严重者只能考虑二次换瓣，以消除破坏红细胞的原发因素。

（四）孕期监护及分娩方式

不论风心病还是先心病，凡经 CVR、PTMC 及心脏畸形矫正手术后妊娠者均属高危妊娠。妊娠期尤其妊娠晚期，孕妇血液处于高凝状态，机械瓣膜置换者血栓栓塞发生率较高，需长期抗凝治疗，孕期需重点监护；生物瓣膜置换术及其他心脏畸形矫正手术后不需抗凝治疗，故其妊娠及分娩，可按一般妊娠合并心脏病孕妇的心功能分级进行孕期监护及相应处理；除按要求进行产前检查及对胎儿的生长发育情况和安危密切监测，注意防治早产、妊娠高血压综合征、IUGR 外，整个孕期均需要与有经验的心脏科医师密切协作，对心功能及心律情况严密监护并做出必要的诊治。妊娠后期必须适当休息，预产期前 2 周住院待产。CVR 置换机械瓣者一律行剖宫产，因等待自然分娩，使用的抗凝剂、华法林和肝素的交替时间不易掌握，择期剖宫产便于华法林及肝素的交替使用。置换生物瓣膜者，分娩前心功能 I 级，则可考虑经阴道分娩，合并有产科情况，则仍以剖宫产为宜。PTMC 对孕妇损伤小，如心功能良好，I～II级，则可选择阴道分娩，但应掌握产程时间，产程延长势必加重心脏负担，易引起其他并发症。

（五）妊娠与抗凝治疗

机械瓣膜置换者，妊娠期间均应按手术后常规方法服用华法林，剖宫产手术前 3d 停用，改用肝素。因抗凝剂的用量个体差异极大，须根据凝血酶原时间（PT）增减用量。可是华法林可通过胎盘，以往认为有可能引起胎儿畸形，出现华法林综合征，表现为：鼻发育不全、小头畸形、骨结构缺陷、视神经萎缩、智力迟钝、肌张力过低或痉挛状态；而肝素分子大，不能通过胎盘，对胎儿无大损害，因此有主张孕早期（孕 12 周前）及妊娠最后 3d 至 3 周（孕 37 周前）用肝素代替。但有学者认为，肝素具有螯合作用，可能引起胚胎及胎儿钙离子缺乏，对胎儿产生损害。因而提出，在妊娠最初 3 个月服用阿司匹林及双嘧达莫（潘生丁），以后再改服华法林。确实长期使用肝素还可能引起母体骨质疏松，且只能供注射，很不方便，不宜长时间使用。

目前通用的具体用药方案如下：华法林首次剂量 6～20 mg，后再调整剂量，PT 控制在对照组的 1.5～2.5 倍，以后每周查一次 PT，以此调整剂量；在预定剖宫产手术前 72 h，停服华法林，改用肝素，首次剂量，50 mg 加入 5% 葡萄糖液缓缓静脉滴注或 0.6 mg/kg，皮下注射，每 4 h 一次，以后每 8 h 做试管法凝血时间（CT），使 CT 在正常值在 1.5～2.5 倍。剖宫产术前 8～12 h 停用肝素。术后 12～24 h 恢复华法林口服。

近年通过临床实践，早孕期服用华法林抗凝药者未发现有畸胎，故在整个妊娠期间服用华法林，手术前 72 h 改用肝素，手术前停用抗凝药。产后 1～2 d 再恢复口服华法林，这一抗凝方案现已为临床普遍采用。目前已普遍应用生物瓣膜作为人工心脏瓣膜替换材料，因而孕期抗凝治疗也将随之废弃。

八、妊娠合并心脏病的疗病流产及计划生育

心脏病育龄妇女有下列情况之一者不宜妊娠：心功能Ⅲ级以上、有心力衰竭史、伴有心房纤颤者、心脏明显扩大者、严重先心病而又不能手术者、高血压心脏病患者、年龄大于 35 岁初产者。

如已妊娠，具有下列情况之一者应终止妊娠进行疗病流产：上次妊娠曾有严重心力衰竭史再次妊娠、急性风湿活动、二尖瓣狭窄合并主动脉瓣膜病、先心病（法洛四联症、艾森门格综合征）而又不能手术者、风心病有心力衰竭及（或）心房纤颤者、高血压大于 26.7 kPa（200 mmHg）、心脏扩大者。孕早期即出现心力衰竭、心力衰竭控制后终止妊娠。孕 3 个月以内人工流产，孕 12～20 周中期妊娠引产，以羊膜腔注射依沙吖啶（雷夫奴尔）引产较为安全，可避免感染。引产过程中应与足月分娩同样处理。

经阴道分娩者的输卵管绝育手术最好延迟至孕妇肯定无感染、无其他症状及能稍活动后进行，一般在产后 1 周为妥。也有人提出推迟到产后 2 个月进行，因手术可加重产褥期妇女一系列负担。

口服避孕片有可能引起血栓栓塞、高血压、液体潴留及血清脂类增加等危险，故心脏病患者不宜选用；最好采用宫腔节育器避孕。

第二节　妊娠合并糖尿病

一、妊娠期糖代谢特点

正常妊娠时，胎儿生长发育所需营养物质主要为氨基酸和葡萄糖，氨基酸是否通过胎盘取决于母儿氨基酸浓度梯度，而葡萄糖可自由通过胎盘，因而胎儿的主要能源来源于葡萄糖。胰岛素及胰高血糖素不能通过胎盘，胎儿对葡萄糖的利用主要依靠胎儿自身产生的胰岛素水平。

妊娠期间，正常孕妇血浆葡萄糖随妊娠进展而降低，空腹血糖较非妊娠时下降约 10%，且妊娠中、晚期空腹血糖明显低于妊娠早期。妊娠期空腹血糖下降的原因有：①胎盘产生的雌、孕激素刺激胰腺 B 细胞增殖和分泌，致使血浆胰岛素明显增加，从而增加母体对葡萄糖的利用。②孕妇除本身的代谢需要外，还需供应胎儿生长发育所需要的能量。③妊娠期肾血流量及肾小球滤过率均增加，但肾小球对糖的再吸收不能相应增加，导致部分孕妇尿糖排出量增高。因此，孕妇长时间空腹易发生低血糖及酮症酸中毒。

二、妊娠期糖尿病发病机制

妊娠中晚期，孕妇体内抗胰岛素样物质，如雌激素、孕激素、胎盘生乳素、皮质醇、肿瘤坏死因子（TNF-α）和胎盘胰岛素酶等增加，使胰岛素靶组织对胰岛素的敏感性和反应性降低，肌肉和脂肪组织摄取葡萄糖量减少，肝脏分解糖原和糖异生作用受限，导致糖负荷后高血糖和高脂血症。为了维持正常糖代谢平，胰岛素需求量就必须相应增加，对于胰岛素分泌受限的孕妇，或胰岛素增加但不足以弥补因

敏感性下降而需增多的需要量，则可发生糖耐量异常、妊娠糖尿病（GDM），或使原有的糖尿病病情加重。

孕 24 ~ 28 周胎盘激素迅速增加，到孕 32 ~ 34 周达最高峰，这两个时期的抗胰岛素作用分别变得明显和最明显，是孕妇筛查妊娠期糖尿病的最佳时机。

三、妊娠对糖尿病的影响

妊娠可以看成是糖尿病的一个致病因素，可使隐性糖尿病显性化、使既往无糖尿病的孕妇发生妊娠糖尿病、使原有糖尿病病情加重。妊娠期肠道吸收脂肪能力增强，尤其自妊娠中期起脂肪储存量增加而利用减少，三酰甘油、胆固醇、高密度脂蛋白、低密度脂蛋白均有上升趋势。胎盘分泌的生乳素主要有抵抗胰岛素，促进脂肪分解和酮体形成作用，当体内胰岛素相对不足，或者饥饿、疲劳、感染、手术等刺激时，均可促使机体脂解作用增强，导致血中游离脂肪酸和酮体生成增加，发生酮症或酮症酸中毒。

孕早期空腹血糖较低，与非孕期相比，孕早期胰岛素用量减少和增加者各占 1/3，提示孕早期糖尿病孕妇的处理必须个体化。随着妊娠进展，机体胰岛素抵抗作用增强，胰岛素用量需要不断增加，否则血糖会升高。分娩过程中，体力消耗较大，同时进食量少，若不及时减少胰岛素用量容易发生低血糖。产后随着胎盘排出体外，胎盘所分泌的抗胰岛素物质迅速消失，胰岛素用量应立即减少，否则易出现低血糖休克。由于妊娠期糖代谢的复杂变化，应用胰岛素治疗的孕妇，若不能及时调整胰岛素用量，部分患者会出现血糖过低或过高，严重者甚至会导致低血糖昏迷及酮症酸中毒。

四、糖尿病对妊娠的影响

（一）对孕妇的影响

1. 自然流产

高血糖可使胚胎发育异常甚至死亡，流产发生率达 15% ~ 30%，糖尿病妇女应在血糖控制正常后再考虑妊娠。由于妊娠糖尿病孕妇血糖升高主要发生在妊娠中、晚期，所以妊娠糖尿病时自然流产发生率无明显增多，但死胎发生率可升高。

2. 妊娠期高血压疾病

发生率为正常妇女的 3 ~ 5 倍，约为 20%，主要见于糖尿病病程长、伴微血管病变者。糖尿病并发肾病时，妊娠期高血压疾病发生率高达 50% 以上。妊娠糖尿病者孕期血糖控制不满意时，妊娠高血压疾病发生率也增加，可达 14.3%。糖尿病孕妇一旦并发妊娠期高血压疾病，病情较难控制，对母儿极为不利。

3. 感染

糖尿病孕妇抵抗力下降，易合并感染，常由细菌或真菌引起，以泌尿系感染和外阴阴道假丝酵母菌病常见。

4. 羊水过多

发生率 13% ~ 36%，可能与胎儿高血糖、高渗性利尿所致胎尿排出增多有关。孕期严格控制血糖，羊水过多发生率可减少。

5. 产后出血

因巨大儿发生率明显增高，产程长、难产、产道损伤、手术产的机会增加，使产后出血发生率增加。

6. 糖尿病酮症酸中毒

由于妊娠期代谢变化复杂，高血糖及胰岛素相对或绝对缺乏，导致体内血糖不能被利用，体内脂肪分解增加，酮体产生急剧增加。孕早期恶心、呕吐、进食少、血糖下降，胰岛素用量没有及时减量，可引起饥饿性酮症。糖尿病酮症酸中毒对母儿危害较大，孕妇因脱水导致低血容量及电解质紊乱，严重时诱导昏迷甚至死亡，是糖尿病孕妇死亡的主要原因。发生在孕早期具有致畸作用，发生在妊娠中、晚期易导致胎儿窘迫、水电解质紊乱及胎死宫内，另外可危害胎儿神经系统发育。

（二）对胎儿的影响

1. 巨大胎儿

巨大胎儿发生率达 25% ~ 42%，其原因为孕妇血糖高，通过胎盘进入胎儿体内，而胰岛素不能通过胎盘，使胎儿长期处于高血糖状态，刺激胎儿胰岛 β 细胞增生，产生大量胰岛素，活化氨基酸转移系统，促进蛋白质、脂肪合成和抑制脂解，进而促进胎儿宫内增长。糖尿病孕妇巨大儿的特点：面色潮红、肥胖，体内脏器（除脑外），如肝脏、胰腺、心脏和肾上腺等均大，皮下脂肪沉积增加，肩难产机会增多，容易致新生儿产伤。

2. 胎儿生长受限

胎儿生长受限发生率 21%，见于严重糖尿病伴有血管病变时，如肾脏、视网膜血管病变。妊娠早期高血糖具有抑制胚胎发育作用，糖尿病合并血管病变者，胎盘血管也常伴有异常，如血管腔狭窄，胎儿血供减少，影响发育。

3. 早产

早产发生率 10% ~ 25%。早产的原因有羊水过多、妊娠期高血压疾病、胎儿窘迫以及其他严重并发症的出现，常需提前终止妊娠。

4. 胎儿畸形

胎儿畸形发生率 6% ~ 8%。胎儿畸形的发生率与孕早期孕妇血糖升高有关，血糖过高、糖化血红蛋白大于 8.5% 或妊娠糖尿病伴空腹血糖增高者，胎儿畸形发生率增加。胎儿畸形常为多发，其中心血管及神经系统畸形最常见。

（三）对新生儿的影响

1. 新生儿呼吸窘迫综合征（NRDS）

高血糖刺激胎儿胰岛素分泌增加，导致高胰岛素血症，拮抗糖皮质激素促进肺泡 Ⅱ 型细胞表面活性物质合成及释放作用，导致胎儿肺发育成熟延迟。

2. 新生儿低血糖

新生儿脱离母体高血糖环境后，高胰岛素血症仍存在，若不及时补充糖，易发生低血糖，多发生在产后 12 h 内，严重低血糖可危及新生儿生命。

另外，由于慢性缺氧可导致新生儿红细胞增多症、新生儿高胆红素血症、新生儿肥厚性心肌病等。

五、诊断

原有糖尿病患者，多于妊娠前已确诊；有糖尿病典型症状者，孕期容易确诊。但妊娠糖尿病孕妇常无明显症状，空腹血糖可能正常，容易造成漏诊，延误诊治，造成不良后果。应重视妊娠糖尿病的筛查和诊断。

（一）病史及临床表现

凡有糖尿病家族史、孕早期空腹尿糖阳性或孕期尿糖多次检测为阳性、年龄大于 30 岁、孕妇体重超过 90 kg 或 BMI 大于 26 kg/m^2、复杂性外阴阴道假丝酵母菌病史、孕前患者有多囊卵巢综合征（PCOS）、巨大儿分娩史、无明原因反复自然流产史、死胎死产史及足月新生儿呼吸窘迫综合征分娩史、胎儿畸形史、本次妊娠胎儿偏大或羊水过多者，为妊娠糖尿病的高危因素。

（二）实验室检查

1. 血糖测定

两次或两次以上空腹血糖不低于 5.8 mmol/L 者，可诊断为糖尿病。

目前主张对有糖尿病高危因素者行糖筛查试验（GCT），通常于妊娠 24 ~ 28 周进行。具体方法为葡萄糖粉 50 g 溶于 200 mL 水中，5 min 内服完，其后 1 h 测血糖，血糖值不低于 7.8 mmol/L 者为糖筛查异常；不低于 11.2 mmol/L 者，妊娠糖尿病的可能性极大。糖筛查试验异常者应测定空腹血糖。若空腹血糖正常，要再进一步行口服葡萄糖耐量试验（OGTT）。

2. 口服葡萄糖耐量试验

口服葡萄糖耐量试验前 3 d 正常饮食，试验前空腹 12 h，口服葡萄糖 75 g，诊断标准：空腹 5.6 mmol/L、1 h 10.3 mmol/L、2 h 8.6mmol/L、3 h 6.7 mmol/L。其中 2 项或 2 项以上达到或超过正常值，可诊断为妊娠糖尿病。仅 1 项高于正常值，为糖耐量异常或糖耐量减低（GIGT）。

（三）妊娠合并糖尿病的分期

通常采用 white 分类法，以判断病情严重程度和预后。

A 级：妊娠期出现或发现的糖尿病。

B 级：显性糖尿病，发病年龄 20 岁以上，病程不足 10 年，无血管病变。

C 级：发病年龄在 10 ~ 19 岁，或病程达 10 ~ 19 年，无血管病变。

D 级：10 岁以前发病，或病程不低于 20 年，或者眼底合并单纯性视网膜病。

F 级：糖尿病性肾病。

R 级：眼底有增生性视网膜病变或玻璃体积血。

H 级：冠状动脉粥样硬化性心脏病。

六、处理

（一）糖尿病患者可否妊娠的指征

糖尿病妇女于妊娠前应确定糖尿病的严重程度。D、F、R、H 级糖尿病患者不宜妊娠，已妊娠者应尽早终止妊娠。器质性病变较轻、血糖控制良好者，可在密切监护下妊娠，但应积极治疗，确保受孕前、妊娠期及分娩期血糖在正常范围。

（二）糖代谢异常孕妇处理

1. 饮食疗法

糖尿病患者于妊娠期控制饮食十分重要。部分妊娠期糖尿病患者仅靠饮食控制即可维持血糖在正常范围，但要保证母亲和胎儿健康饮食必需营养、维持血糖正常水平、预防酮症、保持正常的体重增加。孕早期糖尿病孕妇需要热卡与孕前相同。孕中期以后每周增加热量 3% ~ 8%，其中碳水化合物占 40% ~ 50%，蛋白质占 20% ~ 30%，脂肪占 30% ~ 40%，控制餐后 1 h 血糖值在 8 mmol/L 以下，此外每日补充钙剂 1 ~ 1.2 g，叶酸 5 mg，铁剂 15 mg。提倡少量多餐，每日分 5 ~ 6 餐。由于清晨体内产生拮抗胰岛素的激素浓度最高，糖尿病孕妇早餐后血糖最难控制，所以早餐量不宜过多，占全日总热量的 10%，午餐和晚餐各占全日总热量的 30%，其他为上、下午及睡前加餐；注意多摄入富含维生素和纤维素的食物。

2. 运动疗法

糖尿病孕妇应进行适当运动，能增强机体对胰岛素的敏感性，同时促进葡萄糖的利用，尤其较肥胖的孕妇。选择有节奏的运动，如散步等，不能剧烈运动，运动量不宜太大，一般使心率在每分钟 120 次以内；运动持续时间不宜太长，一般 20 ~ 30 min。先兆早产或合并其他严重并发症者不适于运动疗法。

3. 药物治疗

饮食疗法不能控制的糖尿病患者应首选胰岛素治疗，因磺胺类及双胍类等降糖药物均能通过胎盘，干扰胎儿代谢，有导致胎儿畸形或死亡的危险。

急需控制血糖、纠正代谢紊乱和酮症时用胰岛素皮下注射，30 min 后开始降血糖，作用持续 5 ~ 7 h。病情稳定后可用低精蛋白胰岛素和精蛋白锌胰岛素（通用名低精蛋白胰岛素），皮下注射 1.5 ~ 2 h 后开始降血糖，作用持续 12 ~ 18 h。胰岛素用量一般从小剂量开始，根据病情、孕周、血糖值逐渐调整，控制血糖在正常水平。

孕早期胰岛素有时需减量，随孕周增加胰岛素用量应不断增加，孕 32 ~ 33 周是胰岛素用量高峰时期，可比非孕期增加 50% ~ 100%。胎盘排出后，体内抗胰岛素物质骤然减少，胰岛素所需量明显下降，通常应减少至分娩前的 1/3 ~ 1/2，并根据产后空腹血糖调整胰岛素用量。多数产妇于产后 1 ~ 2 周胰岛素用量逐渐恢复至孕前水平。

4. 妊娠期糖尿病酮症酸中毒的处理

一旦尿酮体阳性应急查血糖、电解质、血 pH 及二氧化碳结合力，以除外饥饿性酮症。治疗原则如下。

（1）小剂量胰岛素 0.1 U/（kg·h）静脉滴注，每 1 ～ 2 h 监测血糖一次。血糖大于 13.9 mmol/L 应将胰岛素加入生理盐水静脉滴注，血糖小于 13.9 mmol/L 后，将胰岛素加入 5% 葡萄糖盐水中静脉滴注。酮体转阴后，可改为皮下注射胰岛素调整血糖。

（2）积极纠正电解质紊乱。

（3）注意补液，纠正低血容量。

（三）糖尿病合并妊娠的产科处理

1. 围生期监护

整个妊娠期均应加强对胎儿和孕妇的监护。妊娠早期应密切监测血糖变化，每周检查一次至妊娠第 10 周。妊娠中期应每 2 周检查一次，一般妊娠 20 周时胰岛素需用量开始增加，需及时调整。20 周需 B 型超声检查了解胎儿发育情况，除外先天性畸形。妊娠晚期应每 3 ～ 4 周复查 B 型超声检查，监测胎儿发育情况，及时发现羊水过多。每月测肾功及糖化血红蛋白含量，同时进行眼底检查。妊娠 32 周以后应每周检查一次，注意血糖、血压、水肿、蛋白尿情况，注意胎儿发育、胎儿成熟度、胎儿 - 胎盘功能等监测。必要时提前住院治疗，需提前终止妊娠者应评估胎儿肺成熟度。

2. 适时终止妊娠

原则应在加强母儿监护、控制血糖的同时，尽量足月分娩。若血糖控制良好，无孕期合并症，胎儿宫内状况良好，应在近预产期（38 ～ 39 周）终止妊娠。若血糖控制不满意，伴有血管病变，合并重度子痫前期，严重感染，胎儿发育受限，胎儿窘迫，孕 38 周前均应抽取羊水，了解胎肺成熟情况并注入地塞米松促进胎儿肺成熟，胎肺成熟后应立即终止妊娠。糖尿病孕妇经静脉应用地塞米松促肺成熟可使血糖明显升高，应注意调整胰岛素用量。

3. 确定分娩方式

妊娠合并糖尿病本身不是剖宫产指征，如有巨大儿、胎盘功能减退、胎位异常或其他产科指征，应行剖宫产终止妊娠。糖尿病合并血管病变时，多需提前终止妊娠，剖宫产分娩。

若糖尿病较轻，用药后控制好，情况稳定，胎盘功能良好，胎儿不过大，无其他产科指征，可选择经阴道分娩。阴道分娩过程中应监测血糖、尿糖、尿酮体情况，使血糖不低于 5.6 mmol/L，防止低血糖发生。也可按每 4 g 糖加 1 U 胰岛素比例给予补液。注意密切监测宫缩、胎心变化、产程进展，避免产程延长。产程大于 16 h 易发生酮症酸中毒，因此决定阴道分娩者应在 12 h 内结束分娩。

4. 新生儿处理

糖尿病孕妇的新生儿娩出时要有儿科医生在场，无论体重大小均按高危儿处理。新生儿出生时留脐血检测血糖，生后 30 min 复查血糖，12 h 内每 2 ～ 4 h 查一次血糖。新生儿出生后半小时，喂 10% 葡萄糖 5 ～ 10 mL/（kg·h），同时早开奶，注意防止低血糖、低血钙、高胆红素血症及呼吸窘迫综合征发生，多数新生儿生后 6h 内血糖恢复正常。足月新生儿血糖小于 2.22 mmol/L，可诊断为新生儿低血糖。若不能口饲或口服葡萄糖，低血糖不能纠正，可静脉滴注 10% 葡萄糖 3 ～ 5 mL/（kg·h），注意缓慢渐停。症状性低血糖者应 25% 葡萄糖 3 ～ 4 mL/kg 静脉推注（1 mL/min），然后维持 10% 葡萄糖静脉滴注，注意监测血糖变化。

5. 产后处理

分娩后 24 h 内胰岛素用量应减至原用量的一半，48 h 减到原用量的 1/3，部分患者可不再需要胰岛素。妊娠糖尿病患者孕期空腹血糖明显异常者，产后应尽早复查空腹血糖（FPG），如果仍异常，应诊断为糖尿病合并妊娠；空腹血糖正常的妊娠糖尿病患者，应于产后 6 ～ 12 周行口服葡萄糖耐量试验检查，口服葡萄糖耐量试验异常者，可能为孕前漏诊的糖尿病患者，正常者亦应至少 2 ～ 3 年检查一次血糖。若再次妊娠，50% ～ 70% 的患者可再次发生妊娠糖尿病。

七、预防与健康教育

1. 凡具有糖尿病高危因素的妇女，妊娠前应明确诊断，并给予积极治疗。

2. D、F、R、H级糖尿病患者不宜妊娠，已妊娠者应尽早终止妊娠。

3. 器质性病变较轻、血糖控制良好者，可在密切监护下妊娠，但应积极治疗，确保受孕前、妊娠期及分娩期血糖在正常范围。

4. 妊娠合并糖尿病患者应有内分泌科医生和产科医生协助处理。

5. 妊娠糖尿病多发生在妊娠晚期，大多数患者无任何症状和体征，空腹血糖正常，且未经控制的妊娠糖尿病的危害是巨大的，重视妊娠糖尿病的早期诊断、及时合理控制。

6. 妊娠期糖代谢特点导致孕期血糖管理更为复杂，对糖尿病患者孕期不断进行血糖动态监测，及时调整胰岛素用量，维护血糖正常，可有效改善母儿预后。

第三节　妊娠合并贫血

在妊娠过程中，由于患者红细胞容积和血浆容积的不平衡增长，血浆容积的增加要大于红细胞容积的增加，从而造成稀释性贫血，这种贫血是一种生理性贫血，其血红蛋白浓度很少小于 100 g/L。妊娠期这种高血容量、低黏度的稀释性贫血和红细胞容积绝对值的增加有助于增加胎盘灌注和氧输入。

如果血红蛋白小于 100 g/L 往往意味着可能存在病理性贫血，而病理性贫血中以缺铁性贫血最为常见，其次为叶酸缺乏性贫血，其他如再生障碍性贫血等较少见。

一、缺铁性贫血

由于在妊娠过程中，胎儿生长发育需要大量的营养成分，包括铁，如果孕妇不注意饮食中铁的补给，则很容易造成体内铁的缺乏。缺铁性贫血是最常见的妊娠并发症，也是妊娠中最常见的贫血原因。

妊娠期母体的骨髓与胎儿组织两者竞争摄取母体血清中的铁，一般总是胎儿组织占优势，而且铁通过胎盘的转运是单向性的，因此，不论母体是否缺铁，胎儿总是按其需要量摄取铁，即使在母体极度缺铁时，也不可能逆转运输，故胎儿缺铁的程度不会太严重。但如果母体过度缺铁，影响骨髓的造血功能，造成重度贫血，因胎盘供氧和营养不足而可以导致胎儿发育迟缓、胎儿宫内窘迫、早产，甚至死胎。孕妇重度贫血时常有心肌缺血，以致引起贫血性心脏病，甚至发生充血性心力衰竭。贫血也降低了机体的抵抗力，容易发生产褥感染。

缺铁性贫血的诊断依赖于血清铁、总铁结合力、转铁蛋白饱和度的检测。血涂片呈典型的小细胞低色素性贫血，血清铁 < 60 μg/dL，总铁结合力 > 300 μg/dL，转铁蛋白饱和度明显减低到 10% ~ 15%。血清铁降低是缺铁性贫血的早期重要表现。

治疗关键在于预防，目前建议：所有妊娠妇女在孕 18 ~ 20 周都应该开始补充铁剂，剂量为铁剂 30 ~ 60 mg，从小剂量起，逐步增加铁剂剂量，与饮食同时服用铁剂可以减轻消化道反应，使患者可以坚持服用。如口服疗效差或对口服铁剂不能耐受或病情较重者，可用注射法补充铁剂。

对于重度贫血或已近预产期，且需手术者，可输血或浓缩红细胞，迅速纠正贫血，但需注意，此时孕妇心脏处于高输出量状态，心肌常有缺氧，输血过多过快可引起充血性心力衰竭，故输血宜少量多次。

分娩方式的选择决定于产科指征。应注意预防产后出血，产后继续补充铁剂，纠正贫血，并服用抗生素预防感染。

二、叶酸缺乏性贫血

叶酸缺乏性贫血也称巨幼红细胞性贫血。妊娠合并叶酸缺乏性贫血并不少见，几乎均为叶酸或维生素 B_{12} 缺乏引起 DNA 合成障碍所致的贫血。外周血呈大细胞性贫血。其发病率国外报道为 0.5% ~ 2.6%，国内报道为 0.7%。本病临床表现常比较严重，又称为妊娠恶性贫血，甚至可以并发血小板减少症和（或）白细胞减少症。

妊娠期叶酸缺乏性贫血主要发生在妊娠后期或产褥期。其主要原因在于妊娠后由于胎儿的因素使孕妇对叶酸的需求显著增加，而饮食上不能相应地增加叶酸的摄入，如偏食、烹调不当、妊娠剧吐等。叶酸缺乏性贫血一般为轻、中度贫血，血红蛋白在 60～90 g/L。妊娠期叶酸缺乏容易造成胎儿神经管发育畸形、早产、胎盘早剥和低出生体重。

依据大细胞性贫血、造血细胞特别是红系细胞巨型变，以及红细胞内血清叶酸水平减低做出诊断。血清叶酸小于 3 ng/mL，红细胞叶酸小于 100 ng/mL，表示叶酸缺乏。尽管妊娠期维生素 B_{12} 缺乏很少见，但也需要与之区别。血清维生素 B_{12} 小于 90 pg/mL 表示维生素 B_{12} 缺乏。

治疗重点在于预防。建议对所有的孕妇，尤其是对于有叶酸缺乏高危因素（慢性疾病、慢性溶血性贫血、连续妊娠、青少年妊娠和多胎妊娠等）的患者，应该常规补充叶酸。对于出现了叶酸缺乏性贫血的患者，建议每天口服叶酸 10～30 mg，直至分娩后 2 周。对重度贫血，可少量多次输入浓缩红细胞或全血。

分娩方式的选择决定于产科指征，分娩时避免产程延长，预防产后出血，预防感染。

三、再生障碍性贫血

妊娠合并再生障碍性贫血（aplastic anemia，AA）是妊娠期很少见的、非常险恶的并发症。再生障碍性贫血于 1888 年由 Ehrlich 首先报道，其特征为周围循环全血细胞减少，骨髓腔内的造血组织成分被脂肪组织所取代，造血功能降低。目前该病的病因还不明确，可能与某些物理、化学因素及病毒感染有关。再生障碍性贫血是一种严重的疾病，未经治疗的患者一年内的死亡率可达 80%，其中 90% 的死亡原因为出血或感染。对于未妊娠的再生障碍性贫血患者，在有适合的 HLA 配型骨髓供体的前提下，可以考虑进行骨髓移植，大约 75% 的患者可获得长期生存。但是，骨髓移植对妊娠妇女来讲是绝对禁忌证，因为进行移植之前，需用大剂量的免疫抑制剂和细胞毒性药物，对胎儿的生长不利。另外，其他再生障碍性贫血的病因治疗如雄激素等在妊娠期间显然是不合适的。因此，妊娠合并再生障碍性贫血的治疗尤为棘手。

妊娠合并再生障碍性贫血可以分为两种情况：一种是慢性原发性再生障碍性贫血合并妊娠；另一种是妊娠相关性再生障碍性贫血。

慢性原发性再生障碍性贫血合并妊娠并不十分少见，国内统计其占分娩总数的 0.009%。再生障碍性贫血患者本身有贫血，血白细胞和血小板低，营养状况差，有容易感染和出血等潜在危险。妊娠后由于血液稀释进一步加重了贫血和引起血白细胞与血小板进一步下降，给孕妇和胎儿都带来严重的损害。孕妇容易发生妊娠高血压疾病，产时或产后容易出现感染和出血。胎儿方面由于严重贫血影响氧的输送，容易造成胎死宫内、发育不良、早产、胎儿宫内发育迟缓和低出生体重等。以往多认为这样的患者应该终止妊娠，但是目前普遍主张应根据就诊时的妊娠时间、患者和家属的态度、病情轻重来决定处理方法。如果在早孕期，血红蛋白大于 40 g/L，可以允许继续妊娠，而血红蛋白小于 40 g/L 应该终止妊娠。

治疗上主要是支持治疗。积极纠正贫血，少量多次输浓缩红细胞，使血红蛋白保持在 60 g/L 以上。在接近临产时，应该维持在 80～100 g/L，如果血小板低和有出血表现，可以输注单采血小板，同时应当给予抗生素预防感染，分娩方式主要根据产科适应证选择。

妊娠相关性再生障碍性贫血是一种在妊娠期发生的特殊类型再生障碍性贫血，临床表现与原发性再生障碍性贫血类似。起病在妊娠期，多数患者在终止妊娠后病情缓解，再次妊娠病情可以反复，但是少数患者在终止妊娠后病变仍持续进展不缓解。

治疗上应早期终止妊娠，并采用支持治疗。为防止复发应该避孕。对于终止妊娠后病变不缓解的患者，治疗上按照原发再生障碍性贫血处理。

四、珠蛋白合成障碍性贫血

珠蛋白合成障碍性贫血又称地中海贫血，其中的重型患者或早年死亡，或由于性腺发育不良，很少合并妊娠问题。轻、中型患者只要在妊娠期血红蛋白可以保持在 80 ~ 100 g/L. 也可以正常妊娠和生产。

治疗关键是支持治疗，间断输血使得血红蛋白在 80 ~ 100 g/L，补充足量的叶酸，及时处理感染并发症。

第四节　妊娠合并甲亢

妊娠合并甲状腺功能亢进症（简称甲亢）是一种较少见的妊娠并发症，国内报道其发生率为 0.2‰ ~ 1‰，国外报道为 0.5‰ ~ 2‰，85% ~ 90% 的妊娠期甲亢患者为 Graves 病。妊娠合并甲亢时孕妇及围生儿并发症高，如易并发子痫前期、甲亢性心脏病、甲亢危象、早产、胎儿生长受限、新生儿甲状腺功能异常、死胎及死产等。妊娠结局与孕期的治疗和监护密切相关。

妊娠合并甲亢，包括孕前接受药物治疗的甲亢患者以及在妊娠期初次诊断的甲亢。

由于甲亢所表现的许多症状在正常妊娠时也常见到，如早孕期的妊娠剧吐和晚孕期的子痫前期，所以，孕期的诊断和处理可能会比较困难。孕期垂体激素和甲状腺激素水平的生理性变化可能会干扰甲状腺疾病的诊断，而在处理可疑或已确诊的妊娠期甲状腺疾病时也必须考虑到上述孕期生理性的变化。

一、正常妊娠期甲状腺相关激素的变化

孕妇在正常碘摄入的情况下，从妊娠早期开始要经历甲状腺相关激素变化，并逐渐达到机体新的平衡。

1. 从妊娠前半期开始到妊娠结束

伴随激素水平的增加，甲状腺激素结合蛋白可较孕前增加 2 ~ 3 倍，可导致血中游离的 T_3、T_4 水平相对降低 10% ~ 15%，但这种变化可刺激下丘脑–垂体分泌促甲状腺素释放激素（TSH）。

2. 早孕期

孕妇体内绒毛膜促性腺激素（hCG）明显增高，可对下丘脑产生抑制，同时对甲状腺产生类似促甲状腺素释放激素的作用，在妊娠 8 ~ 14 周 hCG 高峰期，孕期血 TSH 呈下降。在早孕期诊断甲状腺功能亢进必须慎重，尤其是在合并妊娠期剧吐或滋养叶细胞肿瘤时。妊娠剧吐患者中有 2/3 的患者甲状腺功能检查结果异常而没有甲状腺疾病，30% 有不能测出的 TSH，60% 有 TSH 降低，59% 呈现 FT_4 水平升高。

3. 胎盘对甲状腺激素的代谢

胎盘可将 T_4 降解为 T_3。（表 10-1）列出了妊娠期甲状腺功能的正常值。

表 10-1　妊娠期甲状腺功能的正常值

检查	非孕期	早孕期	中孕期	晚孕期
游离 T_4（pmol/L）	11 ~ 23	10 ~ 24	9 ~ 19	7 ~ 17
游离 T_3（pmol/L）	4 ~ 9	4 ~ 8	4 ~ 7	3 ~ 5
TSH（mU/L）	< 4	0 ~ 1.6	1 ~ 1.8	7 ~ 7.3

胎儿甲状腺在孕 5 周时开始形成，孕 10 周时开始有功能，但是，孕 12 周时才开始有独立功能，才能在胎儿血清中测出 T_4、T_3 和 TSH 水平。T_4、T_3 和 TSH 水平持续升高，到妊娠 35 ~ 37 周时达成人水平。此时甲状腺还相对不成熟，与 T_4 水平相比，TSH 水平相对较高，因而和母体相比，胎儿甲状腺有更高的浓集碘的能力。所以应避免诊断性扫描，或用放射性物质如 [131]I、[99m]Tc，或放射碘治疗，以避免放射对胎儿造成危害。

二、甲亢对孕妇、胎儿的影响

甲亢患者若不进行治疗，最严重的并发症为心力衰竭和甲状腺危象。甲状腺危象即使经过恰当处理，母体死亡率仍高达25%。心力衰竭比甲状腺危象更常见，主要由T_4对心肌的长期毒性作用引起，妊娠期疾病，如子痫前期、感染和贫血将会加重心力衰竭。

妊娠期甲亢会导致不良妊娠结局增加，包括流产、胎儿生长受限、早产、胎盘早剥、妊娠期高血压、子痫前期、感染和围生儿死亡率增加。甲状腺功能正常的孕妇（甲亢控制良好者）低出生体重儿的相对危险（OR）增加，妊娠前半期甲亢未控制者为2.36，而整个孕期甲亢未控制者为9.24。甲亢未控制的足月孕妇子痫前期的OR为4.74。甲亢未控制者胎死宫内率为24%，而接受治疗者仅为5%~7%；治疗还使早产发生率从53%降低到9%~11%。

孕妇自身疾病对胎儿的影响也包括抗甲状腺药物透过胎盘引起的胎儿甲状腺功能减退（简称甲减），以及孕妇TSH刺激胎儿甲状腺引起的胎儿甲亢。对胎儿的影响与孕妇疾病的严重程度并不相关，但伴有高水平甲状腺刺激免疫球蛋白（TSI）的孕妇其胎儿患甲亢的概率增加。胎儿的表现包括生长受限、胎儿心动过速、水肿或胎儿甲状腺肿。由于胎儿伴有甲状腺肿时颈部处于过度伸展位置，因为会在分娩过程中造成困难，或出现呼吸道不通畅，因此应尽量在分娩前行超声检查明确胎儿的甲状腺肿大情况。胎儿甲状腺异常可进行宫内治疗，但只有检测胎儿血样才能明确诊断，而这种有创性操作只有在高度怀疑胎儿伴有严重异常时才可进行。

三、妊娠合并甲亢的诊断

多数妊娠合并甲亢者孕前就明确有甲亢病史，诊断已经明确，但也有一些孕妇处在甲亢的早期阶段，其症状与早孕反应不易鉴别。

妊娠早期轻度甲亢的症状往往不易与妊娠生理变化区分，有价值的症状有：①心动过速超过正常妊娠所致心率加速的范围。②睡眠时脉率加快。③甲状腺肿大。④眼球突出。⑤非肥胖的妇女正常或增加进食后，体重仍不增长。大多数早孕合并甲亢患者孕前就有甲亢症状，详细询问孕前病史可有助于诊断。

如果到孕中期恶心、呕吐的症状仍持续存在且没有减轻，则应检查甲状腺功能。重度甲亢或甲亢危象可能导致严重的高血压、充血性心力衰竭和精神心理状态的改变等，其症状类似重度子痫前期。因此，重度子痫前期患者，出现以下不典型症状时：孕周小、发热、腹泻或其他症状不能解释的心动过速等都应考虑有甲亢存在的可能。一旦明确诊断，需立即使用抗甲状腺药物治疗，以改善母儿结局。

甲状腺功能检查可协助明确诊断。在检查甲状腺功能的实验中，其诊断价值的高低依次为FT_3 > FT_4 > TT_3 > TT_4。当患者症状很重，TSH下降而FT_4正常时，要考虑T_3型甲亢的可能。

甲亢危象的诊断；甲亢孕妇出现高热39℃以上，脉率>160次/min，脉压增大，焦虑、烦躁、大汗淋漓、恶心、厌食、呕吐、腹泻、脱水、休克、心律失常及心力衰竭、肺水肿等。

四、甲亢的治疗

1. 孕前咨询

孕前患有甲亢者最好将病情控制后，怀孕前3个月保持甲状腺功能正常再妊娠。妊娠前可以用较高的初始剂量药物而不必考虑对胎儿的影响，若患者对药物不敏感，必要时也可以手术治疗。行放射性碘治疗者在最后一次治疗4个月以上再怀孕。积极治疗甲亢能改善不良妊娠结局。孕前服药者应避免怀孕后随意停药。

2. 妊娠期

正常妊娠可以出现FT_4正常，而TSH水平下降的现象，无须治疗。FT_4轻度升高并且临床症状不重，则可能是暂时的甲亢，可以每4~6周复查一次实验室检查。此阶段如过于积极地使用抗甲状腺药物治疗，可能导致妊娠后期甲减的发生。

一般情况下，FT_4 水平如果增高 2.5 倍以上，则应考虑治疗。

甲亢的治疗主要在于阻断甲状腺激素的合成。丙硫氧嘧啶（PTU）和卡比马唑是治疗孕期甲状腺功能亢进的主要药物。丙硫氧嘧啶通过胎盘的量低于卡比马唑，因此，为孕期首选药物。但是如果已经用卡比马唑控制病情稳定，则不需要换药。丙硫氧嘧啶的缺点是比卡比马唑服药频率高。由于 PTU 可以阻断甲状腺组织以外的 T_4 向 T_3 转换，所以，可以快速缓解症状。对于不能耐受 PTU 的患者可以考虑使用卡比马唑。曾有报道认为卡比马唑可能与新生儿皮肤发育不全有关，该病是一种少见的皮肤阙如症，其典型病灶一般 0.5 ~ 3 cm，分布于顶骨头皮上的头发旋涡处。

妊娠期诊断的患者开始治疗时药物应用要积极，给予 4 ~ 6 周的大剂量药物然后将药物剂量缓慢递减至初始剂量的 25%。一般 PTU 初始剂量每 8 h 100 mg，用药期间每 2 周检查一次 FT_4。由于 PTU 是通过抑制甲状腺激素的合成起效的，所以只有在用药前储存的甲状腺激素耗尽时才显现明显的作用。用药后 TSH 受抑制的状态可以持续数周或数月，因而不能使用 TSH 作为疗效评价的指标。需要时，还可以加用几天阿替洛尔（25 ~ 50 mg/d，口服）控制心悸症状。

PTU 用药后如果没有反应，则应加量，必要时最大剂量可以加到 600 mg/d，如果应用大剂量后仍没有效果，应考虑可能是患者耐受，治疗失败。当 FT_4 水平开始下降时，应将剂量减半并且每 2 周时检测一次 FT_4 浓度。

治疗的目标是使 FT_4 水平稳定在正常范围的 1/3 之内。TSH8 周时恢复正常。多数孕妇在妊娠晚期仅需要少量的 PTU。如果甲亢复发，可以重新开始用药。用药剂量为停药时剂量的 2 倍。

妊娠期禁用放射性碘治疗，因为碘可以被胎儿甲状腺吸收并可以破坏处于发育阶段的胎儿甲状腺。妊娠期甲状腺手术治疗仅限于药物治疗效果不佳的极少数病例，因为这些患者会伴有较高的孕妇发病率和死亡率。

3. 甲状腺危象的抢救措施

甲状腺危象是甲亢病情恶化的严重表现，一旦发生，积极抢救，不能顾及治疗对胎儿的影响，治疗不及时可危及孕妇生命。

（1）PTU：服用剂量加倍以阻断甲状腺素的合成，一旦症状缓解及时减量。

（2）给予 PTU 后 1 h 开始口服饱和碘化钾，5 滴/次，每 6 h 一次，每日 20 ~ 30 滴。碘化钠溶液 0.5 ~ 1.0 g 加于 10% 葡萄糖 500 mL 静脉滴注。

（3）普萘洛尔 10 ~ 20 mg，每日 3 次，口服，以控制心率。

（4）地塞米松 10 ~ 30 mg 静脉滴注。

（5）对症治疗：包括高热时用物理降温及药物降温，纠正水、电解质紊乱及酸碱平衡，吸氧，补充营养及维生素，必要时人工冬眠。

（6）分娩前发病者，病情稳定 2 ~ 4 h 结束分娩，以剖宫产为宜。术后给予大量抗生素预防感染。

4. 治疗中的母、儿监测

除了甲状腺功能的测定外，还需要监测母儿在治疗或疾病发展过程中可能出现的并发症。PTU 可引起粒细胞缺乏症和肝功能异常，所以在治疗前和治疗中应定期检查全血细胞计数和肝功能。对胎儿的监测包括常规超声检查胎儿的生长发育，以及孕晚期明确有无胎儿甲状腺肿。新生儿出生时留脐带血检查甲状腺功能。

五、产后处理

为排除甲状腺抗体被动转运给胎儿和抗甲状腺药物引起胎儿甲状腺功能低下，故新生儿出生后应密切监测甲状腺功能，检查脐带血和母乳喂养儿的甲状腺功能。甲亢作为一种常见的自身免疫病，可能在孕期首次发生，而在产后加重。在妊娠早期治疗过的患者，其产后复发率高于 75%。产后的治疗同妊娠期基本相似。服用 PTU 并不影响哺乳，只有极少量药物会进入乳汁。产妇服用 PTU 则剂量的 0.07% 能由乳汁分泌，而卡比马唑为 0.5%。因此，服用丙硫氧嘧啶（< 50 mg/d）和卡比马唑（< 15 mg/d）者进行母乳喂养被认为是安全的。

停止哺乳后，可以考虑碘放射治疗，但是可能需要依据治疗剂量将母亲和新生儿分开一段时间。

第五节 妊娠合并病毒性肝炎

一、发病特点

病毒性肝炎为多种病毒引起的以肝脏病变为主的传染性疾病，致病病毒包括甲型肝炎病毒、乙型肝炎病毒、丙型肝炎病毒、丁型肝炎病毒及戊型肝炎病毒5种。

甲型肝炎病毒（HAV）是一种微小的RNA病毒，分类属小RNA肠道病毒属72型。甲肝经过消化道传播，一般不通过胎盘传给胎儿，故垂直传播的可能性极小。抗HAV–IgM阳性即可诊断。

乙型肝炎病毒（HBV）又称为Dane颗粒。人体感染HBV后血液中可出现一系列有关的血清学标志。e抗原（HBeAg）是核心抗原的亚成分，其阳性提示体内病毒在复制，有传染性；持续阳性可发展为慢性肝炎。HBV感染人体后可造成急性、慢性或无症状性携带者，少数可并发重症肝炎。乙型病毒性肝炎（简称"乙肝"）孕产妇的流产、早产、死胎、死产、新生儿窒息率及新生儿死亡率明显增高，此与妊娠晚期患急性黄疸型肝炎特别是重症甚或急性重型肝炎有关。急性重型肝炎的死亡率孕妇较非孕妇为高。妊娠期特别是妊娠后期尤易发生急性重型肝炎。有人认为妊娠期易于产生非特异性超敏反应，且孕期是处于非特异性超敏反应的准备状态，所以在孕期发生重症肝炎或急性重型肝炎的概率显著增加。动物实验证明孕兔在产前和产后的急性重型肝炎更加严重，所以近年来主张在孕早期如HBsAg滴度高的同时HBeAg阳性者可行人工流产。在妊娠晚期由于肝脏血流量相对不足，而并发肝炎之后，肝脏血流量更相对降低，因而可使肝炎病情加剧甚至成为重症肝炎。

丙型肝炎病毒（HCV）为有包膜的单链RNA病毒。主要通过输血、血制品、母婴等途径传播。易转化为慢性肝炎。

丁型肝炎病毒（HDV）为一种有缺陷的嗜肝RNA病毒，必须依赖HBV的存在。传播途径与HBV基本相同。

戊型肝炎病毒（HEV）为正链单股的RNA病毒，HEV主要传播途径是肠道感染。

二、诊断

（一）病史

与肝炎患者密切接触史，或有输血史等。

（二）临床表现

出现不能用妊娠反应或其他原因解释的消化道症状，如恶心、呕吐、腹胀和肝区疼痛及乏力等。

（三）实验室检查

1. 血常规检查

急性期白细胞常常稍低或正常，淋巴细胞相对增多；慢性肝炎白细胞常常减少；急性重型肝炎白细胞和中性粒细胞百分比可以显著增加。

2. 肝功能检查

主要是丙氨酸氨基转移酶、天门冬氨酸氨基转移酶等。

3. 血清学检查

病毒学指标，如病毒的病原学和有关抗体。

（1）乙型肝炎表面抗原（HBsAg）：为最常用的乙肝感染指标。在感染潜伏期，血清ALT升高之前HBsAg即可为阳性；当HBsAg为高滴度时，则e抗原（HBeAg）也同时为阳性。临床只以单项HBsAg作为感染指标是不够的，应与临床表现及其他指标结合判断。

（2）乙型肝炎表面抗体（抗–HBs）：为有保护性的抗体。急性乙肝病毒感染时，经过一段时间，出现抗–HBs提示机体获得了免疫力。

（3）乙型肝炎 e 抗原（HBeAg）：是 HBcAg 的降解产物，急性感染时 HBeAg 的出现稍晚于 HBsAg。e 抗原的亚型 e_1、e_2 更反映了乙肝病毒复制的活性。

（4）乙型肝炎 e 抗体（抗 –HBe）：一般当 HBeAg 在血中消失，而后出现抗 –HBe，提示病毒复制减少，传染性降低，病情多渐趋稳定。

（5）核心抗体（抗 –HBc）：在急性感染时，HBsAg 出现后 2 ~ 4 周，临床症状出现之前即可检出。所以抗 HBC–IgM 多见于感染早期或慢性感染的活动期。

（6）乙型肝炎病毒 DNA（HBV–DNA）：HBV–DNA 阳性是乙型肝炎病毒复制的直接证据及传染性指标。HBV–DNA 与 HBeAg 和 DNA– 多聚酶呈平衡关系。凡是 HBeAg 阳性的血中，86% ~ 100% 可检测到 HBV–DNA。

4. 乙肝病毒胎内感染

（1）新生儿脐血清 HBsAg 阳性可为参考指标。

（2）新生儿脐血清 HBcAb–IgM 阳性即可确定宫内感染。

（3）如有条件，测脐血清乙肝病毒 DNA 阳性，更可确诊，但此项指标在国内尚不能推广应用。

（四）症状

以下症状有助于妊娠合并重症肝炎的诊断：①消化道症状严重，表现为食欲极度减退，频繁呕吐，腹胀，出现腹腔积液。②黄疸迅速加深，血清总胆红素值 > 171 μmol/L。③出现肝臭气味，肝呈进行性缩小，肝功能明显异常，胆酶分离，清蛋白 / 球蛋白比例倒置。④凝血功能障碍，全身出血倾向。⑤迅速出现肝性脑病表现，烦躁不安、嗜睡、昏迷。⑥肝肾综合征出现，急性肾衰竭。

三、治疗

（一）轻症肝炎的处理

妊娠期处理原则与非孕期相同。应适当休息、避免过量活动。饮食以高营养、易消化的食物为主。避免服用可能损害肝的药物。

1. 一般治疗

除应在肝炎急性期予以隔离和卧床休息外，并给予清淡及低脂肪饮食，每日应供给足够热量，如消化道症状较剧烈，则应给予葡萄糖液静脉滴注。

2. 保肝药物的应用

每天需给大量维生素 C、维生素 K_1 及维生素 B_1、维生素 B_6、维生素 B_{12} 等。因维生素 C 为机体参与氧化还原过程的重要物质，有增加抗感染能力、促进肝细胞再生与改善肝功能的作用；维生素 K_1 可促进凝血酶原、纤维蛋白原和某些凝血因子（凝血因子Ⅶ、Ⅹ）合成作用。一般采用维生素 C 3 g、维生素 K_1 40 mg 加 5% 或 10% 葡萄糖液 500 mL，静脉滴注，每日 1 次。同时给予能量合剂，如 25% 葡萄糖液 250 ~ 500 mL 加辅酶 A 100 U 及维生素 C 3 g，同时肌内注射维生素 E 50 mg，对防止肝细胞坏死有益。对 ALT 高者可用强力宁 80 mL、门冬氨酸钾镁 20 mL 加入葡萄糖液，静脉滴注。如有贫血或低蛋白血症者，可予适量输鲜血、人血清蛋白或血浆。

3. 中草药治疗

以清热利湿为主，常用菌陈汤加减。方剂：菌陈 30 g，山栀子 12 ~ 15 g，生黄芪 15 ~ 20 g，黄芩 12 g，川黄连 6 g，茯苓 15 g，当归 12 g，败酱草 12 ~ 15 g，柴胡 9 g，陈皮 9 g，每日一剂，煎服，对退黄疸、改善肝功能和临床症状有益。

（二）重症肝炎的处理要点

1. 保肝治疗

如胰高糖素 – 胰岛素联合治疗，能改善肝脏对氨基酸和氨的异常代谢，使肝血流量增加 24%，有防止肝细胞变性坏死，促进肝细胞再生等作用。常用的剂量为胰高糖素 1 ~ 2 g/d，胰岛素 6 ~ 12 U 加入 10% 葡萄糖液 500 mL 中静脉滴注，2 ~ 3 周为一个疗程。人血清蛋白注射液有促进肝细胞再生的作用，每周 2 ~ 3 次，每次 5 g，溶于 10% 葡萄糖液中滴注。新鲜血浆也有促进肝细胞再生的作用，同时，新鲜血浆中含有凝血因子和免疫因子。对急性重型肝炎疗效尤其明显。国内研究认为血浆置换后 12 h，患者的凝血功能恢复到正常的 50%。门冬氨酸钾镁注射液可促进肝细胞再生，可以降低高胆红素血症，能使黄疸消退，剂量为 40 mL/d，溶于 10% 葡萄糖液 500 mL 缓慢滴注。本品含钾离子，在肝肾综合征伴有高钾患者慎用。

2. 预防及治疗肝性脑病

为控制血氨，要注意饮食和排便，要求低蛋白、低脂肪、高糖饮食，充足的维生素和纤维素，保持大便通畅；口服新霉素和甲硝唑等，抑制肠道大肠杆菌，减少肠道氨的形成和重吸收。复方氨基酸富含支链氨基酸，不含芳香氨基酸，可以用于治疗。肝性脑病者 6-氨基酸 -520 每日 250 mL，加入等量的 10% 葡萄糖，每日 2 次，静脉滴注。神志清醒后每日 1 次，直至完全清醒。疗程一般为 5 ~ 7 d，以后改用 14 氨基酸，每日 500 mL 巩固疗效。

3. 凝血功能障碍的防治

补充凝血因子，输新鲜血、凝血酶原复合物、纤维蛋白原、凝血酶Ⅲ和维生素 K_1 等。

4. 晚期重症肝炎并发肾衰竭的处理

按急性肾衰竭处理，严格限制入液量，一般每日入液量为 500 mL 加前一日尿量。呋塞米 60 ~ 80 mg 静脉注射，必要时 2 ~ 4 h 重复一次，2 ~ 3 次无效后停用。多巴胺 20 ~ 80 mg 或 654-2，40 ~ 60mg 静脉滴注，扩张肾血管，改善肾血流。监测血钾浓度，防止高钾血症，必要时予以肾透析。

（三）产科处理

1. 妊娠早期

急性肝炎经保肝治疗后好转者，可继续妊娠。慢性肝炎妊娠后加重，可能是肝炎急性发作，对母儿均有危害，应及时终止妊娠。

2. 中、晚期妊娠

尽量避免终止妊娠，因分娩过程或药物对肝脏会有影响，加重肝损伤。加强胎儿监护，积极防治子痫前期。

3. 分娩期

分娩前数日肌内注射维生素 K_1，每日 20 ~ 40 mg；分娩前备血，备新鲜血、凝血因子、血小板等。经阴道分娩者，可阴道助产，缩短第二产程。胎盘娩出后，加强宫缩，减少产后出血。肝炎病情严重恶化，短时间内不能经阴道分娩者，可剖宫产终止妊娠。

4. 产褥期

须继续随访肝功能，加强保肝治疗；产后使用广谱抗生素，预防产后出血。HBsAg/HBeAg 和 HBcAb 均阳性者，乳汁中可检测到 HBV DNA，不宜母乳喂养。

5. 阻断母婴传播

目前公认的阻断乙肝母婴传播的有效方法已经写入了我国《慢性乙型肝炎防治指南》，具体为：①出生后 24 h 内接种乙型肝炎疫苗，然后间隔 1 个月及 6 个月注射第二针及第三针疫苗，其保护率为 87.8%。②注射乙型肝炎免疫球蛋白：对 HBsAg 阳性母亲的新生儿，应在出生后 24 h 内尽早注射乙型肝炎免疫球蛋白，最好在出生后 12 h 内，剂量不小于 100 U，同时在不同部位接种乙型肝炎疫苗，可显著提高阻断母婴传播的效果。也可在出生后 12 h 内先注射一针免疫球蛋白，1 个月后再注射第二针，并同时在不同部位接种一针乙型肝炎疫苗。后者不如前者方便，但保护率高于前者。新生儿如果在出生后 12 h 内注射了乙型肝炎免疫球蛋白和乙肝疫苗，可以接受母亲的哺乳。

第十一章　产褥期疾病

第一节　产褥感染

一、概述

产褥感染（puerperal infection）是指产妇分娩时及产褥期（产后6周），由于致病菌侵入生殖道，发生局部和全身的炎症性变化，又称为产褥热。发病率为1.0%～7.2%，每年由产褥感染导致的产妇死亡占产妇死亡总数的8%。绝大部分发生在产后10 d之内，少数发生在产褥末期，在社会经济状况较差、有手术产、胎膜早破、宫缩时间过长、出血过多、羊水胎粪污染、产道损伤和盆腔多次检查的妇女中较常见。常见的病原体有：需氧性链球菌、大肠杆菌、葡萄球菌、厌氧性链球菌、厌氧类杆菌、梭状芽孢杆菌、衣原体、支原体及淋病双球菌等。

产褥病率（puerperal morbidity）是指分娩24 h以后的10 d内，每日测量4次体温，凡体温有两次达到或超过38℃者。其中包括产褥感染、上呼吸道感染、急性泌尿系感染及急性乳腺炎等。

产褥感染一旦发生可引起产妇出现高热、头痛、腹痛、厌食、心动过速、白细胞增高、子宫体增大及压痛、恶露大量增加，伴异味等一系列临床表现，并有可能引起急性子宫内膜炎、急性盆腔炎、急性盆腔腹膜炎和弥漫性腹膜炎，以及血栓性静脉炎等并发症，病情严重时甚至还可因脓毒败血症及败血症危及产妇的生命，能引起不育，如附件粘连，偶尔严重产后或手术后感染还需行子宫切除术。

在我国，新中国成立前产褥感染发病率很高，产妇死亡中约半数系由产褥感染引起。新中国成立后推广新法接产，特别是抗生素的广泛使用及无菌观念的加强，使发病率明显下降，但产褥感染和产后出血、妊娠合并心脏病、重度妊娠期高血压疾病仍是孕产妇死亡的四大主要原因。

二、诊断

（一）临床症状和体征

了解妊娠、分娩及产后经过等产科病史，注意有无发生产褥感染的危险因素。产褥感染的主要临床表现为发热、腹痛和异常恶露。发热是多数产褥感染的基本症状，疼痛（下腹部、盆腔、下肢等），阴道分泌物或恶露增多，呈血性或脓性、有臭味，子宫大、软、有压痛等也是产褥感染所特有的。根据感染发生的部位将其分为以下几种类型。

1. 急性外阴、阴道、宫颈炎

分娩时由于会阴部损伤或手术产而招致感染，表面为局部灼热、红肿、疼痛、下坠，有压痛、拒按，炎性分泌物刺激尿道可出现尿痛、尿频、尿急；伤口边缘可有坏死、流液或流脓、切口裂开、组织不新鲜。阴道与宫颈感染表现为黏膜充血、溃疡、化脓，日久可致阴道粘连甚至闭锁。如阴道前壁黏膜受压严重过久伴有感染，可使组织大片坏死脱落，形成膀胱阴道瘘或尿道阴道瘘。病变局限者，一般体温不超过38℃，病情发展可向上或宫旁组织，导致盆腔结缔组织炎。

2. 急性子宫内膜炎、子宫肌炎

急性子宫内膜炎、子宫肌炎为产褥感染最常见的类型，病原体经胎盘剥离面侵入。产后发热迅速而显著，常为低热，有臭味的血性恶露。由于炎症的作用，使子宫缩复不佳，宫体较大而软，下腹不适并有子宫压痛。当发展为子宫肌层炎时，发热可持续至产后1周以上，子宫压痛更为明显。

3. 急性盆腔结缔组织炎、急性输卵管炎

急性盆腔结缔组织炎、急性输卵管炎多于产后1周以后发生，患者症状加重，可有高热、寒战、下腹坠胀和疼痛，并伴膀胱和直肠刺激症状。检查子宫有举痛，宫旁增厚或有肿物，触痛明显。淋病双球菌沿生殖道黏膜上行感染，达输卵管与盆腹腔，形成脓肿后，可以高热不退。

4. 急性盆腔腹膜炎及弥漫性腹膜炎

炎症扩散至子宫浆膜层，形成盆腔腹膜炎，继续发展为弥漫性腹膜炎，出现全身中毒症状：高热、寒战、呼吸心跳加快、恶心、呕吐、腹胀，高热时可有意识不清、谵妄等神经症状。检查时下腹部有明显压痛、反跳痛。由于产妇腹壁松弛，腹肌紧张多不明显。因腹膜面炎性渗出，纤维素覆盖引起肠粘连，也可在直肠子宫陷凹形成局限性脓肿。若脓肿波及肠管与膀胱，可出现腹泻、里急后重与排尿困难。急性期治疗不彻底可发展成慢性盆腔炎而导致不孕。

5. 盆腔及下肢血栓性静脉炎

盆腔血栓性静脉炎可累及卵巢静脉、子宫静脉、髂内静脉、髂总静脉及下腔静脉，病变常为单侧性。患者多于产后1～2周，继子宫内膜炎之后出现寒战、高热，反复发作，持续数周，虽已用抗生素但无理想效果，不易与盆腔结缔组织炎鉴别。下肢血栓性静脉炎病变多在股静脉、腘静脉及大隐静脉。出现弛张热、下肢持续性疼痛、局部静脉压痛或触及硬索状，并由于血液回流受阻，引起下肢水肿、皮肤发白，习称"股白肿"。下肢血栓性静脉炎多继发于盆腔静脉炎或周围结缔组织炎。

6. 脓毒血症及败血症

当感染血栓脱落进入血液循环，可引起脓毒血症，出现肺、脑、肾脓肿或肺栓塞而致死。若细菌大量进入血液循环并繁殖形成败血症，表现为寒战、高热，重者谵语、昏迷，危及生命。

7. 剖宫产腹部切口、子宫切口感染

剖宫产术后腹部切口的感染多发生于术后3～5 d，局部红肿、触痛、组织侵入有明显硬结，并有浑浊液体渗出，伴有脂肪液化者其渗出液可呈黄色浮油状，严重患者组织坏死、切口部分或全层裂开，伴有体温明显升高，超过38℃。

（二）实验室检查

1. 血常规

血白细胞计数升高，且有核左移。

2. 血清C-反应蛋白测定

对可疑感染病例，可在亚临床期发现感染，有助于感染的早期诊断。

3. 病原体确定

（1）病原体培养和药敏感试验：伤口局部、阴道拭子、阴道分泌物、宫腔分泌物培养均有意义。如体温 > 38℃以上并伴有寒战者，应做血培养，阳性则是菌血症的佐证。

（2）分泌物涂片检查，对淋球菌或厌氧菌感染有一定的参考意义。

（3）病原体抗原抗体检测：可采用相应免疫试剂盒进行快速检测。

4. B超

可对产褥感染形成的炎性包块、脓肿做出诊断。

5. 彩超

可确定有无静脉血栓及血栓的部位、大小、弥漫性还是局限性，了解静脉血流是否通畅。

三、治疗纵观

应积极处理，切勿耽搁时机，否则病情加剧随时可致患者因中毒性休克、多脏器功能衰竭而死亡。

治疗原则是控制感染，辅以整体护理、清理感染灶、手术或中药等综合治疗。清除感染灶是治疗的关键，伤口和切口感染应及时给予清洗，热敷，消炎或切开引流等酌情处理，抗感染治疗非常重要。最好根据细菌培养和药敏试验选择细菌敏感的抗生素。

四、治疗措施

1. 一般治疗

产妇取半卧位，以利恶露排出和炎症局限于盆腔内。进食高蛋白、易消化的食物，多饮水，补充维生素，必要时补液。注意纠正酸中毒及电解质紊乱，贫血者应予补血。发热者以物理退热方法为主，高热者酌情给予 50 ~ 100 mg 双氯芬酸栓塞肛门退热。重症患者应少量多次输新鲜血或血浆、清蛋白，以提高机体免疫力。

2. 药物治疗

对发生产褥感染的患者，除应进行一般性的支持治疗外，抗生素的合理应用成为治疗产褥感染的关键。抗生素的合理选用与及时的病原学诊断有很大关系，为寻找病原菌需作病灶分泌物（主要是宫腔）细菌培养及药物敏感性试验。然而治疗往往需在得到细菌培养结果之前即开始，因此必须根据临床症状及临床经验选用抗生素。

鉴于产褥感染多为混合菌感染，因此应联合使用抗生素，一般以青霉素和氨基糖苷类抗生素合用作为首选，亦可选用氨苄西林或青霉素或头孢菌素Ⅱ加庆大霉素或卡那霉素，也可并用甲硝唑。如青霉素过敏可改用红霉素。以后视病情变化，细菌培养及敏感试验选用其他抗生素。青霉素对革兰阳性细菌和除脆弱类杆菌以外的厌氧菌有效；氨基糖苷类抗生素，如庆大霉素对大多数革兰阴性杆菌有效，但氨基糖苷类抗生素对少数孕妇在乳汁中有分泌，对新生儿听神经有影响，故需慎用；头孢菌素：第一代头孢菌素对革兰阳性菌如金黄色葡萄球菌、链球菌作用强，对肠球菌无效；对革兰阴性菌的作用较第二、三代弱；对肾脏有一定损害。第二代头孢菌素对革兰阴性菌作用优于第一代，不及第三代，对革兰阳性菌作用优于第一代，次于第三代；肾毒性较第一代弱。第三代头孢菌素对 β_2 内酰胺酶稳定，抗菌谱广而强，对肾基本无害，其抗菌谱广，长效，半衰期约 7 ~ 8 h，对革兰阴性及阳性菌均有抗菌作用，不易透过血—胎盘屏障，对母婴不良反应小。

肝功能不全者忌用四环素、红霉素、氯霉素。肾功能不全者忌用庆大霉素，四环素及头孢来星，但可使用红霉素及氯霉素。林可霉素虽对厌氧菌感染有效，但有可能引起假膜性肠炎。氯霉素对产褥感染疗效虽好，但偶可引起再生障碍性贫血，故除病情严重者外，使用较少。

使用抗生素的原则是：①剂量要足，时间要够，且以静脉给药为主，持续到临床治愈后 3 d 再停药，以彻底控制感染，勿使其迁延为慢性。②严重感染时应使用杀菌剂，常用二联。③注意对乳儿的影响：抗菌药物在乳汁中浓度高，且对乳儿有影响的药物有：磺胺类药、氯霉素、红霉素、四环素、甲氧苄啶（TMP）、异烟肼类，孕妇应用时，应暂停哺乳。④经足量抗生素治疗，体温仍持续不降者，应考虑有无盆腔脓肿，有无盆腔血栓性静脉炎，以及是否耐药等。必要时可结扎卵巢静脉。高热不退者，在应用抗生素的同时，可酌情加用氢化可的松或地塞米松，也可使用物理降温。

3. 手术治疗

子宫内膜炎、子宫肌炎注意清除宫腔残留物。外阴或腹壁切口感染者可采用物理治疗，如红外线或超短波局部照射，有脓肿者应切开引流。会阴伤口感染时也可局部湿热敷，如化脓应提前拆线，并扩创引流，也可用 1：5 000 高锰酸钾坐浴。盆腔脓肿突入阴道后穹隆者，可行后穹隆切开引流。盆腔脓肿出现于腹股沟韧带上方者，可经腹壁切开引流，附件脓肿须剖腹探查切除脓肿。当感染灶来自子宫而出现严重败血症或中毒性休克不能控制时，应考虑子宫切除，以清除感染灶。

4. 宫缩剂

可适当用子宫收缩剂，如益母草，催产素及麦角新碱等，以促进子宫收缩，并有利于感染性分泌物的排出。

5. 盆腔血栓性静脉炎

对深部的血栓性静脉炎，除用抗生素外，尚应采用抗凝物，以控制血栓进一步发展和防止新血栓形成：①肝素 1 mg/（kg·d）加入 5% 葡萄糖液 500 mL 中，静脉滴注，每 6 h 一次，连用 4 ~ 7 d。②尿激酶 40 万 U 加入 0.9% 氯化钠液或 5% 葡萄糖液 500 mL 中，静脉滴注 10 d，用药期间检测凝血功能。③同时可口服双香豆素、阿司匹林或双嘧达莫。若化脓性血栓不断扩散，可考虑结扎卵巢静脉、髂内静脉等，或切开病变静脉直接取栓。下肢血栓静脉炎应抬高患肢，局部热敷，待疼痛消失，体温正常后方可下床活动。

6. 中毒性休克

应大力抢救，除吸氧，给大剂量抗生素外，尚需补充血容量，使用低分子、右旋糖酐，羧甲淀粉及糖盐水等。同时纠正酸中毒及电解质平衡紊乱，应用血管舒张药及肾上腺皮质激素等。发生弥散性血管内凝血时应及早应用肝素及其他有关治疗。

7. 中药治疗

中药治疗则为清热解毒、凉血化瘀，可用五味消毒饮和失笑散加丹皮、赤芍、鱼腥草、益母草。

8. 预防

（1）加强孕期卫生宣教：临产前一个月避免性生活和盆浴，加强营养，纠正贫血，及时治疗外阴阴道炎、宫颈炎，避免胎膜早破。

（2）产程中：避免滞产、严格无菌操作、正确掌握手术指征，及时防治产道损伤及产后出血，必要时应用抗生素预防感染。

（3）产后：剖宫产者术后预防性给予抗生素，鼓励产妇早下床活动，不能离床活动者应在床上多活动下肢。

第二节　晚期产后出血

分娩 24 h 后，在产褥期内发生的子宫大量出血，称为晚期产后出血（late puerperal hemorrhage）。其发生率为 0.3% ~ 0.7%，以产后 1 ~ 2 周发病者居多，也有产后 6 ~ 8 周发病者，更有时间长达产后 6 个月者。子宫出血呈持续性或间歇性，也可表现为急骤大量出血，同时有凝血块排出，产妇常伴寒战、低热，失血过多导致重度贫血甚至发生失血性休克。晚期产后出血是产科重要的并发症之一，若处理不及时可危及产妇生命。

一、病因

1. 子宫复旧不全

（1）胎盘、胎膜残留：为最常见的原因，残留组织发生变性、机化，可形成胎盘息肉。坏死脱落、暴露基底部血管引起出血。

（2）蜕膜残留：蜕膜多在产后一周内脱落并随恶露排出，若大面积蜕膜长时间残留影响子宫复旧，继发子宫内膜炎，引起晚期产后出血。多见于双子宫、双角子宫等先天畸形的产妇。

（3）胎盘附着部位发生感染：影响修复，血栓脱落，血窦重新开放而出血，主要原因是胎盘过大、多胎妊娠、羊水过多、子宫内膜炎等。

2. 剖宫产后出血

随着剖宫产率的上升，尤其是近年来子宫下段横切口剖宫产的广泛开展，子宫切口感染、裂开也成为晚期产后出血的重要原因之一。

（1）解剖因素：子宫横切口靠近子宫血管分支（子宫动脉分支），术中常因下段横切口撕裂而行多次缝扎，造成切口愈合不良。同时因子宫右旋，故易损伤子宫右侧血管分支。子宫峡部的弓形动脉较体部短而小，分支少。下段横切口时，容易切断下行的子宫动脉分支，而此处血供相对较体部差，致使切口供血不足。

（2）切口位置不当：子宫颈部主要由结缔组织构成，肌纤维少，血管少，若产程较长，子宫下段明显扩张，变长、变薄，而切口过低，则会因此处愈合能力差，易缺血坏死。

（3）感染因素：术前多次阴道检查、肛查，或第二产程剖宫产易诱发切口感染，子宫下段横切口距阴道很近，产程延长、术中出血过多易导致切口感染。

（4）缝合技术：子宫切口撕裂、出血时切忌反复盲目缝扎止血，局部供血不足，而缝合过松易形成血肿亦使切口愈合不良。

3. 其他

产妇患重度贫血（Hb < 60 g/L）重度营养不良、子宫黏膜下肌瘤，产后滋养细胞疾病例如绒毛膜癌、超常胎盘部位反应，性病及 TORCH 感染因素。

二、诊断

1. 病史

常有第三产程或产后 2 h 内阴道流血量较多或曾怀疑有胎盘残留及剖宫产史，产后恶露不净，有臭味。

2. 临床表现

反复阴道出血或大出血，阴道流血时间、流血形式和流血量因病因而异。胎盘、蜕膜残留大量出血通常在产后 10 d 左右为多次反复阴道少量流血，也可突然阴道大量出血；子宫复旧不良多发生在产后 2 周左右，多为突然大量流血且持续不断；剖宫产子宫切口裂开所致阴道出血多发生于术后 2 ~ 3 周突然、大量出血，可在短时间内处于失血性休克。有感染时可出现下腹痛、体温升高，若出血时间长可出现贫血。

3. 妇科检查

发现子宫复旧不良，子宫大且软，宫口松弛，宫腔内有或无残留组织。若伴有感染，子宫有压痛。对有子宫下端剖宫产时，可用阴道内的手指轻触切口部位有无裂口协助确诊。

4. 辅助检查

（1）血常规检查：贫血，血白细胞总数及分类有助于感染的诊断。

（2）B 超检查：可以发现胎盘胎膜残留，在剖宫产患者可能有子宫切口愈合不良的情况。

（3）宫腔分泌物：涂片、培养及药敏，有助于确定病原微生物的种类及选用有效的抗生素。

（4）尿妊娠试验有助于诊断胎盘残留及除外绒毛膜癌。

（5）病理检查：宫腔刮出物镜下见到变性绒毛或混有新鲜绒毛。遇有晚期产后出血患者，排除常见出血原因后应想到超常胎盘部位反应，绒毛膜癌等少见疾病的可能，刮宫标本及时送检以明确诊断。

三、治疗

晚期产后出血治疗原则：抗感染、促进宫缩、刮宫、清创、瘢痕修补、髂内动脉结扎乃至子宫切除。

胎盘、蜕膜残留所致晚期产后出血的治疗，目前有两种基本观点：一是刮宫多能奏效，操作应轻柔，备血并做好开腹手术的准备，认为刮宫可达到止血和进行病理检查的双重目的，还能排除子宫绒毛膜癌。另一观点认为，刮宫通常刮不出明显的胎盘组织，且可使出血更加重。刮宫，与其是在减少出血，却更像损伤胎盘附着处而引起出血。目前育龄妇女引、流产手术增多，子宫内膜受损程度重，胎盘残留的发生率随之增加，因此产后应仔细检查胎盘、胎膜，如有残缺，应及时取出；在不能排除胎盘残留时，应探查宫腔。杜绝胎盘残留致晚期产后出血和不良状态下的清宫，关键是把握清宫的时机，对产后出血和疑有胎盘残留者在分娩后立即行清宫术；对阴道分娩疑有胎盘残留大量出血者，在排除产道损伤后，在抗感染、抗休克的同时行清宫术；对于出血不多者可先抗感染，止血及宫缩剂应用 3 ~ 5 d 后行清宫术，组织送病理检查；对胎盘胎膜粘连较紧疑有胎盘植入者，可先予 5-FU 治疗 5 d，使胎盘滋养叶细胞变性坏死脱落，然后再行清宫术，近年来国内外有用氨甲蝶呤（MTX）为抗代谢药二氢叶酸还原酶抑制剂，其化学结构与叶酸相似，可使 DNA 合成受阻，抑制肿瘤细胞增殖，也可抑制胚胎组织和胎盘绒毛的生长，使其死亡，故近几年用于异位妊娠的保守治疗。将其用于部分植入性胎盘残留，疗效满意；子宫复旧不良用宫缩剂及米索前列醇治疗，有感染者加强抗感染，并予中药生化汤服用。出院前可对患者 B 超检查，并给以复方生化合剂、勤哺乳等措施，可有效预防晚期产后出血。

剖宫产术后晚期产后出血，如考虑子宫复旧不全或合并感染，首次应用一种或多种缩宫素及抗生素等保守治疗。出血多者同时输液以维持血容量，并注意凝血功能障碍；如剖宫产组织残留行操作一定要慎之又慎，因剖宫产组织残留机会极罕见，且刮宫还可能造成原切口再损伤而致出血量增多或致子宫穿孔加重出血；如术中夹取组织困难，又有活动性出血，可能有胎膜粘连，此时要开腹在直视下从原切口进入清理宫腔；宫腔积血可行清宫术，应首先排除切口感染、裂开后方可施术，需在 B 超监测下，操作应轻柔不仅能清除宫腔内的残留胎盘，还能刺激子宫平滑肌引起收缩，减少出血量。术中注意勿伤子宫前壁切口，术后注意抗感染治疗。如患者少量反复出血，B 超检查排除宫腔内残留或子宫切口裂开，可在手术准备条件下行药物保守治疗，术后 22 d 以后仍淋漓出血者，同时给予己烯雌酚治疗。对于大量出血者，尤其是反复大量出血者，过去常需切除子宫。髂内动脉结扎术是一种安全可靠的妇产科大出血急救方法。在无法控制的严重盆腔出血时能迅速有效止血。但有研究发现结扎髂内动脉后，远端末梢动脉压最多下降 84%，平均动脉压下降 24%，血液减少 48%，不能有效的控制出血。由于髂内动脉远端宫腔结扎后并没有闭锁，血流可以通过其余交通支进入子宫动脉，故有再次发生出血的可能。近年来介入性放射医学快速发展，1979 年，Brown 首先报道髂内动脉栓塞治疗产后出血，选择性动脉造影栓塞术已取代髂内动脉结扎术。此方法有选择的栓塞出血动脉，完全闭锁整个动脉腔，从而有效的控制出血，在不开腹的情况下迅速而准确地做出诊断和实施治疗，为患者保留子宫又避免了二次开腹手术之痛。

四、治疗

1. 保守治疗

少量或中等量阴道出血，一般情况好者，可应用足量抗生素、缩宫素及支持疗法。

2. 诊断性刮宫术

疑有胎盘、胎膜、蜕膜残留或胎盘附着部位复旧不全者，在补液、备血情况下刮宫多能起效，术后继续给予抗生素、缩宫素。刮出物应送病理检查。

3. 剖宫产术后切口愈合不良的处理

（1）保守治疗：应用抗生素，纠正贫血，改善全身状况，部分裂开的伤口有可能再次愈合。

（2）手术：对疑有宫腔内容物者行清宫术。必须在 B 超监视下进行，操作手法轻巧，避免搔刮子宫切口，以防子宫穿孔。如裂开的切口周围组织血运好，可行扩创清除坏死组织，形成新鲜创面，用肠线重新缝合以及子宫动脉或髂内动脉结扎止血而保留子宫。有条件的医院行髂内动脉栓塞治疗。如无上述条件则抗感染，输血，纠正休克的同时果断行子宫切除术。

4. 若确诊为绒毛膜癌

进行化疗。

5. 超常胎盘部位反应

反复刮宫、加强宫缩、抗感染等保守治疗无效者可考虑切除子宫以去除出血灶、根治疾病。此外，应随访血 β-hCG、临床表现及影像学检查。

6. 若发生失血性休克

应立即抢救和积极纠正休克。

第三节 产褥中暑

一、概述

产褥中暑（puerperal heat stroke）指产褥期产妇在高温、高湿和通风不良的环境中体内余热不能及时散发，引起以中枢性体温调节功能障碍为特征的高热、水电解质平衡紊乱、循环衰竭与神经系统功能损害。产后皮肤汗腺排泄功能旺盛，产妇借此排出体内潴留的水分，因此有显著的利尿现象，出汗也特别多，可以经常见到产妇衣、被为汗水浸湿，以夜间睡眠和初醒时更明显，夜间尤甚。出汗也是一种散热方式，当环境温度超过35℃时，机体依靠大量汗液蒸发进行散热。在汗液、尿液、乳汁、恶露的排出过程中，大量水分、电解质等随之丢失，需及时补充。重度产褥中暑是孕产妇死亡的原因之一。在怀孕以及产后阶段孕产妇在生理上和心理上都有着较大的变化，有调查表明：400名孕妇在怀孕阶段所受的关注度要明显高于产后，焦虑，燥热等多见于年轻产妇，厌食，失眠则在年纪稍大产妇中比较常见。因此不应该忽视产后阶段对产妇的关心和合理照料。

随着全球气候变暖，高温气候持续时间延长，产褥中暑成为产科的常见病。产褥中暑是可以预防的，关键是做好卫生宣教、围生期保健工作，告诫产妇必须破除旧风俗习惯，居室要通风，衣着要适宜并及时补充钠盐。作为医护人员动态观察病情变化，积极采取相应的治疗与护理措施，有效地控制病情的发展，使受累器官避免进一步损伤，此外，还要预防和积极治疗产褥感染，让患者得到尽快的恢复。

二、诊断

1. 中暑前兆

口渴、多汗、四肢乏力、恶心、呕吐、头晕、眼花、胸闷心悸；体温轻、中度增高。若能及时将产妇移至通风处，减少衣着，补充盐水，可很快好转。

2. 轻度中暑

产妇体温增高达38.5℃以上，剧烈头痛，恶心，胸闷加重，脉搏、呼吸加快，无汗，尿少，全身可满布汗疹。此时如能得到适当治疗，多能恢复。

3. 重度中暑

体温达40℃以上，出现中枢神经系统症状，如嗜睡、谵妄、抽搐、昏迷等，可有呕吐、腹泻及多部位出血。体检发现：面色苍白、心率快、呼吸急促、血压下降、对光反射，神经生理性反射减弱或消失，脉搏细数，继而进入昏迷状态。持续谵语、惊厥，血压下降，面色苍白，瞳孔缩小，对光反射、膝反射减弱或消失是危急症候，如抢救不及时，可于数小时内因呼吸循环衰竭、脑水肿而死亡。夏天高温季节多见发病。夏季天气炎热，但是一些旧风俗习惯却要求产家紧闭门窗，产妇深居室内，包头盖被，穿长袖衣、长裤，紧扎袖口、裤脚。且滴盐不进，只进食一些红糖伴稀饭、干苋菜等。当夏季气温骤升，住房矮小，室温过高，湿度很大，产妇出汗散热又受到严重障碍时，将导致体温中枢调节失常，结合产妇居住环境不通风及衣着过多，出现上述典型临床表现多能诊断。应注意与产后子痫和产褥感染、败血症等相鉴别。产褥感染产妇可以发生产褥中暑，产褥中暑患者又可以并发产褥感染。

三、治疗

产褥期的体温多数在正常范围内，若产程延长致过度疲劳时，体温可以在产后最初24 h内略升高，一般不超过38℃。由于产褥期是指从胎盘娩出至产妇全身各器官除乳腺外恢复或接近正常未孕状态所需的一段时期，因此在这一时期，母体发生着一系列的变化，首先，心理上的，Noble RE 的文章指出流行病学调查显示女性（21.3%）产生情绪低落的百分比几乎是男性（12.7%）的两倍。MosesKolko EL, Roth EK 的研究更加明确地指出产后抑郁的发生率在10%～15%，产前抑郁的患病率在城市里的贫穷人群中占到26%，同时指出，母亲的情绪低落直接影响着胚胎及婴儿的发育生长。因此产褥期对产妇的合理健康照料是十分重要的。Ward KA, Adams JE. Mughal MZ 的研究指出了不同阶段骨骼系统的变化。产褥中暑大都系人们受旧风俗习惯影响，缺乏卫生知识，误认为产妇怕风，所以让产妇穿很多衣服，门窗关严，使产妇生活在高温、高湿的不良环境中。出汗也是一种散热方式，气温超过皮肤温度（32 ~ 34℃）时，人体散热功能受到影响，使传导、辐射停止而靠蒸发，机体依靠大量汗液蒸发进行散热。在汗液、尿液、乳汁、恶露的排出过程中，大量水分、电解质等随之丢失，需及时补充。但是旧风俗习惯怕产妇受风而要求关闭门窗，产妇深居室内，包头盖被，穿长袖衣、长裤、紧扎袖口、裤脚，使居室和身体小环境处在高温，高湿状态，严重影响产妇出汗散热，导致体温调节中枢功能衰竭而出现高热，意识丧失和呼吸循环功能衰竭。当人体处于超过散热机制能力的极度热负荷时，这样超量热积于体内引起调节及水、钠代谢障碍，从而导致前述诸症状。Haas JS, Jackson RA, nlentes-Afflick E, Stewart AL 等人对妇女从怀孕到产后的健康情况做了一项调查，显示：妇女的健康状况在怀孕到产后有着实质性的变化，比如说，身体功能的下降，怀孕前身体功能较好，孕期有所下降，产后则又有所提高。这对给予孕产妇合理健康的照料有很好的指导意义。DaviesGAL 及 Wolfe LA 等通过大量的文献分析指出在怀孕期间和产后应进行符合生理变化需要的适当锻炼（加拿大妇产科协会的临床实践的指导方针）。而不应该受旧风俗习惯的影响关门闭户，深居室内。

产褥中暑的治疗原则是立即改变高温和不通气环境，迅速降温，纠正水、电解质与酸碱紊乱，积极防治休克，补充水分及氯化钠。同时采用物理降温。首先将患者移置凉爽通风的地方，全身用冰水或乙醇擦浴，在头、颈、腋下、腹股沟、腋窝部浅表大血管分布区放置冰袋，并用力按摩四肢，促进肢体血液循环，以防止周围血液循环的淤滞，已发生循环衰竭者慎用物理降温，以避免血管收缩加重循环衰竭。在采用物理降温的同时，应用药物降温，以氯丙嗪为最常用。其主要作用是抑制体温调节中枢，扩张血管，加速散热，松弛肌肉，减少震颤，降低器官的代谢和氧消耗量，防止身体产热过多。重视纠正脑水肿，可用 20% 甘露醇或 25% 山梨醇 250 mL 快速静滴。采用药物降温，当血压下降时，停用氯丙嗪改用地塞米松。药物降温的用法是将氯丙嗪 25 ~ 50 mg 溶于生理盐水 500 mL 中静脉滴注，在 1 ~ 2 h 内滴完。如情况紧急，可用氯丙嗪 25 mg 或异丙嗪 25 mg 溶于 5% 葡萄糖溶液生理盐水 100 ~ 200 mL 中静脉滴注，在 10 ~ 20 min 内注完。若在 2 h 内体温并无下降趋势，可重复给药。降温过程中应加强护理，注意体温、血压、心脏情况，待肛温降至 38℃ 左右时，应即刻停止降温。在降温的同时，应积极纠正水、电解质紊乱，24 h 补液量控制在 2 000 ~ 3 000 mL，并注意补充钾、钠盐。加强护理注意体温、血压、心脏及肾脏情况。对抽搐患者可用地西泮、硫酸镁等抗惊厥、解痉，也可用地西泮 10 mg 肌肉注射，同时用抗生素预防感染。出现心、脑、肾并发症时，应积极对症处理。呼吸衰竭用尼可刹米、洛贝林对症治疗。心力衰竭可给予洋地黄类制剂，如毛花苷 C 0.2 ~ 0.4 mg 缓慢静注，必要时 4 ~ 6 h 重复。

产褥中暑的关键在预防，做好卫生宣教，能识别产褥中暑的先兆症状。破除旧风俗习惯，居室保持通风，避免室温过高，产妇衣着应宽大透气，有利于散热，以舒适为度。

四、治疗

原则是迅速改变高温、高湿和通风不良的环境，降低患者的体温，及时纠正脱水、电解质紊乱及酸中毒，积极防治休克。

1. 降温

（1）环境降温：将患者移置凉爽通风的地方，脱去产妇过多衣着，室内温度宜降至 25℃。

（2）物理降温：全身用冰水或酒精擦浴，在头、颈、腋下、腹股沟、腋窝部浅表大血管分布区放置冰袋，并用力按摩四肢，促进肢体血液循环，加速散热，若产妇神志清楚，应鼓励产妇喝冷开水或冰水。

（3）药物降温：用氯丙嗪 25 ~ 50 mg 加入生理盐水 500 mL，静脉滴注，1 ~ 2 h 内滴完，1 ~ 6 h 可重复 1 次，高热昏迷抽搐危重患者或物理降温后体温复升者可用冬眠疗法，常用冬眠 1 号（哌替啶 100 mg，异丙嗪 50 mg，氯丙嗪 50 mg）。每 30 min 测体温 1 次，用退热药物后密切观察患者出汗情况，及时更换衣服、被褥，并温水擦浴保持皮肤清洁。使用药物降温时需监测血压、心率、呼吸等生命征，注意体温、血压、心脏及肾脏情况，降温过程中应加强护理。如血压过低，不能用氯丙嗪，可用氢化可的松 100 ~ 200 mg 加入 5% 葡萄糖氯化钠注射液 500 mL 静脉滴注，同时可用解热镇痛药物。一旦肛温降至 38℃ 左右时，应停止降温。

2. 保持呼吸道通畅

给予氧气吸入，密切观察患者的呼吸频率、深浅、血氧饱和度（SPO$_2$）和血气分析值以判断呼吸窘迫的程度。SPO$_2$ < 90%、血氧分压 PaO$_2$ < 60 mmHg 应予以机械通气。若通过氧疗、吸痰等措施，SPO$_2$ 保持在 94% 以上者，可不给予机械通气治疗。

3. 周围循环衰竭者

应补液，维持水、电解质及酸碱平衡。纠正水、电解质紊乱 1 h 补液量控制在 2 000 ~ 3 000 mL 并注意补充钾、钠盐，输液速度宜缓慢，16 滴 /min，以免引起肺水肿。用 5% 碳酸氢钠纠正酸中毒。

4. 脑水肿

可用 20% 甘露醇或 25% 山梨醇快速静脉滴注。

5. 抽搐患者

应于患者口腔内置牙垫于上下齿之间防止舌咬伤，适当约束患者四肢，加床档以防坠床。同时可用地西泮 10 mg 肌肉注射或用 10% 水合氯醛 10 ~ 20 mL 保留灌肠，以此来抗惊厥、解痉。

6. 重度患者

重度患者有时合并口鼻出血、呕血，应立即经口气管插管，防止呕吐物吸入引起窒息，必要时准备呼吸机治疗，每 2 h 向气管内滴入 1 次生理盐水与糜蛋白酶等组成的气滴液 5 mL，并翻身拍背、吸痰。

7. 给予抗生素预防感染

观察患者子宫下降情况，恶露的量、色、味，会阴切口或腹部切口愈合情况。用 1 : 1 000 呋喃西林液进行会阴擦洗，2 次 /d，保持局部清洁，预防会阴切口感染和逆行感染，剖宫产患者注意及时换药、促进伤口愈合。患者意识尚未完全清醒前应留置导尿管，记录 24 h 出入量，应用生理盐水 200 mL 膀胱冲洗必要时加抗生素，2 次 /d，防止尿液中的血凝块阻塞导尿管和预防尿路感染。

第四节　产后尿潴留

一、概述

产后尿潴留（postpartum urinary retention）即产后不能自行排尿，导致尿潴留称为产后尿潴留。2003 年，GlaVindK 及 Bjork J 在一项临床研究中调查显示：需要通过器械助产分娩，括约肌断裂以及会阴严重撕裂伤在尿潴留观察组的发生率要明显增加。在一项国外临床研究中调查显示：通过器械助产分娩，括约肌断裂以及会阴严重撕裂伤在尿潴留观察组的发生率要明显高于对照组。并指出产后尿潴留的发生率大概为 0.7%。多数产妇于分娩后 4 ~ 6 h 内可以自行排尿，但有些产妇产后长时间（> 8 h）膀胱充盈，而不能自行排尿，若产后 6 ~ 8 h 排尿困难，尿液点滴而下或完全闭塞不通，伴有小腹胀急疼痛，或产后多日小便不能排尽，膀胱内残留尿超过 100 mL，这种现象称之为产后尿潴留。多见于初产妇，特别是手术产及行会阴切开者占多数。产后尿潴留是产科的常见并发症，大多发生在第二产程滞产时。由于胎先露，胎头对膀胱及骨盆底长时间的压迫，产程过长，造成暂时性神经支配障碍，特别是引起了膀胱三角区组织水肿，以及会阴部侧切口的疼痛反射性的盆底肌肉痉挛，或因产后腹肌松弛排尿无力，或精神因素、惧怕疼痛、不习惯卧床排尿等所引起。孕期体内潴留多量水分，需在产褥早期主要经肾脏排出，故产后最初 5 d 尿量明显增多。但在分娩过程中，膀胱受压、黏膜水肿充血、肌张力降低使正常排尿反射异常、再加上会阴伤口疼痛、不习惯于卧位排尿等原因，容易发生尿潴留。

如尿液完全潴留膀胱，称为完全性尿潴留；如排尿后仍有残余尿液，称为不完全性尿潴留。急性发作者称为急性尿潴留；缓慢发生者为慢性尿潴留。

二、诊断

1. 病史

应询问是否有难产、手术产（如会阴侧切、胎头吸引术）史。

2. 临床表现

一般产后经过 4 ~ 6 h，或剖宫产保留尿管，除去后 4 ~ 6 h 难以自行排尿，小便不通或点滴而下，或见有血尿，可伴有小腹胀急疼痛，或尿意频频。小腹部可扪及高度充盈的膀胱，行导尿术可有小便排出，尿常规一般无异常。急性尿潴留者，下腹部膨隆，触扪膀胱区产妇有尿意、压痛，叩诊呈浊音；慢性尿潴留者，部分患者膀胱极度扩张，充满盆腔甚至达脐上，腹部压痛不明显。

3. 辅助检查

（1）实验室检查：急性尿潴留者，尿常规正常；慢性尿潴留者，常尿液浓缩，尿比重增加，尿液中可有红、白细胞和少量的蛋白质。应与产后尿道感染相鉴别（表 11-1）。

表 11-1　产后尿潴留与产后尿道感染的鉴别

病名	病史	症状	实验室检查
产后尿潴留	有滞产及手术产史	小便困难，点滴而下或无尿，伴有小腹胀急，下腹部膨隆，叩诊呈实音	急性尿潴留，尿常规正常；慢性尿潴留，尿液浓缩，尿比重增加
产后尿道感染	无滞产、无手术产史，有尿道感染史	尿频、尿急、尿液淋漓，伴有排尿痛、发热或腰痛，尿总量正常或超正常	尿常规有较多的红、白细胞

（2）B 超检查：小便后，膀胱内残余尿高于 100 mL 即可诊断为尿潴留。应与产后小便生产障碍相鉴别（表 11-2）。

表 11-2　产后尿潴留与产后小便生产障碍的鉴别

病名	病史	症状	实验室检查
产后尿潴留	滞产、手术产史	无尿或点滴而下，伴有下腹急痛，下腹部膨隆，有压痛	B 超有尿液高于 100 mL
产后小便生产障碍	无滞产、手术产史	无尿，但腹软，无胀急疼痛感	B 超无尿液，或有心肾衰竭指征

三、治疗纵观

尿潴留是孕妇在产后阶段常见且让产妇十分痛苦的并发症，在孕期的妇女，因其膀胱发生生理的改变，而更加易于使其在分娩后几小时至数天内发生尿潴留的症状。Saultz JW 等对产后尿潴留的发生率和发病特征进行研究调查和分析得出：产后尿潴留的发生率为 1.7% ~ 17.9%，与产后尿潴留发生的相关因素包括：①初次经阴道分娩（first vaginal delivery）。②硬膜外镇痛（epidural anesthesia）。③剖宫术（cesarean section）。最初的治疗多采用支持疗法来促进增强自主排尿的可能性，如心理疏导，早期下床活动，给其相对私人安静的环境，温水冲洗外阴等，如果都没有明显作用，则可给予其留置导尿管，当膀胱充盈超过 700 mL 时，由于此时很有可能反复留置导尿管或延长放置时间，因此可以预防性地使用抗生素来防止感染。

尿潴留原因分两类：①尿道梗阻：尿潴留可由于尿道炎症水肿或结石、尿道狭窄、尿道外伤、前列腺肥大或肿瘤、急性前列腺炎或脓肿、膀胱肿瘤等阻塞尿道而引起。②神经因素：各种原因所致的中枢神经疾患以及糖尿病等所致自主神经损害都可引起尿潴留。

尿潴留可继发其他疾病，主要在于如下：①继发尿路感染：因尿潴留有利于细菌繁殖，容易并发尿路感染，感染后难以治愈，且易复发，加速肾功能恶化，例如，男性前列腺肥大和女性尿道狭窄患者，常出现部分尿潴留，但其无自觉排尿障碍，对这类患者需及早诊治，清除残留尿，有效控制尿路感染，保护肾功能。②继发反流性肾病：因尿潴留使膀胱内压升高，尿液沿输尿管反流，造成肾盂积液，继之肾实质受压、缺血，甚至坏死，最后导致慢性肾衰竭。

产后尿潴留是产科的常见并发症，大多发生在第二产程滞产时，多因第二产程延长，胎先露，长时间持续压迫膀胱，使膀胱底部充血水肿，膀胱肌麻痹，尿道水肿，尿道口闭塞。产后盆腔内压力突然下降，引起盆腔内瘀血；产后腹壁松弛，盆腔空间增大，膀胱的容量也增大，膀胱对内压增高不敏感，当尿液过多时，膀胱的张力更下降，感觉性也更低，尿潴留时没有尿意，加上产程过长引起体力的大量消耗，而导致排尿困难；产前或产程中应用大剂量的解痉镇静药，如妊娠期高血压疾病应用硫酸镁，莨菪类等药物降低膀胱的张力而致尿潴留；或因会阴切口疼痛，或精神紧张不敢努力自行排尿，反射引起盆底肌肉痉挛。产前膀胱过度充盈，未注意护理，使膀胱紧张度及感受性降低，甚至神经麻痹，或由产科麻醉所引起。妊娠期为适应妊娠的需要，肾集合系统、输尿管均有生理性扩张。生产后体内潴留的大量水分均在产后数天经肾脏排出，故尿量明显增加。急性尿潴留，因膀胱极度扩张，如处理不及时，脊髓及排尿中枢失调，膀胱肌失去正常收缩功能。慢性尿潴留时，除排尿中枢失调外，因膀胱肌肉为克服尿道阻力，持续收缩，久之膀胱壁肌纤维增生变厚，残余尿增多，可引起膀胱输尿管反流和肾盂积水，导致肾功能损害。

由于产时及产后会应用大剂量的解痉镇痛药，那么由此而引起的是否由于这些镇痛药物的使用而增加了产后尿潴留的发生率的争论也引起了众多学者的关注。2002 年 Liang CC，Tsay PT 等人进行的一项调查研究：搜集了 110 名为减轻分娩时疼痛而使用硬膜外镇痛泵的经阴道分娩的初产孕妇作为一组；100 名相同情况下未使用硬膜外镇痛泵的初产妇作为对照组，发现：使用了镇痛泵的一组，特别是膀胱充盈超过 500 mL 的，与对照组比较都有明显的产程延长，高百分比的机械助产，以及广泛的阴道或会阴部的撕裂伤。只有极少的产妇在产后 6 个月依然有排尿问题。2006 年，Evron S 等比较产妇分娩时使用罗哌卡因和芬太尼混合罗哌卡因患者自控硬膜外镇痛（PCEA）对产后尿潴留的影响，采用随机双盲法，将 198 例要求用硬膜外自控镇痛泵的产妇分为罗哌卡因组（R 组 n = 100）和芬太尼混合罗哌卡因组（RF 组 7，n = 98），分别用 0.2％罗哌卡因和 0.2％罗哌卡因加上 2 μg/mL 芬太尼，临床上每小时估算一下膀胱的充盈程度，用 B 超来监测残尿量，结果显示：加了芬太尼的一组并没有增加产后尿潴留的风险并可提供良好的镇痛效果。Beilin 指出硬膜外腔分娩镇痛存在三方面争议问题：①剖宫产率是否会增加，少数人认为可能增加，但多数人认为与其他分娩镇痛方法并无差别。②母乳喂养困难问题，多数人认为分娩镇痛好，产妇心情也好，母亲与新生儿接触提前，这样有助于顺利哺乳成功。③是否会引起并发症，有人报告产妇体温上升 0.07℃/h，多数人认为体温的变化微小，无显著性差异。

由于尿潴留不仅可以导致尿路感染，膀胱麻痹，体内代谢废物积聚，也影响产后子宫的恢复，致阴道出血量增多，易导致产后泌尿道感染，它增加了产妇的痛苦，故应及时处理。Zaki MM 等曾报道，在产后尿潴留的诊断标准上并没有统一意见，但在分娩期和产后对膀胱的护理很重要，要密切观察并及时给予处理。其治疗原则为：为防止尿潴留发生，应鼓励产妇尽早自解小便。产后 3～4 h 即应让产妇排尿。若排尿困难，应解除怕排尿引起疼痛的顾虑，鼓励产妇坐起排尿，用热水熏洗外阴，用温开水冲洗尿道口周围，或按摩膀胱，诱导排尿。下腹置热水袋，针灸以及肌肉注射新斯的明均可起到促使排尿的作用。若使用上述方法均无效时应予导尿，必要时留置导尿管 1～2 d，因导尿法可能造成尿路感染，因此一般不要轻易导尿，如膀胱充盈超过 700 mL 时可用此法，并留置导尿管，24 h 后多能自行排尿。注意产褥期会阴伤口处理，避免伤口水肿、感染而刺激尿道。饮食宜清淡且富于营养，忌食生冷寒凉及辛辣香燥之品，产后短时间内多饮汤水，从而引起尿意。

四、治疗

1. 心理疏导

解除产妇的紧张心理，让产妇树立信心，用温水冲洗外阴，按摩腹部膀胱膨隆部，以推压手法环形按摩 5 min 左右，此方法简便易行，无不适感，同时还可促进子宫收缩，减少产后出血，可让产妇听到流水声刺激其尿意而促进排尿；让产妇精神放松，采取自己习惯的排尿体位；产后要尽早鼓励产妇多饮水，及时下床解小便。

2. 热敷疗法

用消毒的湿热巾敷于肿胀的尿道口及下腹部，促使尽快消肿，按摩膀胱，诱导排尿。或将热水倒入便盆内，令产妇坐其上，利用湿热蒸汽的熏蒸可使尿道口痉挛缓解而排尿，也可给予肛门注入开塞露后刺激排大便，借腹肌力量促进膀胱排尿。

3. 红外灯或周林频谱仪照射排尿法

用红外线或周林频谱仪在产生尿潴留的膀胱区照射 15 ~ 20 min，效果良好，电磁波本身具有解除平滑肌痉挛的作用，并能促进神经传导的功能恢复，红外线的主要生物学效应是热，热能进入人体组织后亦具有松弛平滑肌的作用，两者均可解除膀胱括约肌的痉挛，促进尿液排出，其优点是操作简便，患者无任何痛苦。

4. 低压灌肠法

肛门括约肌与膀胱括约肌有协同作用，当排出灌肠液同时，尿液也随之排出。

5. 开塞露纳肛法

柯国琼等利用排便促使排尿的神经反射原理，采用开塞露纳肛，促使逼尿肌收缩，内括约肌松弛而导致排尿。

6. 药物治疗

（1）卡巴胆碱 0.25 mg 肌注，促使膀胱平滑肌收缩而排尿。必要时给予抗生素以防尿路感染。

（2）溴新斯的明（neostigmine）：有抗胆碱酯酶的作用而起到刺激胆碱能神经的兴奋作用，对膀胱过度充盈而麻痹者有效。口服片剂 1 次 15 mg，针剂为 0.5 mg/mL 或 1 mg/2 mL，肌肉注射，或双侧足三里穴位封闭，促使排尿，或加兰他敏 2.5mg 肌肉注射促进排尿。

（3）安贝氯铵（ambenonium）又称美斯的明，作用也是抗胆碱酯酶，类似新斯的明，为片剂，每次服 5 ~ 25 mg，每日 3 次。

7. 导尿法

在诱导排尿无效时，临床上常采用无菌导尿术留置导尿管导尿，应在严格无菌操作下放置导尿管，排空膀胱并保留尿管开放 24 h，使膀胱充分休息，然后每 2 ~ 4 h 开放尿管 1 次，以锻炼膀胱肌肉的收缩功能，1 ~ 2 d 后撤除尿管多能自行恢复排尿功能。然而有报道在对 120 例尿路医院感染的发生及其相关因素进行调查时，发现导尿所致的尿路感染是最直接、最严重的相关因素。近几年来，Foley 管由于其易固定、便于清洁而在临床上广泛应用，但由此引发的问题如拔尿管困难致尿道损伤往往在解除尿潴留的同时，又额外地增加了患者的痛苦和经济负担，如果反复插导尿管，应给予抗生素治疗，防止感染。

微信扫码
◆ 临床科研
◆ 医学前沿
◆ 临床资讯
◆ 临床笔记

第十二章　妇产科常见疾病的护理

女性内分泌疾病是女性常见的疾病，主要是由于下丘脑－垂体－卵巢内分泌轴异常所引起。临床常见的有性早熟、经前期综合征、功能性子宫出血、痛经、多囊卵巢综合征、高催乳激素血症以及绝经期综合征。临床主要表现为月经周期或经期长短、出血量的异常或某些其他异常的症状。

第一节　功能失调性子宫出血

功能失调性子宫出血（DUB）简称功血，是由于下丘脑－垂体－卵巢轴功能失调而并非器质性病变引起的异常子宫出血。按发病机理可分为无排卵性功血和排卵性功血两大类。前者占 70% ~ 80%，多见于青春期及绝经过渡期妇女。后者占 20% ~ 30%，多见于育龄妇女。

一、病因与发病机理

（一）无排卵性功能失调性子宫出血

无排卵性功能失调性子宫出血是由于机体受到内部和外部各种异常因素，诸如精神过度紧张、情绪变化、环境气候改变、营养不良、贫血、代谢紊乱、甲状腺功能、肾上腺功能变异等疾病影响时，通过中枢神经系统引起下丘脑－垂体－卵巢轴功能调节异常，从而导致月经失调。无排卵性功血主要包括青春期功血和绝经过渡期功血，育龄期少见。其发病机理各不相同。

1. 青春期

功血青春期无排卵功血的主要原因是下丘脑－垂体－对雌激素的正反馈反应异常。同时青春期功血患者下丘脑－垂体－卵巢轴尚未成熟，未能建立稳定的周期性调控机理，如果此时受到机体内部和外界等诸多因素的应激刺激或肥胖等遗传因素的影响，就可能引起功血。

2. 绝经过渡期功血

绝经过渡期无排卵功血的主要原因是，卵巢功能逐渐减退，卵泡逐渐耗尽，剩余卵泡对垂体促性腺激素的反应性减低，雌激素分泌量波动，不能形成排卵前高峰，排卵停止。

3. 育龄期功血

可因某种内外环境刺激，如劳累、应激、流产、手术或疾病等引起短暂阶段的无排卵功血。亦可因肥胖、多囊卵巢综合征、高催乳素血症等长期存在的因素引起持续无排卵性功血。

4. 其他因素

无排卵性功血还与子宫内膜出血的自限性机理缺陷有关，如子宫内膜组织脆性增加、子宫内膜脱落不全、血管结构与功能异常、凝血与纤溶异常、血管舒缩因子异常等。

（二）排卵性功能失调性子宫出血

排卵型功能失调性子宫出血较无排卵性功能失调性子宫出血少见，多发生于生育期妇女，患者有排卵，但黄体功能异常。常见两种类型。

1. 黄体功能不足（LPD）

黄体功能健全发育的前提是足够水平的促卵泡激素（FSH）和黄体生成素（LH），LH/FSH 比值以及卵巢对 LH 的良好反应，而黄体功能不全的因素主要有卵泡发育不良，LH 排卵高峰分泌不足，LH 排卵峰后低脉冲缺陷。

2. 子宫内膜不规则脱落

子宫内膜不规则脱落又称黄体萎缩不良，是由于下丘脑 - 垂体 - 卵巢轴调节功能紊乱或溶黄体机理异常引起黄体萎缩不全，内膜持续受孕激素影响，使子宫内膜不能如期完全脱落。

二、临床表现

1. 无排卵性功能失调性子宫出血

临床上最主要的症状是子宫不规则出血。出血间隔长短不一，短者几日，长者数月，常误诊为闭经；出血量多少不一，出血量少者只是点滴出血，多者大量出血，不能自止，导致贫血或休克。出血期间一般无腹痛或其他不适。体征：贫血貌，盆腔检查子宫大小正常。

2. 排卵性功能失调性子宫出血

（1）黄体功能不足者表现为月经周期缩短，月经频发。有时月经周期虽在正常范围内，但是卵泡期延长，黄体期缩短，故不孕或早孕期流产发生率高。

（2）子宫内膜不规则脱落者，表现为月经周期正常，但经期延长，多达 9 ~ 10 d，且出血量多，后几日常常表现为少量淋漓不断出血。

三、实验室检查

1. 诊断性刮宫

诊断性刮宫简称诊刮，其一方面能刮取内膜组织送病理检查，以明确诊断；另一方面将内膜全部刮净后达到止血的目的，有治疗的作用。为了确定排卵或黄体功能，应在经前期或月经来潮 6 h 内刮宫；若怀疑子宫内膜脱落不全，则应在月经来潮第 5 ~ 6 d 刮宫；不规则出血者可随时刮宫。

2. 基础体温测定

基础体温测定是观察排卵的最简易的方法。基础体温呈单项型，提示无排卵。基础体温呈双相型，排卵后体温上升缓慢且幅度低，升高时间短，提示黄体功能不全。基础体温呈双相型，但下降缓慢，提示子宫内膜不规则脱落。

3. 超声检查可了解子宫大小、形态，宫腔内有无赘生物，子宫内膜厚度等。

4. 阴道脱落细胞涂片检查

月经前见底层细胞增生，表层细胞出现角化，整个上皮的厚度增加，提示无排卵性功血。如见到脱落的阴道上皮细胞为中层或角化前细胞，但缺乏典型的细胞堆集和皱褶，提示黄体功能不足。

5. 激素测定

可通过血、尿标本测定体内的性激素和神经内分泌激素，了解下丘脑 - 垂体 - 卵巢轴的功能。

6. 宫腔镜检查

宫腔镜下可见到子宫内膜情况，在直视下选择病变区域进行活检，比盲目地刮取内膜的诊断方法价值更高。

7. 宫颈黏液结晶检查

经前检查出现羊齿植物叶状结晶提示无排卵。

四、治疗要点

（一）无排卵性功能失调性子宫出血

1. 一般治疗

轻度贫血者补充铁剂、维生素 C 和蛋白质，严重贫血者需输血。出血时间长者给予抗生素预防感染。同时加强营养，避免过度劳累和剧烈活动。

2. 药物治疗

青春期及生育期无排卵性功血以止血、调整周期、促排卵为主；绝经过渡期功血以止血、调整周期、减少经量、防止子宫内膜病变为治疗原则。

3. 手术治疗

（1）刮宫术：适用于急性大出血或存在子宫内膜癌高危因素的功血患者。

（2）子宫内膜切除术：适用于经量多的绝经过渡期功血和经激素治疗无效且无生育要求的生育期功血或对实施子宫切除术有禁忌证的患者。

（3）子宫切除术：适用于药物治疗效果不佳，年龄40岁以上，病理诊断为子宫内膜复杂性增生甚至伴有不典型增生者，由患者和家属知情选择。

（二）排卵性功能失调性子宫出血

1. 黄体功能不足

治疗原则为促进卵泡发育，刺激黄体功能及黄体功能替代。分别应用CC、hCG和黄体酮。CC可促进卵泡发育，诱发排卵，促使正常黄体形成。hCG以促进及支持黄体功能。黄体酮补充黄体分泌黄体酮的不足，用药后使月经周期正常，出血量减少。

2. 子宫内膜不规则脱落

子宫内膜不规则脱落治疗原则为调节下丘脑－垂体－卵巢轴的反馈功能，使黄体及时萎缩，常用药物有孕激素和hCG。孕激素作用是调节下丘脑－垂体－卵巢轴的反馈功能，使黄体及时萎缩，内膜及时完整脱落。hCG有促进黄体功能的作用。

五、护理措施

（一）基础护理

1. 一般资料评估：询问病史、了解年龄、月经史、婚育史、避孕措施、精神创伤史等。

2. 身体评估：了解功血患者的临床表现。

3. 心理社会评估：评估患者的心理顾虑、焦虑程度等。

4. 心理护理：患者因月经过多或合并经期延长，导致头晕、心慌、全身无力等一系列重度贫血的症状，甚至出现失血性休克，影响患者正常生活，使之出现恐惧不安的心理状态，从而影响了患者的工作、学习和正常生长发育。护士可通过心理支持，帮助其消除恐惧心理，树立战胜疾病的信心，使其能较好地配合治疗。

（二）疾病护理

1. 疾病护理

（1）维持正常血容量：观察记录生命体征，出血量，遵医嘱执行治疗方案（配血，输血，止血），注意输血反应。

（2）补充营养，注意休息：纠正贫血，补充铁剂、维生素C、蛋白质等。

2. 专科护理

指导患者严格遵医嘱使用性激素。治疗一般分止血、调整周期、诱发排卵3个阶段。由于应用性激素治疗时，要求严格、疗程较长，服药时间要准确，因此护士要做好药物指导，督促患者按时按量，不停服、漏服，按规定减量。维持量服用时间，按停药后发生撤退性出血的时间，与患者上一次行经时间相应考虑，注意服药期间的不良反应，治疗期间出现阴道出血要及时就诊。

3. 预防感染

监测感染征象，观察体温，脉搏，腹痛及血常规结果等，及时发现并报告医师处理。做好会阴护理，合理使用抗生素。

4. 讲解疾病相关知识

使患者及家属了解疾病知识，积极配合治疗。

5. 观察阴道情况

出血量，出血持续时间、颜色，腰痛的部位、性质。保留会阴垫以备检查。重度贫血患者或出血增多者，遵医嘱及时测量出血量，监护生命体征变化，观察全身情况的变化，有异常情况及时处理。

6. 健康教育

（1）术前后指导：急性大出血的患者可行刮宫术，术前对患者讲解手术的安全性与必要性，以提高患者对手术的认知。术后嘱患者卧床休息，观察阴道出血，记录患者的生命体征。

（2）饮食指导：给予健康补血的食物，高蛋白、高维生素、高热量及含矿物质铁和钙的饮食，如奶制品、蛋、禽类、动物肝脏、菠菜、豆类食物等，以纠正贫血，改善体质。

（3）个人卫生指导：注意经期卫生，防止上行感染，指导患者勤换内裤及月经垫，每日用温水冲洗外阴部，严禁坐浴，保持外阴清洁，防止感染。

（4）活动指导：保证患者充分休息，体位变换时注意防止发生体位低血压；出血较多的患者要绝对卧床休息，以减少盆腔充血。

（5）出院指导：指导患者出院后遵医嘱服药，注意个人卫生，并告之复诊时间。

第二节　闭经

闭经是妇科疾病中的常见症状，并非一种独立疾病，根据月经是否来潮，将闭经分为原发性和继发性两类。年龄超过 16 岁（有地域性差异），第二性征已发育，或年龄超过 14 岁，第二性征尚未发育，且无月经来潮者称为原发性闭经，约占 5%；以往曾建立正常月经，但以后因某种病理性原因而月经停止 6 个月以上者，或按自身原来月经周期计算停经 3 个周期以上者称为继发性闭经，占 95%。根据闭经发生的原因分为生理性闭经和病理性闭经两类，病理性闭经按病变部位可分为 4 种：①中枢神经—下丘脑性闭经。②卵巢性闭经。③垂体性闭经。④子宫性闭经。按促性腺激素水平又可分为高促性腺激素闭经和低促性腺激素闭经；按闭经严重程度，可将闭经分为 Ⅰ 度闭经和 Ⅱ 度闭经。闭经的病因复杂，影响身心健康，应确定病变部位和疾病种类，对因治疗。青春期前、妊娠期、哺乳期及绝经后的月经不来潮均属生理性闭经，不属本节范畴。

一、病因及发病机理

原发性闭经较少见，往往由于遗传学原因或先天性发育缺陷引起，如米勒管发育不全综合征、雄激素不敏感综合征、对抗性卵巢综合征、低促性腺激素性腺功能减退和高促性腺激素性腺功能减退。继发性闭经发生率明显高于原发性闭经，经常是由继发的器官功能障碍或肿瘤引起，本节按照下丘脑－垂体－卵巢－子宫轴解剖部位介绍闭经的相关病。

（一）下丘脑性闭经

下丘脑性闭经是最常见的一类闭经，其病因最复杂。包括精神应激性、体重下降、神经性厌食、过度运动、药物等引起的下丘脑分泌垂体促性腺素释放激素（GnRH）功能失调或抑制；另外，还有先天性疾病或脑发育畸形及肿瘤引起的下丘脑 GnRH 分泌缺陷。

1. 精神应激性

精神打击、环境改变、过度劳累、情感变化等强烈的精神因素可引发机体应激反应，使促肾上腺皮质激素释放激素（CRH）和可的松的分泌增加，扰乱内分泌的调节功能而发生闭经。闭经多为一时性，通常很快自行恢复，也有持续时间较长者。

2. 下丘脑多巴胺分泌下降

引起垂体催乳素病理性分泌增加，对生殖轴产生抑制。

3. 神经性厌食

神经性厌食是一种精神神经内分泌紊乱性疾病。病因尚不清楚，起病于强烈惧怕肥胖而有意节制饮食，体重骤然下降导致促性腺激素低下。当体重下降到正常体重的 15% 以上时即可发生闭经。多发生于

25 岁以下年轻女性，病死率高达 9%。

4. 运动性闭经

竞争性的体育运动以及强运动和其他形式的训练，引发闭经称运动性闭经。原因是多方面的。初潮发生和月经的维持有赖于一定比例（17% ~ 20%）的机体脂肪，若运动员机体肌肉 / 脂肪比率增加或总体脂肪减少，而脂肪是合成甾体激素的原料，故可使月经异常。另外，运动加剧后 CnRH 释放受到抑制而引起闭经。

5. Kallmann 综合征

Kallmann 综合征是一组以低促性腺素、低性激素为主，伴有嗅觉减退或缺失的症候群。临床表现为原发性闭经，性发育缺如，伴嗅觉减退或丧失。

6. 药物性闭经

除垂体腺瘤可引起闭经溢乳综合征外，长期应用某些药物如吩噻嗪及其衍生物（奋乃静、氯丙嗪）、利舍平以及甾体类避孕药，也可出现继发性闭经和异常乳汁分泌，其机理是药物抑制了下丘脑分泌 GnRH 或通过抑制下丘脑多巴胺使垂体分泌催乳素增加。药物性闭经常常是可逆的，一般在停药后 3 ~ 6 个月月经自然恢复。如未恢复月经者，应注意排除其他疾病。

7. 颅咽管瘤

颅咽管瘤是垂体、下丘脑性闭经的罕见原因，瘤体增大压迫下丘脑和垂体柄时，可引起闭经、生殖器官萎缩、肥胖、颅压增高、视力障碍等症状，称为肥胖生殖无能营养不良症。

（二）垂体性闭经

指垂体病变促使性腺激素降低引起的闭经。有先天性和获得性两大类，先天性很少见。常见的获得性垂体病变有垂体肿痛、空蝶鞍综合征、希恩综合征。

（三）卵巢性闭经

指卵巢功能异常，不能对促性腺激素发生反应并合成性激素，造成卵巢性激素水平低落，子宫内膜不发生周期性变化而导致闭经。如：特纳综合征、单纯性腺发育不全、卵巢早衰及多囊卵巢综合征等。

（四）子宫性闭经

由先天性子宫畸形或获得性子宫内膜破坏所致闭经。闭经的原因在子宫。如先天性无子宫缺陷、Asherman 综合征、子宫内膜结核等。

（五）先天性下生殖道发育异常

包括无孔处女膜、阴道下 1/3 段缺如，均可引起经血引流障碍而发生闭经。

（六）其他内分泌功能异常

肾上腺、甲状腺、胰腺等功能异常也可引起闭经。常见的疾病为甲状腺功能减退或亢进、肾上腺皮质功能亢进、肾上腺皮质肿瘤、糖尿病等均可通过下丘脑影响垂体功能而造成闭经。

二、实验室检查

育龄妇女首先应查尿或血 hCG 除外妊娠。

1. 评估雌激素水平以确定闭经程度

（1）宫颈评分法：根据宫颈黏液量、拉丝度、结晶及宫颈口开张程度评分，每项 3 分，共 12 分。

（2）阴道上皮脱落细胞检查：根据阴道上皮脱落细胞中伊红染色或角化细胞所占比例了解雌激素影响程度。

（3）孕激素试验：可用黄体酮肌内注射或甲羟黄体酮口服。

2. 雌激素试验

如病史及妇科检查已排除子宫性闭经及下生殖道发育异常，此步骤可省略。

3. 激素测定

主要有催乳素（PRL）测定、促性腺激素测定、垂体兴奋试验。

4. 其他激素测定

肥胖或临床上存在多毛、痤疮等高雄激素体征时须测定胰岛素、雄激素和 17α–羟黄体酮。

5. 基础体温测定

了解卵巢排卵功能。

6. 子宫内膜活检

了解子宫内膜有无增生性病变。

7. 子宫输卵管造影

了解有无子宫腔病变和宫腔粘连。

8. 染色体检查

对怀疑有先天畸形者需做染色体菱型分析及分带检查。

三、治疗要点

明确病因，对因治疗并根据患者有无生育要求制定具体治疗方案。

1. 全身治疗

（1）疏导神经精神应激引起的精神心理，以消除患者精神紧张、焦虑及应激状态。

（2）低体重或节制饮食消瘦至闭经者应调整饮食，加强营养，恢复标准体重。

（3）运动性闭经者应适当减少运动量及训练强度，必须维持运动强度的，应供给足够营养及纠正激素失衡。

2. 内分泌药物治疗

根据闭经的病因极其病理生理机理，采用天然激素及其类似物或其拮抗药，补充机体激素不足或拮抗其过多，以恢复自身的平衡而达到治疗目的。主要有抑制垂体催乳素过多分泌治疗、诱发排卵药物治疗、雌孕激素替代治疗。

3. 手术治疗

闭经若由器质性病变引起，应针对病因治疗。如宫颈–宫腔粘连者可行宫腔镜宫颈–宫腔粘连分离后放置避孕环。先天性畸形如处女膜闭锁、阴道横隔或阴道闭锁均可手术切开或成形术，使经血畅流。结核性子宫内膜炎者应积极接受抗结核治疗。卵巢或垂体肿痛者应按所制订的相应治疗方案。

4. 辅助生育

辅助生育是指采用超促排卵法即采用促性腺激素刺激多卵泡发育后直接从卵巢取卵的所有技术，包括体外受精、配子输卵管内移植术、合子输卵管内移植术、胚胎输卵管移植术。

四、护理评估

1. 一般资料评估

回顾患者婴幼儿期生长发育过程，有无先天性缺陷或其他疾病。询问家族中有无相同疾病者。详细询问月经史，包括初潮年龄、第二性征发育情况、月经周期、经期、经量、有无痛经，了解闭经前月经情况。已婚妇女询问其生育史及产后并发症。此外特别注意询问闭经期限及伴随症状，发病前有无引起闭经的诱因如精神因素、环境改变、体重增减、剧烈运动、各种疾病及用药影响等。

2. 身体评估

评估患者营养情况、全身发育状况，测量身高、体重、智力情况、躯干和四肢的比例，五官生长特征，检查有无多毛，患者第二性征发育情况，如音调、乳房发育、阴毛及腋毛情况、骨盆及是否具有女性体态，并挤双乳观察有无乳汁分泌。

3. 心理社会评估

评估患者的心理顾虑、焦虑程度，了解患者及家属的压力原因及对治疗的信五、护理问题

（1）自我形象紊乱：与较长时间的闭经有关。

（2）功能障碍性悲哀：与治疗效果反复，亲人不理解有关。

（3）营养失调：与不合理的节食有关。

六、护理措施

1. 心理护理

注意观察患者精神状态，闭经对患者的自我概念有较大的影响，患者担心闭经对自己的健康、性生活和生育能力的影响。病程过长及反复治疗效果不佳时会加重患者和家属的心理压力，表现为情绪低落，对治疗和护理丧失信心，反过来又会加重闭经。因此，要加强心理护理，多做解释工作，消除患者思想顾虑，保持心情舒畅，使患者配合治疗。

2. 疾病护理

（1）对症护理：劳逸结合，注意休息，不可过于劳累，加重病情。加强营养，多食鱼、肉、蛋、奶类食品，多食新鲜蔬菜。加强体育锻炼，增强体质。

（2）专科护理：指导合理用药，说明性激素的作用、不良反应、剂量、具体用药方法、时间等问题。鼓励患者加强锻炼，供给足够的营养，保持标准体重，增强体质。行宫腔镜检查、腹腔镜检查、阴道成形术者，按各种手术术前后护理常规给予护理措施。

（3）健康教育：加强身体锻炼，合理摄取营养。指导基础体温测定方法。向患者讲解引起闭经原因多，诊断周期长，因此，要耐心地按时按规定接受有关检查，获取正确检查结果，才能有满意的治疗。

第三节　痛经

痛经是指月经期发生在下腹部的一种痉挛性的疼痛，为妇科最常见的症状之一，可在行经前后或月经期出现下腹疼痛坠胀、腰酸或合并头痛、乏力、头晕、恶心等其他不适，影响生活和工作。常发生在年轻女性，其发生率约为50%，其中15%的严重痛经限制了患者的日常活动。痛经分原发性和继发性两类，原发性痛经是无盆腔器质性病变的痛经患者，又称功能性痛经，多发生初潮的几年内；继发性痛经通常是器质性盆腔疾病的后果，又称器质性痛经，如子宫内膜异位症、生殖道畸形、盆腔炎或宫颈狭窄等引起的痛经。本节只讨论原发性痛经。

一、病因及发病机理

原发性痛经多见于青少年期，病因和病理生理并未完全明了，其疼痛与子宫肌肉活动增强所导致的子宫张力增加和过度痉挛性收缩有关。主要有以下几种解释。

1. 前列腺素合成与释放异常

许多研究表明，子宫合成和释放前列腺素增加，是原发性痛经的主要原因。其中 $PGF_{2\alpha}$ 使子宫肌层及小血管过程收缩，甚至痉挛而出现痛经，因此原发性痛经仅发生在有排卵的月经期。$PGF_{2\alpha}$ 进入血循环引起胃肠道、泌尿道等处的平滑肌收缩，从而引发相应的全身症状。

2. 子宫收缩异常

正常月经周期子宫的基础张力小，收缩协调，痛经时，子宫平滑肌不协调收缩，子宫张力升高，造成子宫血流量减少，供血不足，导致厌氧代谢物积蓄，刺激 C 类疼痛神经元，发生痛经。

3. 血管加压素及缩宫素的作用

月经期妇女体内血管加压素的水平升高造成子宫过度收缩及缺血，引发痛经。

4. 精神、神经因素

内在或外来的应激可使机体痛阈降低，精神紧张、焦虑、恐惧、寒冷刺激、经期剧烈运动以及生化代谢产物均可通过中枢神经系统刺激盆腔疼痛纤维。

5. 遗传因素

女儿与母亲发生痛经有相关关系。

6. 其他因素

白细胞介素被认为会增加子宫纤维对疼痛的敏感性；垂体后叶加压素可能导致子宫肌层的高敏感性，减少子宫血流，引发痛经。

二、临床表现

原发性痛经经常发生在年轻女性，初潮后 6 ~ 12 个月开始，30 岁后发生率下降。患者于月经来潮前数小时即感疼痛，经期疼痛逐步或迅速加剧，持续数小时至 2 ~ 3 d，疼痛多数位于下腹中线或放射至腰骶部、外阴与肛门，少数人的疼痛可放射至大腿内侧。疼痛的性质以胀坠痛为主，重者呈痉挛性。可伴随恶心、呕吐、腹泻、头晕、乏力等症状，严重时面色发白、四肢厥冷、出冷汗。妇科检查无异常发现，偶有触及子宫过度前倾、前屈或过度的后倾、后屈位。

三、治疗要点

主要目的是缓解疼痛及其伴随症状。

1. 一般治疗

应重视精神心理治疗，阐明月经期轻度不适是生理反应。必要时给予镇痛、镇静、解痉治疗。低脂的素食和鱼油可以减少一些妇女的痛经。

2. 药物治疗

（1）抑制排卵药物：适用于要求避孕的患者，其原理可能是通过抑制下丘脑－垂体－卵巢轴，抑制排卵，从而预防痛经。约有 50% 的原发性痛经可完全缓解，90% 明显减轻。

（2）前列腺素合成酶抑制药：适用于不要求避孕或对口服避孕药效果不好的原发性痛经患者。其原理是通过阻断环氧化酶通路抑制 PG 合成，达到治疗痛经的效果。有效率 60% ~ 90%。

（3）钙拮抗药：可干扰钙离子通过细胞膜，并阻止钙离子由细胞释放，从而抑制子宫收缩。

（三）手术治疗

1. 宫颈管扩张术：适用于已婚宫颈管狭窄的患者。

2. 骶前神经切断术：对于顽固性痛经患者，最后可进骶前神经切断术，33% 的痛经可减轻。

四、护理评估

1. 一般资料评估

了解患者的年龄、月经史与婚育史，询问与诱发痛经相关的因素，疼痛与月经的关系，疼痛发生的时间、部位、性质及程度，是否服用镇痛药缓解疼痛，用药量及持续时间，疼痛时伴随的症状以及自觉最能缓解疼痛的方法和体位。

2. 身心评估

一般妇女对痛经不适都能耐受，但对此不适的反应因人而异，个性不同的人对事物的看法不同，痛阈和耐痛阈电有差异，而且对痛的表达方式或行为反应也不相同。情绪不稳定与精神质的人，对事物可能有过强的，偏激的反应，对月经期出现的轻微下腹部不适应强烈，缺乏足够的认识，夸大疼痛、紧张、焦虑和抑郁。较长时间的焦虑和身体上的不适，刺激内分泌轴，通过肾上腺皮质释放皮质激素，垂体后叶分泌加压素、催产素增多，引起子宫过度收缩，局部缺血，疼痛加重。痛经患者不仅收缩压力高于正常妇女，而且收缩后不能完全松弛，造成痛经—消极情绪反应的恶性循环。五、护理问题

（1）疼痛：与痛经有关。

（2）恐惧：与长期痛经造成的精神紧张有关。

六、护理措施

1. 心理护理

关心并理解患者的不适和恐惧心理，阐明月经期可能有一些生理反应如小腹坠胀和轻度腰酸，讲解

有关痛经的生理知识，疼痛不能忍受时提供非麻醉性镇痛治疗。

2. 对症护理

可进行腹部热敷和进食热的饮料如热汤或热茶。遵医嘱给予镇痛药物，必要时，还可配合中医中药治疗。

3. 专科护理

应用生物反馈法：增加患者的自我控制感，使身体放松，以解除痛经。纠正不良的饮食习惯，按时吃早餐，不吃冷饮、零食，少吃有刺激性的食物特别是经期尤为重要。注意保暖，患者在经期应保持身体暖和，可以多喝热水，也可在腹部放置热水袋。这样会加速体内的血液循环并松弛肌肉，尤其是可使痉挛、充血的骨盆部位得到放松，从而收到缓解痛经的效果。可服用镇痛药，痛经患者在疼痛发作时可对症处理，可服用阿司匹林及对乙酰氨基酚来缓解疼痛。适当进行体育锻炼女性在月经期间可进行适宜的运动，同时应注意缩短运动的时间，在运动时应放慢速度、减少重动量，一般以不感到特别劳累为宜。

4. 健康教育

（1）饮食指导：注意经期的营养应以清淡、易消化的食物为主，应尽量少食多餐，多吃蔬菜、水果、鸡肉、鱼肉等食物，避免食用辣椒、生葱、生蒜、胡椒、烈性酒等生冷、刺激性食物。

（2）避免摄入咖啡因：咖啡因可使女性神经紧张、加重痛经的症状。患有痛经的女性应尽量少食含有咖啡因的食物，如咖啡、茶、巧克力等。

（3）经期避免过劳：经期避免参加过重体力劳动和剧烈的体育活动。

（4）注意经期卫生：保持外阴部清洁，预防感染。注意保暖，避免受凉。保证足够的睡眠，生活有规律，可消除恐惧焦虑和各种心理负担。

参考文献

［1］叶芬，徐元屏. 妇产科学［M］. 重庆：重庆大学出版社，2016.

［2］杨慧霞，狄文. 妇产科学［M］. 北京：人民卫生出版社，2016.

［3］廖秦平. 妇产科学学习指导［M］. 北京：北京大学医学出版社，2015.

［4］沈铿，马丁. 妇产科学［M］. 北京：人民卫生出版社，2015.

［5］赵凤菊. 妇科恶性肿瘤临床治疗策略［M］. 兰州：甘肃科学技术出版社，2015.

［6］单鸿丽，刘红. 妇产科疾病防治［M］. 西安：第四军医大学出版社，2015.

［7］陈小祥. 妇科肿瘤诊疗新进展［M］. 北京：人民军医出版社，2015.

［8］薛敏. 实用妇科内分泌诊疗手册［M］. 北京：人民卫生出版社，2015.

［9］柳韦华，刘晓英，王爱华. 妇产科护理学［M］. 武汉：华中科技大学出版社，2017.

［10］杨茂有，王德山. 解剖生理学［M］. 上海：上海科学技术出版社，2015.

［11］李旭，徐丛剑. 女性生殖系统疾病［M］. 北京：人民卫生出版社，2015.

［12］郑勤田，刘慧姝. 妇产科手册［M］. 北京：人民卫生出版社，2015.

［13］黎梅，周惠珍. 妇产科疾病防治［M］. 北京：人民卫生出版社，2015.

［14］姚伟妍. 妇产科疾病防治［M］. 北京：人民卫生出版社，2015.

［15］叶芬，徐元屏. 妇产科学［M］. 重庆：重庆大学出版社，2016.

［16］李瑞英. 实用妇产科学［M］. 长春：吉林科学技术出版社，2016.

［17］孔祥，卢丹. 妇产科学［M］. 北京：科学出版社，2015.

［18］张跃辉. 现代妇产与儿科学［M］. 长春：吉林科学技术出版社，2016.

［19］杜惠兰. 中西医结合妇产科学［M］. 北京：中国中医药出版社，2016.

［20］沈铿，马丁. 妇产科学［M］. 北京：人民卫生出版社，2015.

［21］钟喜杰. 妇产科学临床新进展［M］. 长春：吉林科学技术出版社，2016.

［22］赵萍，陈晓敏. 妇产科学［M］. 北京：科学技术文献出版社，2016.

［23］程芳. 现代临床妇产科学［M］. 西安：西安交通大学出版社，2015.

［24］张兴平. 妇产科学［M］. 西安：第四军医大学出版社，2014.

［25］冯冬兰，李改非. 中医妇产科学［M］. 长春：吉林大学出版社，2015.